JN209055

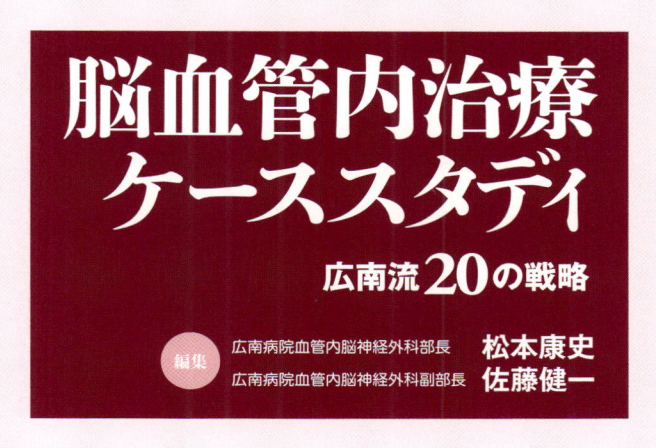

脳血管内治療
ケーススタディ

広南流 **20** の戦略

| 編集 | 広南病院血管内脳神経外科部長 | **松本康史** |
| | 広南病院血管内脳神経外科副部長 | **佐藤健一** |

中外医学社

執筆者一覧 (執筆順)

近 藤 竜 史	埼玉石心会病院低侵襲脳神経センター・脳神経外科副部長
針 生 新 也	鹿沼脳神経外科
新 妻 邦 泰	東北大学大学院医工学研究科神経外科先端治療開発学分野教授
遠 藤 英 徳	東北大学病院脳神経外科講師
眞 野 　唯	石巻赤十字病院脳神経外科
鈴 木 一 郎	八戸市立市民病院血管内脳神経外科部長
成 澤 あゆみ	仙台市立病院脳神経外科医長
赤 松 洋 祐	岩手医科大学脳神経外科助教
坂 田 洋 之	青森県立中央病院脳神経外科副部長
佐 藤 健 一	広南病院血管内脳神経外科副部長
板 橋 　亮	広南病院副院長・脳血管内科部長
杉 山 慎 一 郎	広南病院神経麻酔科手術室医長
面 高 俊 介	東北大学大学院神経外科学分野非常勤講師

コラム執筆者 (執筆順)

藤 原 　悟	一般財団法人広南会広南病院病院長
高 橋 　明	東北大学名誉教授
木 内 博 之	山口大学脳神経外科教授
鈴 木 倫 保	山口大学脳神経外科教授
木 内 博 之	山梨大学医学部脳神経外科教授
清 水 宏 明	秋田大学脳神経外科教授
江 面 正 幸	独立行政法人国立病院機構仙台医療センター臨床研究部長 / 脳卒中センター長
根 本 　繁	東京医科歯科大学血管内治療科教授
藤 中 俊 之	独立行政法人国立病院機構大阪医療センター脳神経外科科長

推 薦 文

　この度，中外医学社から「脳血管内治療ケーススタディ　広南流 20 の戦略」が出版されるはこびとなり，大変嬉しく思います．

　「広南」の名を知っている先生は，今はもう全国的には脳外科医の少数派かもしれない．しかしながら，かつても今も，広南病院は脳血管障害の診療に関する限り日本に冠たる施設の一つであると自負している．1964 年 9 月 1 日にこの病院で鈴木二郎先生，高久晃先生，堀重昭先生が脳神経外科の診療を開始して以来，東北大学脳神経外科の本体あるいは中心的基幹施設として，半世紀以上にわたって蓄えてきた施設としての経験（institutional experience）には計り知れないものがある．ありとあらゆる脳血管障害を経験してきた施設であると言っても過言ではない．チーム医療が喧伝されるずっと以前から，脳卒中外科医，血管内治療医，脳卒中内科医，加えて神経麻酔医も，それぞれが一同に会して，毎朝症例毎に診断，病態，治療を検討し，時には激論を飛ばしながら研鑽を積んでいる．そのような環境の中から，本書で執筆している現役の教授に加えて，多くの教育者が巣立っていった．

　小生も，新人の頃に加え，2003 年に教授として大学に移るまでの 6 年間，脳卒中外科の担当者，責任者として広南病院に勤務した．多い時には 1 日で 3 件のクリッピングを直列でやった時代である．傍らでは，鈴木二郎先生の時代から始まった血管内治療が連綿として，試行錯誤しながら症例を重ねていた．血管内治療の黎明期には，多くの合併症を主治医として経験し，忸怩たる思いもあった．コイル塞栓が導入された頃には，開頭手術の適応にならない重症クモ膜下出血が血管内治療にまわり，塞栓後死亡例は減るものの寝たきりや植物状態の患者が増え，こんなものかと思っていた．しかしその後コイル塞栓術は洗練され，瞬く間に適応も広がり成績も向上していった．そして広南時代のある朝，ICU に行くと見知らぬ高齢患者がベッド上で食事をとっている．聞けば，昨日入院したクモ膜下出血患者で昨夜塞栓術をしたという．血管内治療の低侵襲性に感じ入った次第である．10 年前から，広南病院あるいは東北大学の基幹病院では coil first に切り替えた．時代の趨勢もあるが，何より血管内治療の成熟と信頼によるものである．

　本書では，松本康史先生，佐藤健一先生以下，広南病院で学んだ先生方が，症例を提示しながら「広南流」治療，戦略について述べている．実践的な記述が多く，これから血管内治療を学ぶ先生，現在血管内治療を学んでいる先生の教科書に，また練達の先生にも読み物として推薦する次第である．

写真は，1990 年，旧広南病院が解体された際の梁から作られたこけしである．いつもより微笑んでいるようにも思う．

2018 年 11 月

東北大学大学院神経外科学分野教授

冨永　悌二

発刊にあたって

　脳動脈瘤や頚部頚動脈狭窄などは脳外科医と脳血管内治療医が共通で扱う疾患であるが，脳外科医と脳血管内治療医では考え方や方針が異なる．極端な場合には，お互いの治療成績を批判的に評価しあい，「患者を救う」という共通の目的に向かっているはずなのに確執が生まれることすらある．その点で私は幸運であった．私が広南病院に赴任したのは 2003 年 4 月であり，その僅か半年後には医長となり，脳血管内治療の責任者となった．最善の治療方針，そして最高の結果を常に要求される広南病院において，最良の脳外科医である冨永梯二先生と清水宏明先生を相方として症例に立ち向かう日々が始まったのである．万全の準備をして臨んだはずのカンファランスでは，謙遜などではなく，自分の無能力を思い知らされて意気消沈するのが常であった．昼休みには病院の屋上に仰向けに寝ころがって，タバコをくわえながら空を見ていたことが思い出される．最良の脳外科医の眼鏡にかなうよう，積み重ねてきた症例は私の宝となった．困難な症例に直面する時，過去の症例から得られた経験・知識は私に力を与えてくれる．

　「愚者は経験に学び，賢者は歴史に学ぶ」という，初代ドイツ帝国宰相であるビスマルクの言葉がある．愚者は自分の経験からしか学べないが，賢者は失敗を避ける為に他人の経験からも学べるという意味である．『脳血管内治療ケーススタディ　広南流 20 の戦略（仮）』はまさに我々の経験のエッセンスである．私の右腕である佐藤健一先生が症例選択など中心的な役割を担い，広南病院血管内脳神経外科で私と共に症例に向きあった可愛い後輩達が分担執筆してくれた．読者諸氏が症例に向き合う時，本書のページをめくって頂き，我々の経験から何かを感じていただけるならば，この上ない幸いである．

　2018 年 10 月

広南病院　血管内脳神経外科部長

松本　康史

序　文

　本書は，広南病院血管内脳神経外科部長の松本康史先生が第 34 回 NPO 法人日本脳血管内治療学会学術総会を主催するにあたり企画されました．

　一般財団法人広南会広南病院は仙台市の南のはずれに位置し，約 150 床程度で脳脊髄疾患を専門とする小さな病院であります．現在の使用している屋舎は 1985（昭和 60）年に建設されたもので，東日本大震災による倒壊は免れたものの，壁には所々にひび割れやこすり傷が散見されます．長雨の季節には雨漏りに備えて廊下にはバケツと雑巾が準備されます．2 台設置されているエレベータは医療スタッフ，患者さん（緊急搬送を含む），患者家族，医療機材，患者さんの病院食などが共用するので，日中はいつもごった返しています．おまけに 2018 年 10 月現在，いまだに紙カルテを使用し，検査をオーダーするには医師が各種伝票用紙に必要事項を記入し提出しなければなりません．

　一方，広南病院では 2 台のフラットパネル型バイプレーン血管撮影装置を駆使して年間約 1000 件の診断脳血管撮影と約 350 件の脳血管内治療を行っています．もちろん「数」がすべてではありませんが，合併症を最小限にすることで医療スタッフの疲弊を減らし，要求に応えうる結果を出すことで患者さんや関連病院から信頼を頂き，academic output を追求することで専門医育成施設として東北大学脳神経外科教室からの全面的なバックアップを頂いて得られた結果という側面もあるかと思います．

　本書は，このような昭和の雰囲気漂う広南病院で，諸先輩が築かれた歴史を継承すべく奮闘した血管内治療経験をまとめた解説書であります．疾患ごとに章を設け，各章は手術所見を中心とした症例報告形式として臨場感を意識しました．日進月歩の脳血管内治療に対応するため，できるだけ最新の治療症例を厳選しました．各疾患の背景や治療概念などは文献的考察という形でまとめ，教科書としての普遍性を追求しました．さらに広南病院とゆかりのある先輩先生には，広南病院在籍当時の脳血管内治療との関わりをコラムとしてご執筆頂きました．ご多忙の中，快くご執筆くださいました著者の先生方には，この場を借りて心から感謝申し上げます．読者の皆様には黎明期の血管内治療の雰囲気．特に脳神経外科チームとの絡みをコラムから感じて頂ければ幸いです．

　脳血管内治療に興味がある，あるいはこれから始める先生の教科書として，自施設で血管内治療を本格的に展開，発展なさろうとする先生のノウハウ本として，または血管内治療を専門となさる先生の御知識のアップデートに本書の一部でもご利用頂ければ，編集担当としてこの上ない喜びです．

　2018 年 10 月

広南病院血管内脳神経外科副部長

佐藤　健一

目　次

1 術前検査 …………………………………………………〈近藤竜史〉　1

  1. 治療適応 ……………………………………………………………………1

  2. インフォームドコンセント ………………………………………………1

  3. 術前検査 ……………………………………………………………………2

    A. 治療対象疾患の評価 …………………………………………………2

    B. アクセス経路 …………………………………………………………2

    C. 心機能・心疾患・呼吸機能 …………………………………………2

  4. 診断 DSA ……………………………………………………………………2

    A. 脳動脈瘤 ………………………………………………………………3

    B. 脳動静脈奇形 …………………………………………………………4

  5. 抗血栓療法 …………………………………………………………………4

    A. 周術期抗血小板療法 …………………………………………………5

    B. 術中抗凝固療法 ………………………………………………………8

2 頭蓋内脳動脈瘤 ……………………………………………………… 10

  1 傍突起部内頚動脈瘤 ……………………………………〈針生新也〉　10

    CASE REPORT 1 …………………………………………………………11

    CASE REPORT 2 …………………………………………………………13

    考察 …………………………………………………………………………15

  2 後交通動脈瘤 ……………………………………………〈新妻邦泰〉　18

    CASE REPORT 1 …………………………………………………………20

    CASE REPORT 2 …………………………………………………………25

    考察 …………………………………………………………………………28

      A. 動脈瘤からの分枝を犠牲にできるかどうかの判断 ………………28

      B. PcomA の解剖と急性閉塞 …………………………………………28

      C. PcomA を犠牲にできるかの判断法 ………………………………29

  3 前脈絡叢動脈瘤 …………………………………………〈遠藤英徳〉　31

    CASE REPORT 1 …………………………………………………………31

    考察 …………………………………………………………………………34

      A. AchA の解剖 ………………………………………………………34

      B. AchA の血管撮影所見 ……………………………………………35

      C. AchA の variation と治療的閉塞 …………………………………35

4 内頚動脈終末部動脈瘤··〈眞野　唯〉　37
　CASE REPORT 1··37
　CASE REPORT 2··40
　CASE REPORT 3··44
　考察··48

5 前交通動脈瘤···〈針生新也〉　50
　CASE REPORT 1··50
　CASE REPORT 2··53
　考察··56

6 中大脳動脈瘤···〈眞野　唯〉　58
　CASE REPORT 1··58
　CASE REPORT 2··61
　考察··65

7 前大脳動脈遠位部動脈瘤···〈鈴木一郎〉　67
　CASE REPORT 1··68
　考察··70

8 椎骨脳底動脈紡錘状動脈瘤···〈成澤あゆみ〉　76
　CASE REPORT 1··77
　CASE REPORT 2··79
　考察··82
　　A．親動脈閉塞・近位閉塞···82
　　B．ステント支援下 coil 塞栓··82
　　C．stent 留置··83
　　D．Flow diversion··83

9 後下小脳動脈瘤・前下小脳動脈瘤···〈赤松洋祐〉　85
　CASE REPORT 1··86
　CASE REPORT 2··90
　考察··96

10 上小脳動脈分岐部動脈瘤···〈坂田洋之〉　98
　CASE REPORT 1··99
　CASE REPORT 2··102
　考察··106
　　A．脳底動脈・上小脳動脈の解剖学的特徴···106
　　B．血管内治療の戦略··107
　　C．複雑な形状の脳動脈瘤に対する治療戦略·······································107

11 脳底動脈先端部動脈瘤···〈成澤あゆみ〉　109
　CASE REPORT 1··109
　CASE REPORT 2··113
　CASE REPORT 3··116

考察 ………………………………………………………………120

コラム 1 広南病院の歴史と脳血管内治療 〈藤原 悟〉/123

3 海綿静脈洞部大型内頚動脈瘤 …………………〈佐藤健一〉 125
　概論 ……………………………………………………………125
　CASE REPORT 1 ………………………………………………125
　考察 ……………………………………………………………131
　　A. 手術適応 …………………………………………………131
　　B. BTO ………………………………………………………131
　　C. Pipeline を用いた flow diversion ………………………132

コラム 2 広南病院での脳血管内治療黎明期について 〈高橋 明〉/135

4 椎骨動脈解離 ……………………………………〈遠藤英徳〉 137
　CASE REPORT 1 ………………………………………………137
　CASE REPORT 2 ………………………………………………139
　CASE REPORT 3 ………………………………………………142
　考察 ……………………………………………………………144
　　A. 椎骨動脈解離に対する internal trapping ………………144
　　B. 椎骨動脈解離に対するステント治療 ……………………145

コラム 3 わたしの虎の穴「広南病院」と脳神経血管内治療黎明期
　　　　　　　　　　　　　　　　　　　　〈鈴木倫保〉/147

5 脳動静脈奇形 ……………………………………〈佐藤健一〉 149
　CASE REPORT 1 ………………………………………………150
　CASE REPORT 2 ………………………………………………155
　考察 ……………………………………………………………158
　　A. 塞栓術の適応と術前評価 ………………………………158
　　B. 塞栓方法と塞栓物質 ……………………………………159
　　C. 合併症の予防 ……………………………………………161

コラム 4 広南病院の思い出 〈木内博之〉/163

6 硬膜動静脈瘻 ……………………………………〈佐藤健一〉 165
　CASE REPORT 1 ………………………………………………165
　CASE REPORT 2 ………………………………………………168
　CASE REPORT 3 ………………………………………………173
　考察 ……………………………………………………………177
　　A. 術前画像検査 ……………………………………………177
　　B. 治療適応 …………………………………………………177

C. 血管内治療 178
D. 治療後経過 179
コラム 5 私の脳神経外科医としての魂の故郷: 広南病院
〈小笠原邦昭〉/181

7 頚部内頚動脈狭窄症 〈板橋 亮〉 182
CASE REPORT 1 184
CASE REPORT 2 187
考察 192
A. 術前のアクセスルート評価 192
B. Staged angioplasty の意義とは 192
コラム 6 広南病院の思い出 〈清水宏明〉/195

8 頭蓋内動脈急性閉塞 〈板橋 亮〉 197
CASE REPORT 1 198
CASE REPORT 2 201
CASE REPORT 3 203
考察 206
A. 画像検査と時間短縮 206
B. ステント型か吸引型か 207
C. 血栓回収後に安存する頭蓋内動脈狭窄 208
コラム 7 広南病院の思い出 〈江面正幸〉/210

9 脳腫瘍塞栓 〈新妻邦泰〉 212
CASE REPORT 1 214
CASE REPORT 2 218
CASE REPORT 3 222
考察 226
A. 皮膚を栄養する血管からの塞栓について 226
B. リスクが高い血管からの塞栓について 227
C. 巨大下垂体腺腫・血管芽腫の塞栓について 227
コラム 8 広南病院の思い出 〈根本 繁〉/229

10 脳血管攣縮に対する治療 〈坂田洋之〉 231
CASE REPORT 1 232
考察 235
A. 脳血管攣縮に対する血管内治療の適応 235
B. バルーンカテーテルを用いた PTA 236

C．薬剤局所動注療法 ……………………………………………………237

コラム 9 広南病院の思い出 〈藤中俊之〉/239

11 Computational fluid dynamics による血流解析を用いた
脳血管内治療計画 …………………………………〈杉山慎一郎〉 241

CASE REPORT 1 …………………………………………………………241
考察 ……………………………………………………………………247

12 脳動脈瘤における wall imaging …………………〈面高俊介〉 249

A．破裂瘤と未破裂瘤における瘤壁造影効果の定量的比較 ……………249
B．多発性脳動脈瘤の出血源診断 ……………………………………251
C．増大瘤における瘤壁造影効果 ……………………………………252

終章 ………………………………………………………………… 256
索引 ………………………………………………………………… 259

本書で使用する主なデバイス一覧

（名称・製造販売元は本書執筆時（2018 年 10 月）による）

●ガイディングカテーテル
- Cello（Medtronic）
- Cerulean（メディキット）
- FUBUKI（朝日インテック）
- Mo.MA Ultra（Medtronic）
- Roadmaster（グッドマン）

●マイクロカテーテル
- Excelsior SL-10（Stryker）
- DeFricter（メディコスヒラタ）
- Headway（テルモ）
- RESTER（メディコスヒラタ）
- Marathon（Medtronic）
- Marksman（Medtronic）
- NEURODEO（メディコスヒラタ）

●マイクロガイドワイヤー
- Chikai series（朝日インテック）
- NEUROUTE14（メディコスヒラタ）

●バルーンカテーテル
- Hyper Balloon〔Hyperform, Hyperglide〕（Medtronic）
- TransForm（Stryker）
- Sceptor series（テルモ）
- 政宗（富士システムズ）
- Shiden（カネカメディックス）
- Gateway（Stryker）

●コイル
- ED coil series（カネカメディックス）
- Micrusphere〔現：SPECTRATM series〕（セレノバス）
- Target series（Stryker）
- Axium series（Medtronic）
- Hydrot coil series（テルモ）
- BARRICADE series（センチュリーメディカル）
- Galaxy G3（セレノバス）

●ステント
- Enterprise 2（セレノバス）
- Neuroform Atlas（Stryker）
- Lvis series（テルモ）
- Carotid Wallstent（Boston Scientific）

●その他
- Embosphere（日本化薬）
- Pipeline Flex（Medtronic）
- Onyx（Medtronic）
- FilterWire（Boston Scientific）
- Carotid Gurdwire（Medtronic）
- Trevo XP（Stryker）
- Penumbra System ACE series（メディコスヒラタ）

※ 本書で使用した主なデバイスを掲載した．なお，本文中の表記等は各執筆者によるとともに，本表に掲載されていないデバイス等も使用されている場合がある点につき，ご留意いただきたい．

1

術前検査

はじめに

　脳血管内治療が充分に低侵襲かつ安全であるためには，破綻なく繊細な周術期管理が必須である．本稿では，脳血管内治療の術前管理について概説する．

1. 治療適応

　現在の脳神経疾患治療には，血管内治療・直達手術・定位放射線治療・内科治療といった多様な選択肢が存在する．医師は，各治療法の可能性と限界を熟知し，眼前の症例に対して最も妥当な選択をしなければならない．しかし，専門領域が異なる複数の治療から，単独の医師が常に最適解を選択することは至難である．広南病院の治療症例は，各科合同のカンファランスで検討され，脳血管内治療・直達手術・内科治療それぞれの専門家同士の合議として治療方針が決められる．

　前述の合議を導く判断基準として，臨床試験の治療成績（エビデンス）に関する知識は必須事項である．しかしながら，エビデンスと同等あるいはそれ以上に重要なのは，治療を行う個々の施設・医師の成績である．エビデンスは臨床試験に参加した施設の成績であって，実際に治療に臨む医師のリアルとは微妙に異なるものだからである．治療医は，自施設・自己の成績がエビデンスと同等か否かを常に問わねばならない．また，エビデンスに含まれない希少疾患や治療困難例の適応を判断する場合の根拠は，言うまでもなく各施設・各医師の実力と経験である．施設毎・術者毎の成績を把握し続けることは，論文上の治療成績を学ぶことよりも，はるかに地道で自制心を要求される作業である．

2. インフォームドコンセント

　インフォームド・コンセント（informed consent: IC）の本質は，専門家集団（医師団）が治療適応を判断した根拠と過程を，患者と家族に理解できる言葉で伝えることである．それは，医師と患者・家族の信頼関係を構築する最終プロセスでもある．治療選択肢とリスクを羅列し，最終判断を患者・家族に丸投げすることは，IC ではない．

　IC に含まれるべき内容は，医療行為の必要性（病名・病状），内容，期間，危険性・副作用，予測される結果，代替可能な医療行為の有無と内容，これらを施行しなかった場合に予測される結果等，とされる．これらは全て，前項の‘適応判断’の段階で，専門家同士による十分な検討を経ているべきものであり，言い換えれば，適応検討と IC は一体の作業である．誠実な適応検討は誠実な IC に直結し，医師−患者間の信頼関係構築に寄与し，最終的に患者の後悔なき治療選択につながる．

3. 術前検査

　術前検査は，治療対象疾患の評価とともに患者の全身状態を知る重要な作業である．高齢者を扱う機会が多い血管内治療においては，治療結果に重大な影響を及ぼす無症候性合併症を有する患者が少なからず存在する．したがって，術前検査は，システマティックかつシンプルに，疾患局所の精査と全身のスクリーニングができるものでなくてはならない．

A. 治療対象疾患の評価

　脳動脈瘤・脳動静脈奇形・硬膜動静脈瘻では，血管構築の術前評価が必須である．種々の低侵襲検査が発達した今日でも，これらの疾患における術前検査の gold standard は脳血管撮影（digital subtraction angiography: DSA）である．詳細は後述する‘診断 DSA’の項を参照されたい．

　頚動脈狭窄では，術前 DSA は必ずしも必須ではない．むしろ，MRI によるプラーク性状評価（plaque imaging）や CTA を用いた石灰化評価が有用である．また，アセタゾラミド負荷 SPECT による術後過灌流症候群のリスク評価も必要である．

B. アクセス経路

　Adjunctive technique の発達に伴って，大径のガイディングシステムを用いる機会が増えた最近の血管内治療では，閉塞性動脈硬化症（arteriosclerosis obliterans: ASO）の見逃しは，重篤な下肢虚血性合併症につながる．ASO のスクリーニングには，血圧脈波（ankle brachial pressure index: ABI）検査が非侵襲的かつ高感度である．ABI が 0.9 未満の場合は，CTA で ASO の有無を確認する．その際，大動脈の石灰化や，大腿動脈に代わるアクセス経路となる上腕-腋窩-鎖骨下動脈の評価も行う．腎機能障害等の理由で造影剤使用が望ましくない場合は，下肢動脈エコー検査や MRA による精査を行う．

C. 心機能・心疾患・呼吸機能

　全身麻酔前の一般的評価として，経胸壁心エコーによる心機能評価と呼吸機能検査を行う．頚動脈ステント留置術（carotid artery stenting: CAS）においては，大動脈弁狭窄症のスクリーニングの意味もある．冠動脈疾患のスクリーニングはエコーのみでは難しいため，動脈硬化性疾患の高リスク患者では，循環器内科医の評価を受けておくことが望ましい．

4. 診断 DSA

　診断 DSA で取得すべき情報は，疾患によって異なる．脳動脈瘤では，瘤と親動脈の形態および関係が重要なため，情報は主に動脈相から得られる．それに対して，シャント性疾患（AVM や硬膜動静脈瘻［dural arteriovenous fistula: DAVF］）では，動脈相から静脈相にいたる連続した情報が必要とされる．撮影技術の観点からは，通常の DSA で満足することなく，各種回転撮影（3D-DSA・4D-DSA・cone-beam CT 等）を積極的に活用して，

JCOPY 498-32826

精度の高い情報収集がなされるべきである.

A. 脳動脈瘤

図1に脳動脈瘤の術前 DSA を例示する.

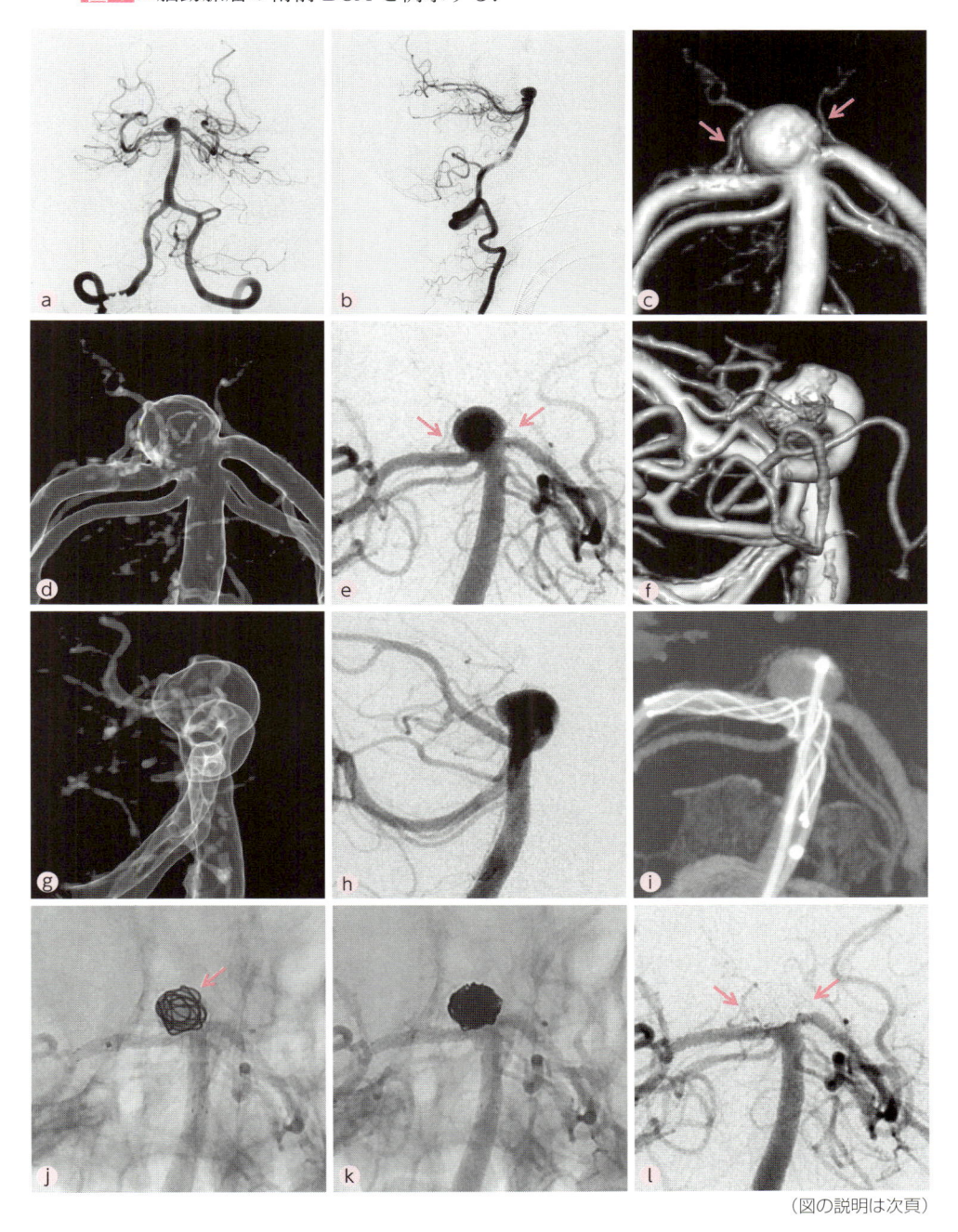

（図の説明は次頁）

図1 脳底動脈分岐部動脈瘤

a ：正面像，**b** ：側面像

c ：3D DSA Volume Rendering（Working angle No.1）　　RAO8°/Caudal15°．比較的ワイドネックの動脈瘤である．両側視床穿通枝が確認できる（矢印）．

d ：3D DSA Translucent（Working angle No.1）　　RAO8°/Caudal15°．
ネックと親動脈を完全に分離する角度であると確認できる．

e ：Conventional（2D）DSA（Working angle No.1）．　　**c** / **d** と同じ角度．3D 画像で見るよりもネックが狭いことがわかる．
両側視床穿通枝が確認できる（矢印）．

f ：3D DSA Volume Rendering（Working angle No.2）　　RAO112°/Caudal18°．Biplane DSA 上で Working angle No.1（正面 FPD）と共存しうる角度（側面 FPD）である．動脈瘤の全景（前後に長い）が見える．

g ：3D DSA Translucent（Working angle No.2）　　RAO112°/Caudal18°．左右の P1 入口部が重なる角度にしてある．

h ：Conventional（2D）DSA（Working angle No.2）．　　**f** / **g** と同じ角度．

i ：ステント留置後の cone-beam CT　　LVIS Jr によってネックが良好にカバーされている．

j ：1st coil（Working angle No.1）　　ネックをカバーしつつ瘤全体に均一に広がる良好なフレームである．

k ：最終造影（Working angle No.1）　　充分な Tight packing が達成されている．

l ：最終造影（Working angle No.1）　　塞栓状態は complete obliteration である．
両側視床穿通枝は術前同様に描出されている（矢印）．

B. 脳動静脈奇形

図2 に橋 AVM の術前 DSA を示す．

　一般的な DSA 読影法は，全撮影終了後にあらためて所見を見直す"振り返り型"だと思われる．しかし，このスタイルでは，真に高精度の血管情報を得ることはできない．脳血管撮影の真価を引き出す読影法は，撮影中に素早く読影し，読影しながら治療方法を想定し，想定した治療に必要な画像情報（回転撮影や斜位像等）を追加撮影する，"同時進行型"でなければならない．それが，脳外科医・脳血管内治療医に求められる実戦的読影力である．

　実戦的読影力をより具体的に表現すると，「基本的な正側面像から"異常所見を感知"する把握能力」と，「"異常所見"を"確定診断と治療計画"に結びつけるための展開能力」である．把握能力を高めるには正常解剖とバリエーションに関する正確な知識が必須であり，展開能力を身に着けるには回転撮影を含めた多様な血管撮影法に精通しなければならない．さらに，具体的な治療内容を想定する能力を加えることで，はじめて完全な脳血管撮影を行うことができるのである．

5. 抗血栓療法

　脳血管内治療において，抗血栓療法は周術期管理の必須事項である．血栓形成機序は，以下の2つに大別される．すなわち，治療デバイスと血液の接触による凝固亢進（フィブリン血栓）と，動脈内皮損傷を契機とする血小板凝集（血小板血栓）である．抗凝固療法は，上記のうちフィブリン血栓の抑制に有効だが，血小板血栓抑制には基本的に無効である．逆に抗血小板薬は，ガイディングカテーテル内血栓に代表されるフィブリン血栓の抑制効果に乏

JCOPY 498-32826

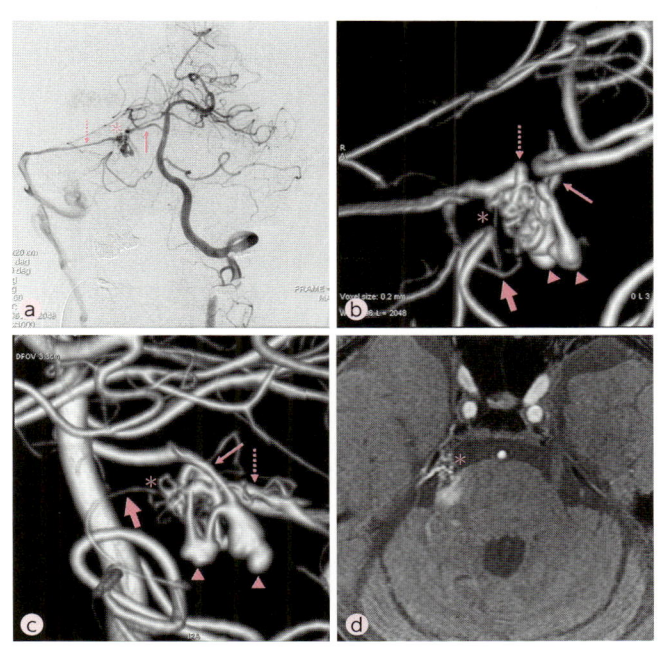

図2 橋 AVM

ⓐ：左椎骨動脈造影正面像（動脈相）　拡張した右 long circumferential artery（矢印）を main feeder とする AVM を認める．Nidus（アスタリクス）は小さく，脳幹の右外側に位置する．Drainer（破線矢印）は 1 本で，右 superior petrosal sinus（SPS）に流出している．

ⓑ：3D-DA（LAO 3°/Cranial 8°）

ⓒ：3D-DA（LAO 115°/Caudal 2°）　Main feeder である右 long circumferential artery（矢印）上に 2 個の feeder aneurysm（矢頭）が存在する．特に図2 ⓒ で，蛇行する feeder（矢印）の走行と feeder aneurysm（矢頭）の関係が明瞭に把握される．右 long circumferential artery（矢印）の他に，右 anterior inferior cerebellar artery からの細い分枝も feeder であることがわかる（太矢印）．Nidus（アスタリクス）の最大径は，MIP 画像上の計測で約 12 mm であった．Drainer（破線矢印）は 1 本で，nidus 上面に始まり，右 SPS に流出している．Drainer と nidus の位置関係を知るには図2 ⓑ が適している．

ⓓ：MRI 3D-TOF の元画像　Nidus（アスタリスク）が橋右前面の髄外に存在することが，明瞭に示されている．

しい．したがって，脳血管内治療時には抗凝固療法と抗血小板療法が併用されねばならない．

A. 周術期抗血小板療法

　周術期血小板血栓予防には抗血小板薬（アスピリン・クロピドグレル・シロスタゾールのいずれかまたは併用）が用いられる．

（A）アスピリン

　アスピリンは，アラキドン酸カスケード上の酵素であるシクロオキシゲナーゼ（cyclooxygenase：COX）を阻害し，種々の脂質メディエーターの産生を抑制する．アラキドン酸カスケードから産生される脂質メディエーターのうち，トロンボキサン A2（thromboxane A2：TXA2）は強力な血小板凝集惹起物質であるため，アスピリンによる

血管内手術プロトコール

	破裂脳動脈瘤・解離	未破裂脳動脈瘤		Flow Diversion
		ステントなし	ステントあり	
術前投薬 4 日前から （FD は 1 週間前）	なし・ステント使用時は loading プラビックス®（75）4T バイアスピリン®（100）2T	プラビックス®（75）1T バイアスピリン®（100）1T		プラビックス®（75）1T バイアスピリン®（100）1T （術前 1 週間前から投与開始）
術中抗凝固療法	ヘパリン 約 80 単位 /kg 1 時間毎に 16 単位 /kg 追加 ACT 2-2.5 倍 術後リバース・なし	ヘパリン 約 80 単位 /kg 1 時間毎に 16 単位 /kg 追加 ACT 2-2.5 倍 術後リバース・なし		ヘパリン 約 80 単位 /kg 1 時間毎に 16 単位 /kg 追加 ACT 2-2.5 倍 術後リバース・なし
術後鎮静	あり	なし		なし
術後点滴注射	キサンボン® 80 mg/24h・2 週間	なし	スロンノン® 20 mg/24h・4 日間	リンデロン® 4 mg x 3 漸減
術後投薬	●術後 3 週間まで プレタール® OD（100）2T	● 1 週間まで プラビックス®（75）1T バイアスピリン®（100）1T ● 3 カ月後まで プラビックス（75）1T	●半年まで プラビックス®（75）1T バイアスピリン®（100）1T ● 1 年後まで プラビックス（75）1T	●半年まで プラビックス®（75）1T バイアスピリン®（100）1T ●完全閉塞 プラビックス®（75）1T
術前検査	DWI, T2, T1-CUBE, MRA	DSA・3D DWI, T2, T1-CUBE, MRA ABI		BTO T2, T1, T1-CUBE, FLAIR MRA, ABI
術後検査	●翌日 3T-DWI, T2, MRA, coil follow ● 1 週間後 3T-DWI, T2, MRA, coil follow ● 3 週間後（退院前） DSA	●翌日 3T-DWI, T2, MRA, coil follow ● 1 週間後 3T-DWI, T2, MRA, coil follow		●翌日 3T-DWI, T2, T1, FLAIR, MRA ● 1 週間後 3T-DWI, T2, T1, FLAIR, MRA
定期検査	● 6/12/24 カ月 3T-T2, MRA, coil follow DSA ● 2 年以降 2 年毎（外来） 3T-T2, MRA, coil follow	● 6/12/24 カ月 3T-T2, MRA, coil follow DSA ● 2 年以降 2 年毎（外来） 3T-T2, MRA, coil follow		● 6/12/24 カ月 3T-DWI, T2, T1, FLAIR, MRA DSA

図3 広南病院の周術期管理マニュアル（2018 年 4 月当時）

JCOPY 498-32826

脳動静脈奇形	硬膜動静脈瘻	頚動脈ステント留置術	頭蓋内 PTA・Stent	急性期血栓回収
ソル・コーテフ® 500 mg イーケプラ® 500 mg（麻酔導入後静注）	なし	プラビックス®（75）1T バイアスピリン®（100）1T プレタール® OD（100）2T	プラビックス®（75）1T バイアスピリン®（100）1T プレタール® OD（100）2T	CAS/PTA standby の場合 プラビックス®（75）4T バイアスピリン®（100）2T
ヘパリン 約 80 単位/kg 1 時間毎に 16 単位/kg 追加 ACT 2-2.5 倍 術後リバース・あり		ヘパリン 7000-9000 単位 1 時間毎に 1000 単位追加 ACT 275 秒以上 術後リバース・あり	ヘパリン 約 80 単位/kg 1 時間毎に 16 単位/kg 追加 ACT 2-2.5 倍 術後リバース・なし	ヘパリン 約 80 単位/kg 1 時間毎に 16 単位/kg 追加 ACT 2-2.5 倍 術後リバース・なし
あり なし	なし なし	なし なし	なし スロンノン® 20 mg/24h・4 日間	なし CAS/PTA プロトコール参照
なし		1 週間まで プラビックス®（75）1T バイアスピリン®（100）1T プレタール® OD（100）2T 半年まで プラビックス®（75）1T バイアスピリン®（100）1T 一生 プラビックス®（75）1T	1 週間まで プラビックス®（75）1T バイアスピリン®（100）1T プレタール® OD（100）2T 1 年後まで プラビックス®（75）1T バイアスピリン®（100）1T 一生 プラビックス®（75）1T	● CAS/PTA 施行時 CAS/PTA プロトコール参照 ● CAS/PTA 施行時 未施行時 脳梗塞治療マニュアル参照
DSA 3T-DWI, MRA, T2, SPGR, T1-CUBE, ASL SPECT（ARG）高次機能		DWI, T2, FLAIR, MRA SPECT（ARG）頚部エコー／経食道エコー 3T-BB ABI 頚-鼠径部造影 CTA 循環器	DWI, T2, FLAIR, MRA SPECT（ARG）頚部エコー／経食道エコー ABI 頚-鼠径部造影 CTA 循環器 経食道エコー	DWI, T2, FLAIR, MRA 必要あれば PWI
● 退院まで 3T-DWI, MRA, T2 SPGR, T1-CUBE, ASL SPECT（ARG）高次機能		● 翌日 DWI, T2, MRA SPECT（ARG）● 5 日後 頚部エコー	● 翌日 DWI, T2, MRA SPECT（ARG）● 1 カ月（退院前）DSA（Stent 留置時）	● 3 時間後 CT 直後 CT で HDA ある場合 ● 翌日 T2, DWI, ASL, MRA CAS/PTA 施行時 CAS/PTA プロトコール参照
● 6/12/24 カ月 MRA, T2, FLAIR, ASL DSA 高次機能（障害例のみ）● 2 年以降 2 年毎（外来）MRA, T2, FLAIR		● 6/12/24 カ月 T2, MRA, FLAIR 頚部エコー ● 2 年以降 2 年毎（外来）T2, MRA, FLAIR 頚部エコー	● 6/12/24 カ月 T2, MRA, FLAIR SPECT（ARG）DSA（Stent 留置時）● 2 年以降 2 年毎（外来）T2, MRA, FLAIR	● 6/12/24 カ月 T2, MRA, FLAIR CAS/PTA 施行時 CAS/PTA プロトコール参照

ラキドン酸カスケード抑制は，多様な作用の1つとして血小板凝集抑制に帰結する[6]．その効果発現は早く，内服から抗血小板作用発現まで1時間以内である．一方でアスピリンには5-60%の不応症患者が存在するとされ，その不確実性ゆえに脳血管内治療時に単剤で用いられることは少ない．

（B）クロピドグレル

クロピドグレルは，血小板膜表面上の ADP 受容体である P2Y12 受容体を阻害し，ADP による血小板活性化・凝集を抑制する．肝臓で代謝酵素 CYP2C19 により活性化されて効果を顕すチエノピリジン系プロドラッグである．その効果発現には4-7日間かかるため，充分な術前投与期間を設定する必要がある．治療当日の投与で効果を期待するためにはローディング（300-600 mg）が必要である[7]．また，*CYP2C19* の遺伝子多型に起因する不応症患者が5.5-23%存在するとされ[8,9]，アスピリン同様，効果の不均一性に対する懸念から多剤併用の一部として用いられることが多い．

（C）シロスタゾール

シロスタゾールは，ホスホジエステラーゼ3（phosphodiesterase3：PDE3）阻害薬である．PDE3 は，血小板のみならず血管平滑筋や心筋細胞にも存在し，細胞内シグナル伝達を担うサイクリック AMP（cyclic AMP：cAMP）の代謝に関係する．シロスタゾールによる PDE3 阻害は細胞内 cAMP 濃度を上昇させ，血小板においては血小板活性化抑制に寄与し，血管平滑筋においては血管拡張を促すと考えられている．ただし，多様な効果が報告されているわりに，抗血小板作用の確実性が証明されておらず，アスピリン・クロピドグレルの補完的薬剤の位置にとどまっている．

（D）プラスグレル

クロピドグレル同様チエノピリジン系のプロドラッグである．クロピドグレルと異なり複数の CYP で活性化されるため，*CYP2C19* の遺伝子多型の影響を受けづらく，クロピドグレル不応症患者にプラスグレルを投与することで血小板凝集能が抑制されたとする報告がある[10,11]．Loading dose での効果発現も早いため緊急血管内治療に適しており，冠動脈領域では治療時の抗血小板薬として使用されている．脳神経領域では保険適用外である．

B．術中抗凝固療法

術中抗凝固療法には，効果発現・中和後の効果消失ともに迅速なヘパリンを静注で用いるのが一般的である．

まとめ

術前検査（管理）は，脳血管内治療の安全性と有効性を担保する鍵である．図3 に広南病院の周術期管理マニュアルを示す．このマニュアルが意味するところは，全ての症例において，ひとつひとつの検査と管理を，決してゆるがせにすることなく誠実に行うことである．茶の湯の作法にも似た日々の所作の繰り返しが患者の安全を守るのである．

JCOPY 498-32826

〈参考文献〉

1) Du R, Keyoung HM, Dowd CF, et al. The effect of diffuseness and deep perforating artery supply on outcomes after microsurgical resection of brain arteriovenous malformations. Neurosurgery. 2007; 60: 638-48.

2) Stefani MA, Porter PJ, terBrugge, et al. Angioarchitectural factors present in brain arteriovenous malformations associated with hemorrhagic presentation. Stroke. 2002; 33: 902-24.

3) Stapf C, Mast H, Sciacca RR, et al. Predictors of hemorrhage in patients with untreated brain arteriovenous malformation. Neurology. 2006; 66: 1350-5.

4) Yuki I, Kim RH, Duckwiler G, et al. Treatment of brain arteriovenous malformations with high-flow arteriovenous fistulas: risk and complications associated with endovascular embolization in multimodality treatment. J Neurosurg. 2010; 113: 715-22.

5) van Rooij WJ, Jacobs S, Sluzewski M, et al. Endovascular treatment of ruptured brain AVMs in the acute phase of hemorrhage. AJNR. 2012; 33: 1162-6.

6) Ochs MJ, Steinhilber D, Suess B. MicroRNA involved in inflammation: control of eicosanoid pathway. Front Parmacol. 2011. Doi: 10.3389/fphar.2011.00039. eCollection 2011.

7) Price MJ, Angiolillo DJ, Teirstein PS, et al. Platelete reactiveity and cardiovascular outcomes after percutaneous coronary intervention: a time-dependent analysis of the Gauging Responsiveness with a VeryfyNow P2Y12 assay: Impact on Thrombosis and Safety (GRAVITAS) trial. Circulation. 2011; 124: 1132-7.

8) Desta Z, Zhao X, Shin JG, et al. Clinical significance of the cytochrome P450 2C19 genetic polymorphism. Clin Pharmacokinet. 2002; 41: 913-58.

9) Jinnai T, Horiuchi H, Makiyama T, et al. Impact of CYP2C19 polymorphism on the antiplatelet effect of clopidogrel in an actual clinical setting in Japan. Circ J. 2009; 73: 1498-503.

10) Sedat J, Chau Y, Gaudant J, et al. Prasugrel versus clopidogrel in stent-assisted coil embolization of unruptured intracranial aneurysms. Interv Neuroradiol. 2017; 23: 52-9.

11) Ha EJ, Cho WS, Kim JE, et al. Prophylactic antiplatelet medication in endovascular treatment of intracranial aneurysms: Low-dose prasugrel versus clopidogrel. AJNR Am J Neuroradiol. 2016. [Epub ahead of print] (DOI: 10.3174/ajnr.A4864)

1 傍突起部内頚動脈瘤

概論

傍突起部内頚動脈瘤（paraclinoid aneurysms）は一般的に遠位硬膜輪から後交通動脈分岐部までの内頚動脈（internal carotid artery: ICA）に生じた瘤に対する総称である．内頚動脈窩瘤，眼動脈分岐部瘤，上下垂体動脈分岐部瘤，その他の非分岐部に発生した瘤が含まれる**図1**．UCAS Japan のデータでは，これらの年間破裂率は7 mm 未満のもので0.1％，7〜24 mm で1％，25 mm 以上で10％程度とされている[1]．小型瘤の破裂リスクは決して高くはなく，実臨床においてもこの部位の破裂瘤に遭遇する機会は少ない．治療の多くは偶然発見の未破裂例に対するものとなるため，適応は慎重に判断されるべきであり，治療は合併症なく完遂されることが何より重要である．clippinng 術に際しては前床突起削除や視神経管開放および硬膜輪切開などの操作を必要とすることも多く，外科的な到達が決して容易ではない．一方で，近年のバルーンカテーテルやステントを用いた adjunctive technique の発達により，coil 塞栓術がより有用性を発揮する部位であることは確かである．

通常は6 Fr のガイディングカテーテルを ICA に留置し，2 本のマイクロカテーテルを使用できるセットアップで対応可能である．治療の難易度に関連する因子として，dome/neck 比，aspect 比といった瘤自体の要素以外に，ICA siphon の屈曲の強さ，siphon から瘤までの距離および方向などが挙げられる．診断 DSA 時に Matas および Allcock test を行い，内頚動脈遮断時の側副血行を評価しておく．

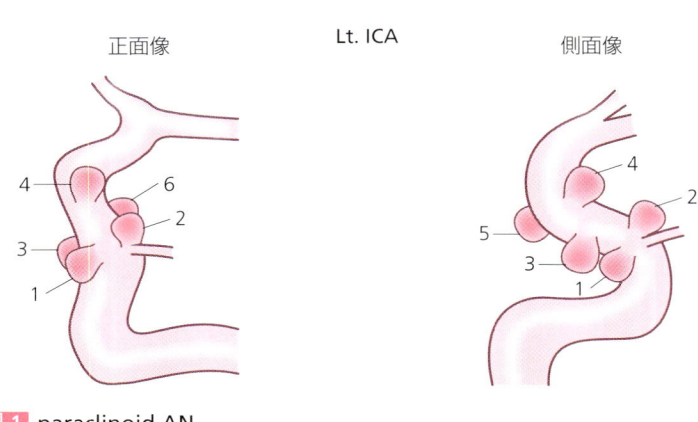

図1 paraclinoid AN

1. Carotid cave AN
2. IC-OphA AN
3. IC-SHA AN
4. Superior/anterior wall AN
5. Inferior wall AN
6. Lateral wall AN

JCOPY 498-32826

〖 C A S E   R E P O R T 〗 ①

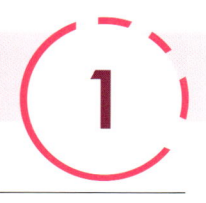

現病歴

71 歳，女性．近医脳ドックで右内頚動脈瘤を指摘されて精査目的に当院に紹介となった．既往歴は高コレステロール血症のみ．精査の結果，broad neck の最大径 9.2mm の囊状動脈瘤を認め，ステント支援下 coil 塞栓術の適応と判断した．

Ⅰ．術前検査

DSA

ICA supraclinoid segment の上壁やや外側より上向きに発生した径 9.2×5.9×5.1 mm の囊状動脈瘤を認める 図2 ⓐ．neck は 6.0 mm と非常に broad で，やや不整形であった．正面からの view では眼動脈起始部は瘤とは距離があった．

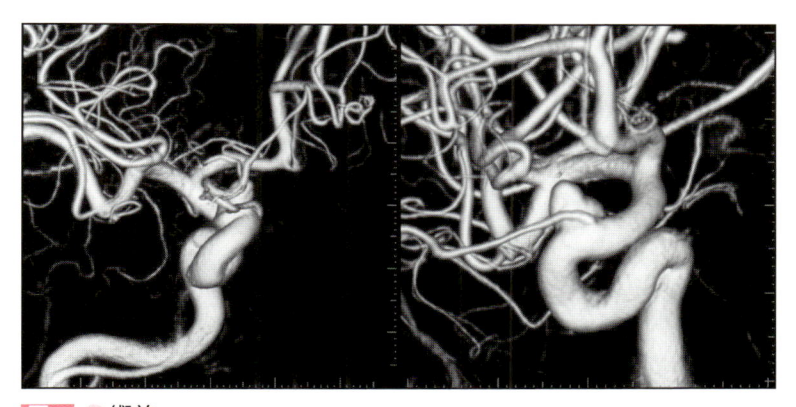

図2 a 術前 3DRA

Ⅱ．治療

CCA の屈曲蛇行が強く，FUBUKI Dilator Kit 6Fr を neck ICA に留置し，先端を 45 度に steam-shape した 6Fr Cerulean DD6 を ICA cervical segment 遠位に留置した．Working angle は neck を分離する down the barrel view，ICA の走行と瘤の広がりを視認できる view とした 図3 ．

事前の測定よりステントは LVIS 4.5×23 mm を予定した．ステント留置用に Headway21 を MCA に誘導した．瘤内には SL-10 を pig-tail 状に shaping して誘導を試みるも困難であり，次いで S 字状に shaping したものを用いるも同様であり，最終的にややコシのある Headway17 の先端を 45 度に shaping したものを over the wire に誘導した．LVIS を neck 部分が密となるように push & pull technique で展開留置し，cone-

● ステント展開後

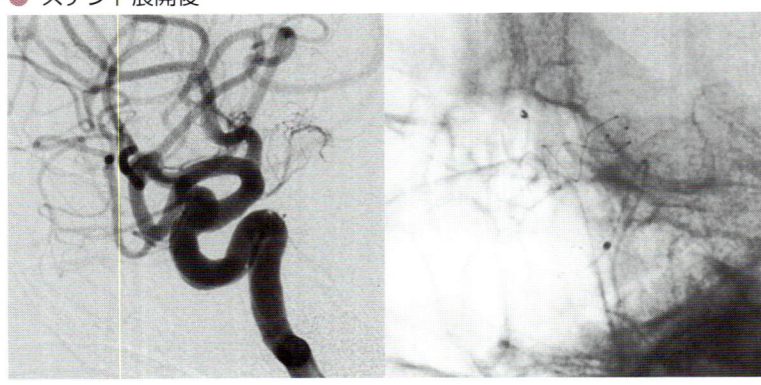

● 塞栓終了後

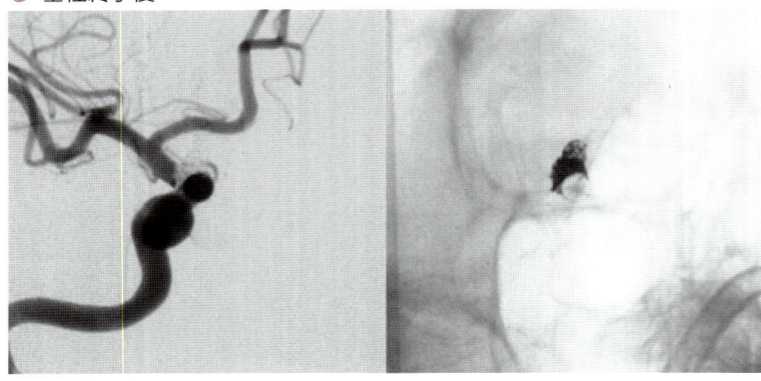

図3 術中 DSA

beam CT で良好な conformation を確認した．引き続き jailing technique で Penumbra SMART COIL Soft 6 mm×10 cm を 2 本巻いて瘤全体に広がるフレームを形成し，HydroSoft 3D などを用いて計 7 本 42 cm の塞栓にて complete obliteration を得て合併症なく手術を終了した．

SIDE MEMO

superior wall から発生した本動脈瘤に対しては，先端 45 度 shaping のマイクロカテーテルが有用であった．LVIS を展開したのちはスムーズに塞栓を進めることができ，barrel view のとおりのきれいな仕上がりに至った．

JCOPY 498-32826

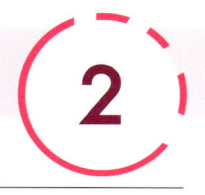
〔 C A S E　R E P O R T 〕②

現病歴

　78歳，女性．2年前に近医で偶発的に右内頚動脈瘤を指摘された．定期フォローはなかったが，心配になってきたため他院を受診し，MRIで径約6mmの瘤にて精査加療目的に当院に紹介となった．既往に高血圧，高コレステロール血症，狭心症（経皮的冠動脈形成術後，アスピリン内服）あり．精査の結果，broad neck の最大径7.8mmの囊状動脈瘤に対して，ダブルカテーテルテクニックを用いた coil 塞栓術の適応と判断した．

Ⅰ．術前検査

DSA

　ICA supraclinoid segment の内側壁より内側後方向きに発生した径7.8×6.7×5.9mmの囊状動脈瘤を認める 図4 ⓐ．neck は2.8mm．発生部位から上下垂体動脈分岐部瘤と診断した．

Ⅱ．治療

　6Fr FUBUKI を ICA cervical segment に留置した．Working angle は neck の分離がよい角度を main view として，それに直交するする角度を sub view とした 図4．
　先端4mmを強いJ字に shaping した Rester 図4 ⓑ 赤線 を瘤内で loop を形成しつつ安定させた．さらに pre-shape 45度の SL-10 図4 ⓑ 黒線 を瘤の長軸に平行に誘導した．はじめに SL-10 から HydroFrame10 7mm×15cm を巻くと dome 奥側にやや疎なフレームとなった．続けて Rester から HydroFrame10 6mm×19cm を巻いて neck 近傍にも広がる良好なフレームを形成できた．以後は概ね交互にそれぞれのフレーム内へ coil を詰めていき，Rester から詰めていた6本目の coil が残り1cmのところで挿入困難となったため，この状態のまま SL-10 からさらに2本の coil を塞栓したのちにこれを抜去して TransForm（super-compliant）4mm×7mm を誘導し，バルーンによって Rester を安定させた状態で残りの coil を詰め切った．計8本85cmの塞栓にて complete obliteration を得て合併症なく手術を終了した．

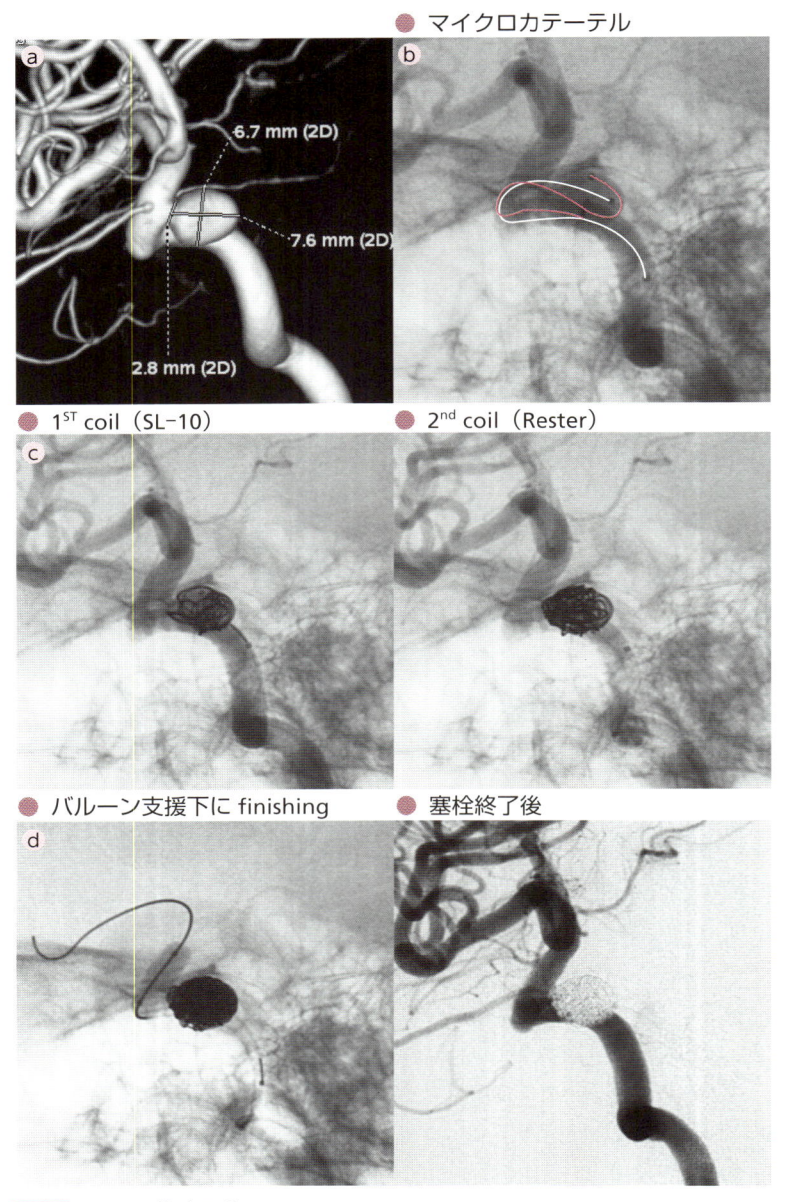

図4 Case 2. 術中画像

IDE MEMO

やや大型の瘤に対してダブルカテーテルテクニックを用いた症例である．neck
近傍の塞栓を意図して1本は強いJ字のカテーテルを瘤内でloopさせて安定させ，
想定通りの塞栓を達成することができた．

考察

　Paraclinoid aneurysms は broad neck なものが多いとともに，ICA siphon の屈曲やそこからの距離および方向などの要素によってマイクロカテーテルの誘導や安定性に困難が伴うため，simple technique のみの時代には十分な塞栓を得ることは決して容易ではなかった．また，siphon 付近は hemodynamic stress が大きいために coil 塞栓後の内膜の被覆を期待するのにも不利であり，再発と追加治療の問題もあった．近年のバルーンまたはステントを用いた adjunctive technique の発達により，良好な塞栓を得られる頻度は飛躍的に向上を示している．

　未破裂例に対する血管内治療の文献報告をまとめると以下のとおりである．約95％の症例は偶発的に発見されており，残り5％は視野障害または複視を契機に発見されている．治療に関連した神経学的合併症は一過性のもので3~5％，永続的なもので1％未満である．虚血性合併症が大部分を占めており，7 mm 以上の比較的大型瘤や過去に虚血性脳血管障害の既往ありが危険因子とされている．出血性合併症は1％未満であり，7 mm 未満の小型の瘤でみられやすい．adjunctive technique は有意差には至らないものの合併症のリスクが高い傾向が示されている．治療後の再発は約10％にみられ，再治療を必要とした再発は2~3％であった．明らかな再発の危険因子として挙げられているのは瘤の大きさであり，7~10 mm 以上のもので再発を生じやすい．瘤の発生部位と再発リスクについては明らかな有意差は示されていない[2-6)]．

　当院では，siphon と瘤の関係をもとにマイクロカテーテルの shaping を工夫している．siphon の小弯側の瘤には90度またはJ字，大弯側の瘤には45度またはストレート形状を用いる 図5 a b ．側方に project する瘤の場合は，三次元的なイメージでの shaping が必要であり，pig-tail 状にすることも多い．マイクロガイドワイヤーも C 字や J 字などの強めの shaping が必要となるが，瘤壁の穿孔リスクを低減するために先端部分にもしっかりと丸みをもたせておくことが重要である 図5 c ．narrow neck のものは simple technique で塞栓を行うが，broad neck の場合はバルーン支援下に塞栓を行う．paraclinoid aneurysms では眼動脈分岐部瘤を除けば分枝温存が問題となることはほとんどなく，俵型に拡張する compliant balloon による neck plasty を行う．当院では内頚動脈に発生したside-wall type の瘤に対しては 0.014inch のガイドワイヤーと組み合わせるシングルルーメンタイプの TransForm を用いることが多い．分枝の温存や neck への herniation を意図する場合は super-compliant balloon を適宜選択する．多くの場合はバルーン支援のみで治療可能であるが，dome/neck 比2未満の非常に broad neck の瘤ではステント支援下の塞栓も考慮する．ステントは金属被覆率の観点および flow diversion 効果の期待から，近年では LVIS を使用する機会が多いが，siphon の屈曲との兼ね合いで展開不充分とならないように注意する．incomplete stent apposition は周術期のみならず抗血小板薬減量中止に伴って将来的な虚血性合併症につながりうるため，必要であればステント留置後に希釈造影剤を用いた 3D 撮影を行って評価する．オープンセル構造で自己拡張型ステントのNeuroform Atlas は単純なアンシースにより留置可能で，incomplete stent apposition

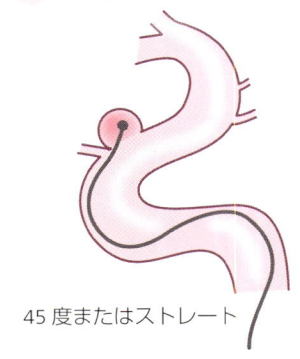

a 大弯側の瘤

45 度またはストレート

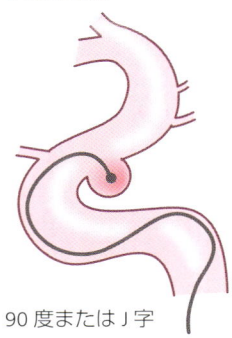

b 小弯側の瘤

90 度または J 字

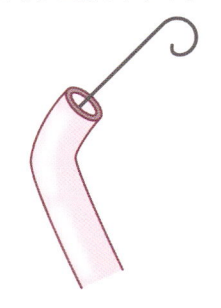

c マイクロガイドワイヤー

先端に丸みをもたせる

図5 マイクロカテーテルの shaping

が少ないことが報告されており[7-8]，経験の浅い術者が屈曲血管にステントを留置する際には有用である．ただし，リシースは不可能でやり直しはできないため，やや長めのサイズ選択と distal からの展開開始を心がけるとよい．瘤の形状が複雑で1本のマイクロカテーテルからでは偏った塞栓に終わってしまったり in-flow zone の塞栓が甘くなってしまったりする危険がある場合にはダブルカテーテルテクニックを用いることも多い．当院ではこれにより強固で安定なフレームを形成しての塞栓術も行うこともある．アンラベルを危惧する声もあるが，近年の coil はほとんどが stretch resistance 機構を備えており，幸いにも大きなトラブルの経験はない．Paraclinoid aneurysms に限ったことではないが，十分な塞栓率を得るための基本的な選択肢の1つとして，HydroFrame や HydroSoft などのハイドロゲル coil も有用である．

　最後に，この部位の瘤は flow diversion の適応とする範囲であり，large size で broad neck のものでは Pipeline による治療機会も増えている．現時点では治療施設は限られるものの，治療法の1つとして常に意識しておくべきである．

KEY POINT

- ☑ Paraclinoid AN の難易度は siphon の屈曲の強さ，瘤の位置，瘤の方向などにより規定される．
- ☑ 小弯側の瘤には 90 度または J，大弯側の瘤には 45 度またはストレート，側方 project の瘤には pig-tail 状のマイクロカテーテルが安定しやすい．
- ☑ バルーンやステントを活用して broad neck な瘤に対応するとともに，ダブルカテーテルテクニックやハイドロゲル coil の活用により in-flow zone も含めた十分な塞栓を心がける．

JCOPY 498-32826

〈参考文献〉

1) UCAS Japan Investigators, Morita A, Kirino T, Hashi K, et al. The natural course of unruptured cerebral aneurysms in a Japanese cohort. N Engl J Med. 2012; 366: 2474-82.

2) Oh SY, Lee KS, Kim BS, et al. Management strategy of surgical and endovascular treatment of unruptured paraclinoid aneurysms based on the location of aneurysms. Clin Neurol Neurosurg. 2015; 128: 72-7.

3) Ji W, Xu L, Wang P, et al. Risk factors to predict neurologic complications after endovascular treatment of unruptured paraclinoid aneurysms. World Neurosurg. 2017; 104: 89-94.

4) Kim SY, Park DS, Park HY, et al. Simple coiling versus stent-assisted coiling of paraclinoid aneurysms: radiological outcome in a single-center study. J Korean Neurosurg Soc. 2017; 60: 644-53.

5) Kwon WH, Jeong HW, Kim ST, et al. Angiographic and clinical result of endovascular treatment in paraclinoid aneurysms. Neurointervention. 2014; 9: 83-8.

6) Shimizu K, Imamura H, Mineharu Y, et al. Endovascular treatment of unruptured paraclinoid aneurysms: single-center experience with 400 cases and literature review. AJNR Am J Neuroradiol. 2016; 37: 679-85.

7) Heller R, Calnan DR, Lanfranchi M, et al. Incomplete stent apposition in Enterprise stent-mediated coiling of aneurysms: persistence over time and risk of delayed ischemic events. J Neurosurg. 2013; 118: 1014-22.

8) Heller RS, Miele WR, Do-Dai DD, et al. Crescent sign on magnetic resonance angiography revealing incomplete stent apposition: correlation with diffusion weighted changes in stent-mediated coil embolization of aneurysms. J Neurosurg. 2011; 115: 624-32.

② 後交通動脈瘤

概論

　後交通動脈瘤（internal carotid-posterior communicating artery aneurysm: IC-PC AN）は内頚動脈（internal carotid artery: ICA）と後交通動脈（posterior communi-cating artery: PcomA）の分岐部に形成される瘤である．後交通動脈分岐のパターンに応じて variation が大きい．Side-wall type のような形状のことが多いが，ときに太い PcomA および蛇行した親血管が重なり，あたかも terminal type のような形をとることもある．PcomA が neck から分離されているもの，neck に involve されているもの，body から PcomA が分岐するものと，こちらも様々である．

　動脈瘤から分岐する PcomA については温存することが原則である．「分枝を温存する」ということは脳血管障害を扱うものとして，開頭手術，血管内手術のいずれでも共通した原則である．ただし，分枝温存のために中途半端な塞栓にとどまった場合には，動脈瘤の不完全閉塞による再出血や，分枝への coil 逸脱を塞栓源とする虚血性合併症をきたす可能性がある．そのような場合には PcomA をステントなどで rescue しつつ追加塞栓を行うのか，それとも意図的に閉塞したうえで追加塞栓を行うのか，などを含めてよく方針を検討する必要がある．

　特にクモ膜下出血（subarachnoid hemorrhage: SAH）の場合は，PcomA 温存を重視することによる不完全塞栓・術後再出血のリスクもさらに大きくなるため，再破裂予防を確実にするために，意図的に PcomA を犠牲にすることを考慮すべき局面がある．PcomA を犠牲にする場合は，後頭葉皮質領域のみならず，PcomA から分岐する穿通枝の血流に関しても考慮する必要がある．転帰に影響するような脳梗塞が生じる危険性もあるため，術前から PcomA が犠牲にできるものなのか，そうでないのかを判断しておくべきであろう．

　PcomA の温存にあたっては，PcomA が neck と分離されている場合はよいが，body から分岐する場合には，以下の 4 つの方法等を用いる 図1 ．①フレーミング，②バルーンアシスト，③ダブルカテーテル，④ステントアシスト，が挙げられる．①～③は親血管に異物を残さずに塞栓できるが，④ではステントを留置することになる．抗血小板薬をどのような条件で中止できるかについては，いまだ確立したエビデンスがないため，ステント併用に関しては術後の抗血小板治療までを含めて判断する必要がある．

JCOPY 498-32826

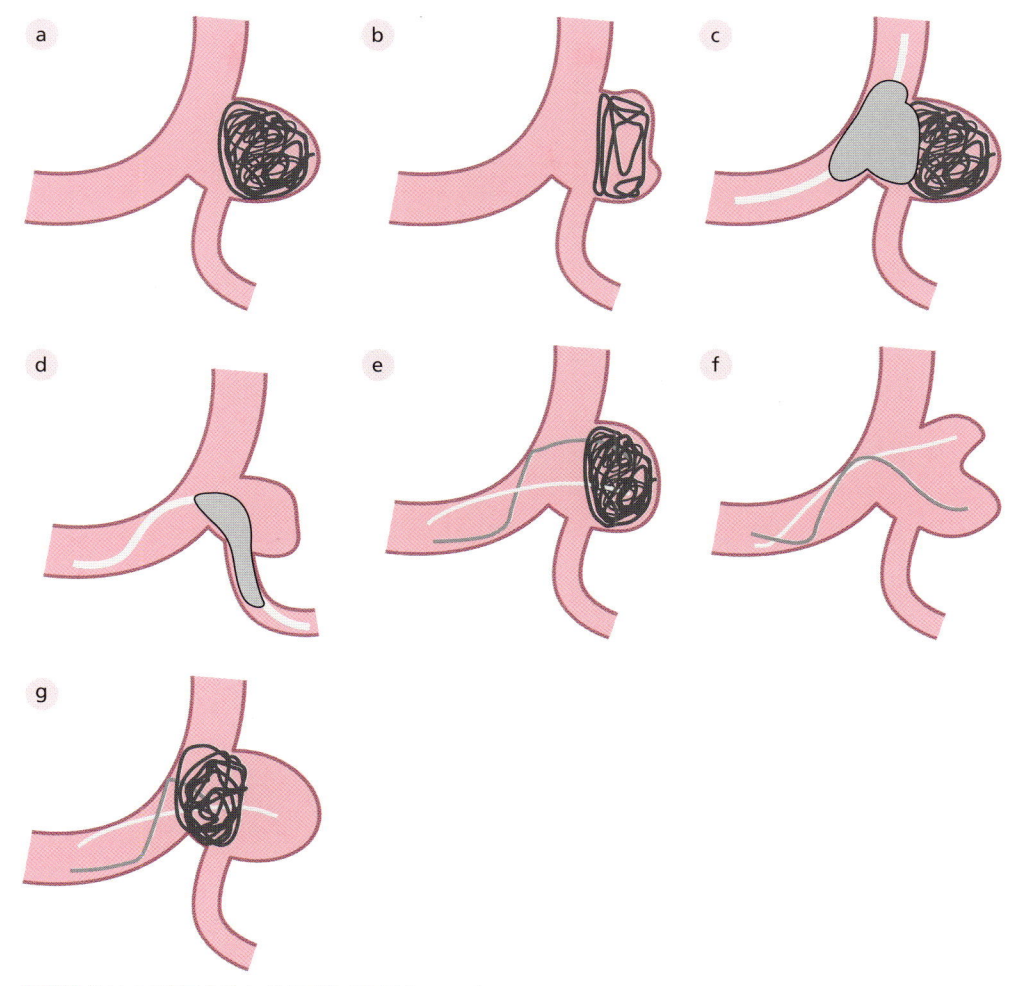

図1 分岐を温存するために用いるテクニック

a, b フレーミング．a：基本的には分枝を温存する形でフレーミングし，シンプルに塞栓することを考える．b：フレーミングとしては強固でないが，時に box-shpae の coil が有効になることもある．

c, d：バルーンアシスト．c：バルーンを herniate させて分枝を温存する方法．d：分枝に直接バルーンを挿入する方法．

e〜g：ダブルカテーテル．e：2 本のカテーテルから coil を挿入し，分枝を温存する形で安定化させて塞栓する方法．f：2 コブ状の動脈瘤のそれぞれのコブにカテーテルを挿入して塞栓する方法．

g：Scaffold テクニック．一方のマイクロカテーテルから coil を挿入し（detach しない）分枝を温存する足場を形成する，その上で，もう一本のカテーテルから coil を挿入しフレームを形成する．その後足場となる coil は回収する．

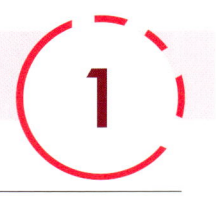
現病歴

　60 歳. 女性. SAH,（Hunt & Kosnik（H&K）grade 3）を発症し，前医搬送入院. Lt. ICA から後方に突出し，不整形な Lt. IC-PC AN を認めた. 開頭 clipping を前医で行い，破裂部の bleb を clipping し，後方を向いている動脈瘤体部は wrapping した. 急性期管理を終了し，神経学的異常所見なく自宅退院した. SAH 後 4 カ月の時点で追加治療目的に当科紹介となり，balloon test occlusion を含めた精査目的に入院した.

I. 術前検査

前医 CT/CTA　図2

■ 単純 CT で SAH.
■ CTA では Lt. ICA-PcomA 分岐部に後方に突出し不規則な形状の bleb を有する Lt. IC-PC AN.

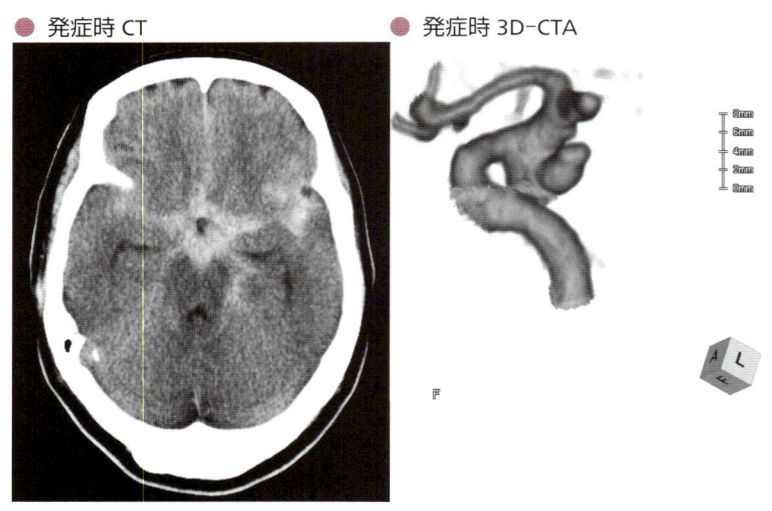

● 発症時 CT　　　　　　　● 発症時 3D-CTA

図2 前医 CT
Diffuse な SAH を認め，3D-CTA では，後ろ向きに突出し，bleb を伴う IC-PC AN を認める.

当院 DSA　図3〜図6

■ 3D 再構成像で，clip により bleb が閉塞されていることがわかる 図3.
■ 左内頚動脈撮影では AN は wide neck であり，PcomA が body から起始していた 図4. 前脈絡叢動脈（anterior choroidal artery: AchA）は AN とは無関係だった.
■ 右椎骨動脈（vertebral artery: VA）撮影では，左 P1 は太く描出されており，Lt.

JCOPY 498-32826

PcomA は犠牲にしても問題ないと考えられた 図4.

■ 動脈瘤残存部の径は 5.9×5.7×4.9 mm（neck 5.7 mm）であった 図5.

■ Balloon test occlusion を施行 図6. 10 分間の Lt. ICA 遮断下に神経症状の発現はなく，angiographycal にも，前交通動脈（anterior communicating artery: AcomA）および PcomA を介した側副血行路から Lt. ICA と中大脳動脈（middle cerebral artery: MCA）が描出された.

■ Lt. ICA 遮断下の脳血流 SPECT では，対側比 80〜85% と，中等度の脳血流量低下を認めた.

● 後→前　　　　　　　　● 右→左　　　　　　　　● 下→上

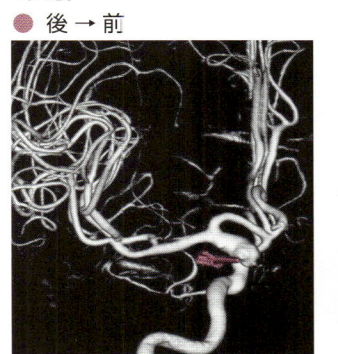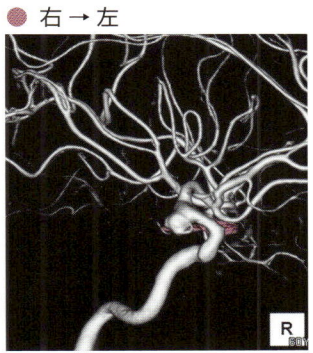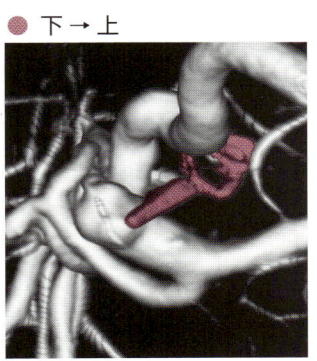

図3 3D-DA（左内頸動脈撮影）再構成像

Clip された oleb と残存動脈瘤の位置関係が把握できる.

● 左内頸動脈（Lt）

正面像　　　　　　　　　　側面像

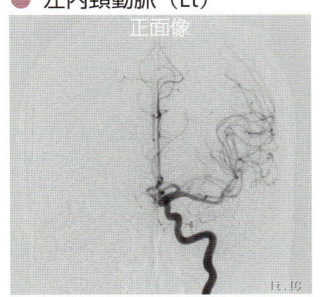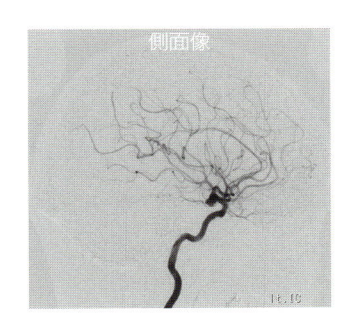

● 右椎骨動脈（Rt）

正面像　　　　　　　　　　側面像

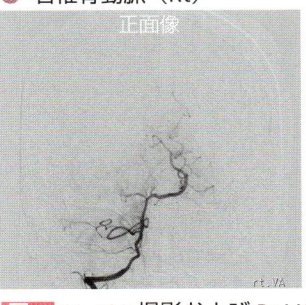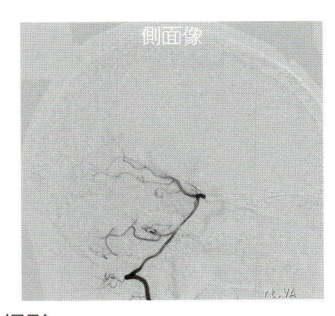

図4 Lt. ICA 撮影および Rt.VA 撮影

Lt. ICA 撮影では，細い Lt. PcomA の分岐部に IC-PC AN を認める. Rt. VA 撮影では，Lt. P1 は太く描出されている.

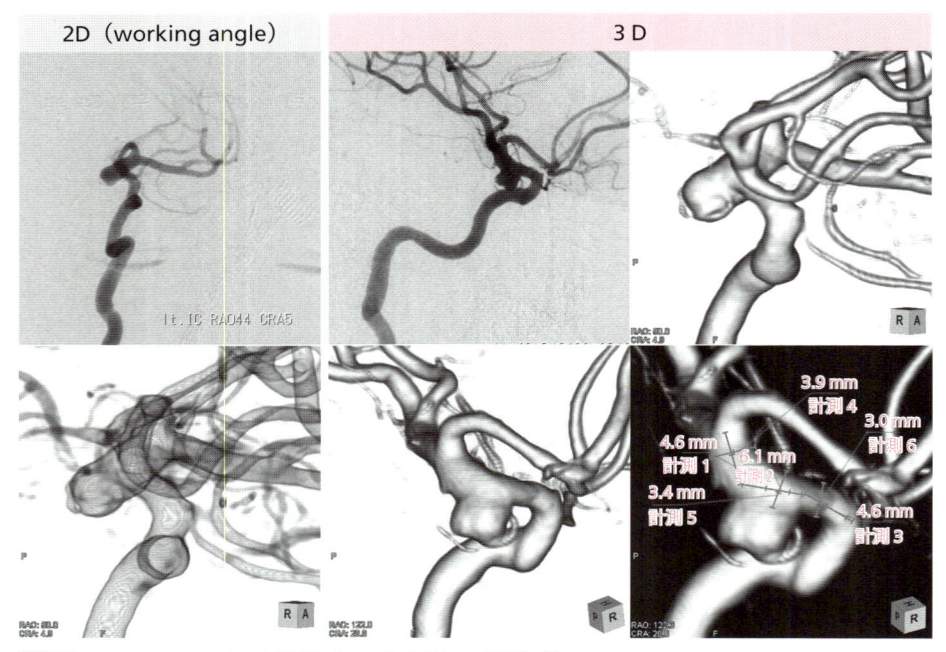

図5 working angele の撮影（2D および 3D 再構成）

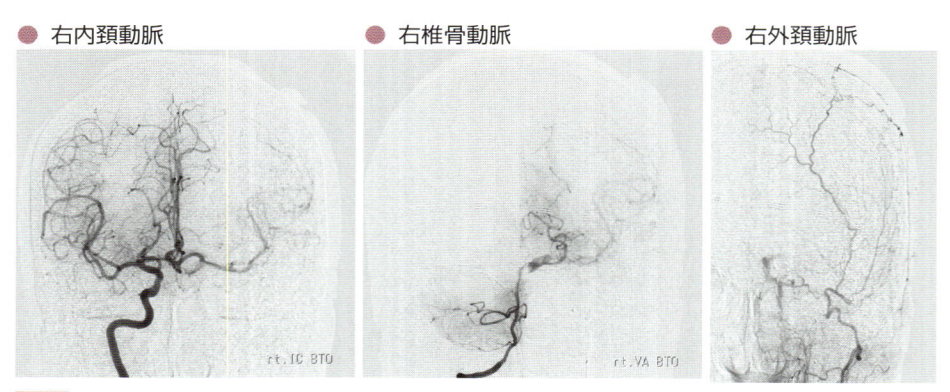

図6 balloon test occlusion

Lt. ICA を政宗 18 で閉塞し，Rt. ICA 撮影，Rt. VA 撮影，Lt. ECA 撮影を順次施行した．10 分間の閉塞中に神経症状の発現を認めず，Lt. MCA は AcomA，PcomA からの側副血行を介してわずかな遅延と共に描出された．

JCOPY 498-32826

II．治療

　親動脈を犠牲にする場合は浅側頭動脈-MCAbypass 術の併用が必要と考えられた．ステント支援下の瘤内塞栓術で十分に治療可能と考えられたため，血管内治療方針とした．椎骨動脈撮影で Lt. P1 が太く描出されていたため，動脈瘤の body から分岐する細い PcomA は動脈瘤ごと閉塞する方針とした．

　全身麻酔下に右大腿動脈に 6Fr long sheath を挿入し全身へパリン化した．6Fr Fubuki angle 型（90 cm）を Lt. ICA に誘導し，Chikai14（200 cm）を用いて XT-17 straight（150 cm）を Lt. M1 distal に誘導留置した．次いで，carotid siphon の形状に合うように，若干ねじりながら先端から 2 mm，6 mm，10 mm の点を 45 度ずつ曲げるように steam-shape した Neurodeo10（157 cm）を Chikai14 を用いて over the wire に瘤内に誘導留置した（カテーテルの形状のみでは cannulation できなかった）．この段階では，カテーテルが不安定であったため，一度カテーテルを抜去し，先端から 5 mm および 10 mm の部位を 90 度ずつ曲げるような double-angle に Neurodeo10 を steam-shape しなおした．これを用いると，カテーテルの形状のみで AN 内に cannulation できた．Neurodeo10 を jailing させ，XT-17 から Neuroform Atlas 4.5 mm×21 mm を挿入し，Lt. AchA と Lt. ICB の間の部位から Atlas を展開し，4 本の coil で動脈瘤を塞栓した 図7．Lt. PcomA は動脈瘤ごと閉塞する予定だったが，microcatheter が抜けてしまった段階で

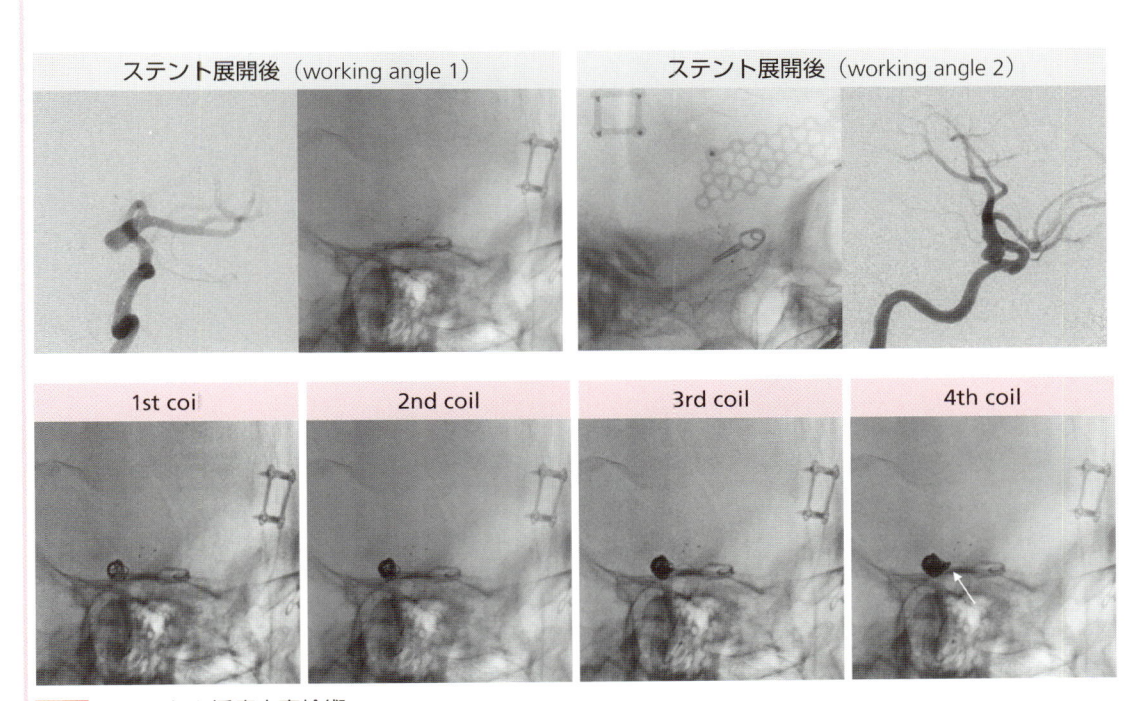

図7　ステント支援瘤内塞栓術
上段はステント留置後の Lt. ICA 撮影．下段は引き続き挿入した coil である．4 番目の coil の際に親動脈の片側の dog-ear 状の領域にまで coil が挿入されたことがわかる．

もわずかに PcomA が描出される状態であった 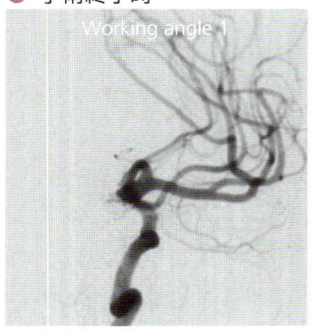．軽度の body filling で術式を終了した 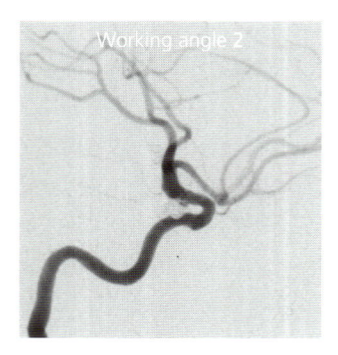．

　術後半年のフォローアップでは，Lt. PcomA は閉塞しており，AN も complete obliteration に変換していた 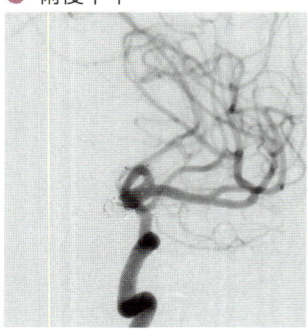．術後再発なく経過している．

● 手術終了時

● 術後半年

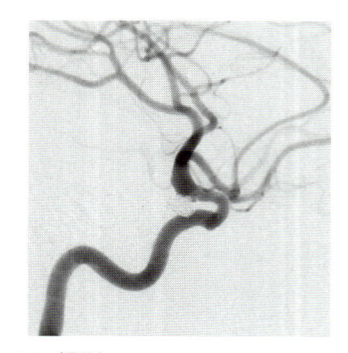

図8 術後および 6 カ月後の Lt. ICA 撮影
術直後は PcomA が描出され，動脈瘤も body filling であったが，術後半年では PcomA が閉塞し，動脈瘤は完全閉塞していた．

SIDE MEMO

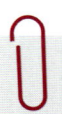

　動脈瘤が比較的小さく neck が狭ければ simple な coil 塞栓で動脈瘤の根治が得られる可能性があるが **図9ⓐ**，動脈瘤がある程度大きくなると顕著になるが，親血管にかみつくような形で動脈瘤が存在すると **図9ⓑ**，2D の透視画像ではきれいに塞栓できたように見えて毛親血管の両脇の部位に dog-ear 状に動脈瘤が残存するようになる **図9ⓒ**．この部位まで塞栓する場合には，原則としてステントが必要になる．ステントの存在下に，親動脈周囲のスペースに一部 coil が留置されている（図7，4th coil の矢印）．ただし，親血管周囲に無造作に coil を留置していくことは合併症につながるため注意が必要である．

JCOPY 498-32826

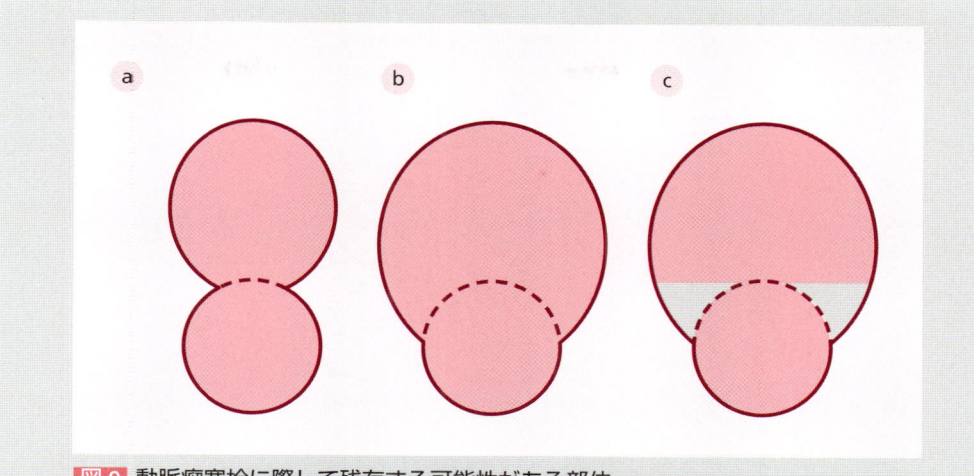

図9 動脈瘤塞栓に際して残存する可能性がある部位

a：動脈瘤が小さい場合．このような動脈瘤の場合には，coil を充填することにより，ほとんど動脈瘤の残存も親血管への逸脱もなく塞栓できる．b，c：動脈瘤が親血管に影響を与える程度になった場合には，親血管の両脇に dog-ear 状に残存する領域が生じてくる．

〔 C A S E R E P O R T 〕 ②

現病歴

　72歳．女性．9年前に高血圧・糖尿病の精査で偶発的に発見された Lt. IC-PC AN. DSA を施行し，5 mm で軽度不整形の Lt. IC-PC AN. 瘤内塞栓術方針となっていたが，術直前に患者希望により手術を中止し，以後経過観察していた．発見から9年後，動脈瘤の増大傾向を認め，外科療法を勧めたが治療希望なし．その後，入浴中に突然の頭痛と左眼瞼下垂を認めた．さらなる動脈瘤増大を認め clipping を勧めたが，患者の強い血管内治療の希望があり，ステント支援下瘤内塞栓方針とした．術直前は動眼神経麻痺が消失．

Ⅰ．術前検査

DSA 　図10, 11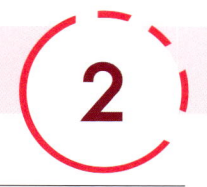

■ 9年前は長径5 mm の Lt. IC-PC AN.
■ 今回入院時は，明らかな増大と不整形の bleb あり．CTA では Lt. ICA-PcomA 分岐部に後方に突出し不規則な形状の bleb を有する Lt. IC-PC AN（5.3×4.1×8.2 mm）.
■ Rt. VA 撮影で Lt. P1 が太く描出され，かつ Lt. ICA も PcomA を介して淡く描出される．

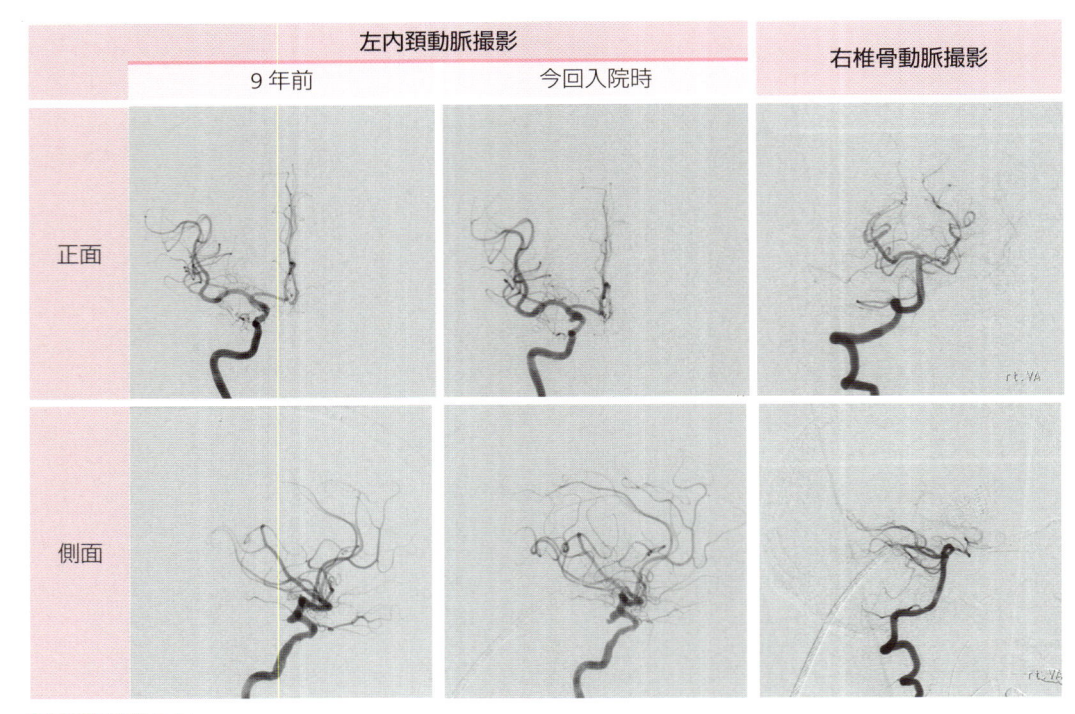

図10 術前 DSA

9年前の撮影と比較して，顕著な動脈瘤増大を認める．椎骨動脈撮影では，Lt. P1 は太く，PcomA は犠牲になっても梗塞が生じない可能性が高い．

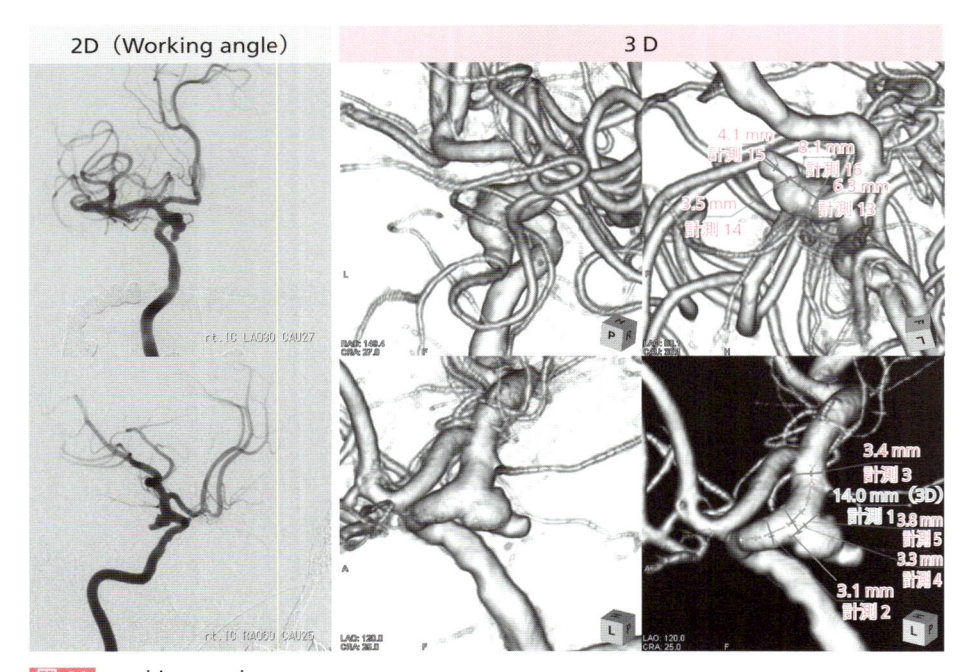

図11 working angle

動脈瘤径は 1.6 倍以上に増大していた．計測よりステントは 4 × 21 mm を選択した．

　全身麻酔下に右大腿動脈に 6F long sheath を挿入し全身ヘパリン化した．6Fr Fubuki angle 型（90 cm）を Lt. ICA に誘導し，Chikai14（200 cm）を用いて XT-17 45°（150 cm）を Lt. M1 distal に誘導留置した．ついで，大きな double angle に steam-shape した Neurodeo10（157 cm）を Chikai 14 を用いてカテーテルの形状を用いて瘤内に留置した．Neurodeo10 を jailing させ，XT-17 から Neuroform Atlas 4.0 mm×21 mm を挿入し，Lt. AchA と Lt. ICB の間の部位から Atlas を展開し，7 本の coil で動脈瘤を塞栓した．最初の 1 本は bleb 内に確実に充填するように留意し，その後は瘤の残りの部位を塞栓する方針としたが，3 本目の coil を留置する際に space があまりないのに無理に長い coil を留置しようとした結果，あと 1 cm が入りきらないため抜去しようとしたが coil が絡まり抜けなくなってしまった 図12 ．完全にはアンラベルしていないものの手ごたえがおかしいため，Neurodeo をできる限り distal にあげて，カテーテルごと絡まった coil を少し引き出すという作業を繰り返し，なんとか coil を抜去することができた．抜去した coil は，結ばれるような形で強く巻いた状態になっており，その直近で 2 mm ほどの長さでアンラベルしかけた状態であった．新しい Neurodeo10 を transcell で動脈瘤内に留置し，さらに 5 本のカテーテルで動脈瘤を塞栓した．Lt. PcomA の起始部が neck remnant となる形で塞栓術を終了した 図12 ．術後経過良好で独歩自宅退院した．

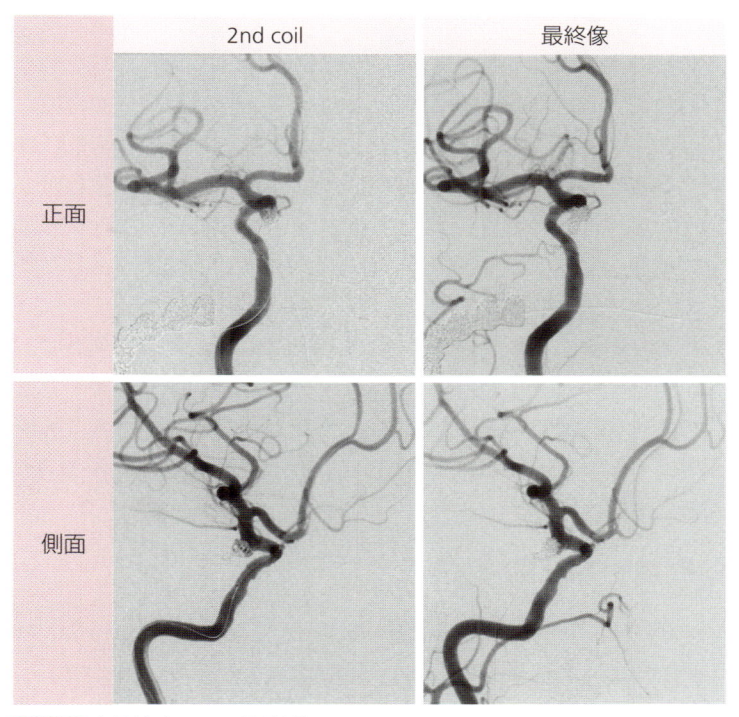

図12 塞栓途中および最終像

考察

A. 動脈瘤からの分枝を犠牲にできるかどうかの判断

　一般に，分枝の灌流域が小さい，もしくは閉塞しても問題にならないことがわかっている場合や，分枝の末梢における側副血行が十分である場合には分枝を犠牲にできる可能性がある．前者は非常に minor な PICA を犠牲にする場合や，複数の前脈絡叢動脈のうちの明らかな側頭葉皮質枝を犠牲にする場合などである（もちろん前脈絡叢動脈はリスクが大きい血管であるので，基本的には犠牲にすべきでない）．詳細に 3D 撮影の再構成像を確認することによって，純粋な側頭葉の皮質枝等であることがわかる場合があり，特殊な状況下では有益な情報となりうる．

　後者としては，側副血行を十分に評価したうえで犠牲にするか判断することになるが，前述のように，穿通枝の血流まで担保されるかも十分に検討する必要がある．側副血行が十分でない場合でも，分枝血管に bypass をおくことによって塞栓できる可能性もあるので，適宜 bypass 併用手術も検討すべきである．このためには適宜 bypass をおける surgeon とチームを組む必要がある．

B. PcomA の解剖と急性閉塞

　PcomA は ICA 後内側に起始し，後大脳動脈（posterior cerebral artery: PCA）に合流し，その平均長は 12（5.0〜18）mm，平均径は 1.4（0.4〜4.0）mm と言われている[1,2]．PcomA はバリエーションの多い血管であり，欠損するもの，細いもの，通常型のものから，PCA 近位部（P1）よりも太く，あたかも ICA から PCA が直接起始しているように見えるもの（一般に embryonic type と呼ばれる）まで様々である[1,2]．PcomA の発達の程

度は P1 の発達の程度と相補関係にあり，P1 が細い場合には PcomA が太い場合が多い．PcomA からは平均 7（4～12）本の穿通枝が分岐し，その径は 0.1～0.6 mm であるが，穿通枝の数や直径は PcomA の発達程度には依存しない[2]．PcomA の穿通枝の中で最も太いものは，premamillary artery（その他. tuberothalamic artery, thalamotuberal artery, anterior thalamopaeforating artery, polar artery など様々な呼称がある）と呼ばれる[1-3]．Premamillary artery の灌流域は，灰白隆起，脚間窩，乳頭体，視覚路，視床，視床下部，内包など重要な構造物にわたる[1]．PcomA の閉塞により，後頭葉内側皮質や premamillary artery の灌流領域に梗塞をきたす可能性があり，梗塞に陥る範囲は PcomA の発達程度と同側 P1 の発達程度のバランスに依存する[4]．後頭葉内側皮質の梗塞では半盲，穿通枝閉塞による視床前部の梗塞では記憶障害や片麻痺などが出現する[4]．片麻痺は一過性であることも多いが，記銘力障害や自発性低下は残存する可能性があり注意を要する[4]．

C. PcomA を犠牲にできるかの判断法

IC-PC AN の治療において PcomA を犠牲にした場合の虚血リスクについての報告を紹介する[4]．塞栓術で治療を行った IC-PC AN の連続 94 症例（破裂：未破裂＝55：39）を後方視的に検討した．94 例中 14 例で，動脈瘤ごと PcomA の起始部を塞栓した．PcomA を犠牲にした 14 例はすべて破裂瘤で，体部から PcomA が分岐していた．血管撮影の際，Allcock test（動脈瘤と同側の総頚動脈を用手圧迫しながらの VA 撮影）で PcomA が逆行性に描出されることを確認し，PcomA を ICA 側の起始部で塞栓しても側副血行路が存在することを確認した．穿通枝も含めて PcomA の灌流は後方循環からの側副血行により保たれると判断し，PcomA を犠牲にして動脈瘤を完全閉塞した．なお，ヘパリンは治療開始時に 3,000 単位を静脈内投与し，その後は一時間ごとに 1,000 単位追加した．

しかしながら，PcomA を犠牲にした 14 例中 7 例で，治療側の視床腹側部，premamillary artery の灌流部位に脳梗塞が生じた．その 7 例中 5 例には同側の PCA 皮質領域に点状の無症候性梗塞を認めたが，広範な梗塞を呈した症例はなかった．術前の Allcock test により PcomA の逆行性血流が確認されていたため，PCA 皮質枝はもとより PcomA の穿通枝領域の血流も担保されると予想していたが，実際には脳梗塞が生じる結果となった．脳梗塞を生じた 7 例では，通常の VA 撮影で動脈瘤と同側の P1 以遠が十分に造影されず，危険因子であることが判明した．

Allcock test で PcomA が描出されない場合には，IC-PC AN の治療において PcomA を犠牲にできないと考えられることに異論はないと思われる．ただし，Allcock test で PcomA が描出される場合に，必ずしも PcomA を犠牲にできるわけではない，ということが教訓である．同側の P1 が細い場合には，PCA 領域を灌流する分には十分ではあっても，PcomA の穿通枝を灌流するには灌流圧が不足するため，穿通枝領域の梗塞が生じたのだろう．結論として，PcomA を犠牲にできるのは Allcock test で PcomA が逆行性に描出され，かつ通常の VA 撮影で同側の P1 以遠が十分に描出される症例，ということになる．通常の VA 撮影で P1 以遠が十分に描出されない場合には PcomA から分岐する穿通枝の血流が担保されない 図13．なお，図13 では便宜上側面像のシェーマを記載しているが，P1 以

遠の描出性は通常の VA 撮影正面像で確認するとよい.

視床梗塞を生じた 7 例の転帰であるが, 全例で治療側と反対側に, 中等度から高度の片麻痺が生じた. この片麻痺は 1 カ月程度の経過で改善したものの, 記銘力障害や自発性低下が残存し, 病前よりも modified Rankin Scale を悪化させる結果となった.

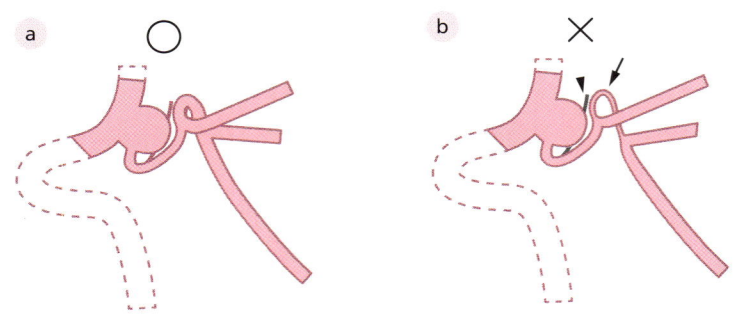

図13 動脈瘤と同側の P1 の太さの重要性
Allkock test で PcomA が描出されても, B のように同側の P1 が細い場合には(矢印), PcomA を犠牲にすることにより PcomA の穿通枝の血流が保てず (矢頭), 同領域に梗塞が生じる可能性がある.

KEY POINT

- ☑ 動脈瘤の根治を考える場合はステントを使用したほうが有利であるが, 抗血小板薬の内服が必要になることなども含め, 総合的に適応を判断.
- ☑ 原則として分枝 (PcomA) は温存する. 瘤自体の形状や親動脈の状態にもよるため gold standard とよべる手法はないが, 各々が経験を積み, 修練を.
- ☑ PcomA を犠牲にできるのは, Allcock test で PcomA が描出され, かつ通常の VA 撮影で P1 以遠が十分に描出される場合.
- ☑ 正しい知識を身に着け, 万が一の時に分枝を犠牲にできるかどうか, 術前から考えておく.
- ☑ リスクを軽減するために, 短い coil で安全性を確保すべき.

〈参考文献〉

1) 小宮山雅樹. 前方循環. In: 小宮山雅樹, 編. 詳細版 脳脊髄血管の機能解剖 2 版. 大阪: メディカ出版; 2011. p.115-261.

2) 宜保浩彦, 他. Willis 動脈輪前半部の動脈. In: 宜保浩彦, 外間政信, 編. 臨床のための脳局所解剖学. 東京: 中外医学社; 2000. p.2-22.

3) Lasjaunias P, Berenstein P, Ter Bterruggo, et al. Intradural arteries. In: Lasjaunias P, Berenstein A, Ter Brugge K. Editors. Clinical Vascular Anatomy and Variations. 2nd edition. New York: Springer-Verlag Berlin Heidelberg; 2001. p. 479-629.

4) Endo H, Sato K, Kondo R, et al. Tuberothalamic artery infarctions following coil embolization of ruptured posterior communicating artery aneurysms with posterior communicating artery sacrifice. AJNR Am J Neuroradiol. 2012; 33: 500-6.

3 前脈絡叢動脈瘤

概論

　前脈絡叢動脈（anterior choroidal artery: AchA）は脳神経外科医にとって，開頭手術・血管内手術のいずれにおいても最も意識すべき重要な血管のひとつである．それは，AchA が錐体路を灌流する血管であるからに他ならない．AchA は，解剖学的に cisternal segment と choroidal segment に分類され，segment ごとに灌流領域は異なる．通常，cisternal segment から錐体路を灌流する穿通枝が分岐する．したがって，AchA との分岐部に生じる脳動脈瘤（aneurysm: AN）の coil 塞栓術においては，同血管を閉塞することなく AN を完全閉塞することが至上命題となる．しかし，デバイスの発展した今日においては，AchA は決して untreatable な血管ではなく，解剖学的特徴を十分に理解することで，安全な塞栓術が可能である．

【 C A S E 　 R E P O R T 】 ①

　43歳男性．左 AchA AN 破裂によるクモ膜下出血（subarachnoid hemorrhage: SAH），Hunt & Kosnik（H&K）grade 2，スパズム期の来院．

現病歴

　某年9月7日22時に仕事から帰宅．シャワーを浴びていた際に突然の後頭部痛および嘔気を自覚．頭痛の改善がないため，9月11日に近医を受診．鎮痛薬の処方を受けて帰宅．その後も頭痛が改善せず，9月21日に当院初診．

I．術前検査

　CT：左シルビウス裂に淡い SAH を確認．
　MRI：左 AchA AN を確認した．動脈瘤周辺の左内頚動脈（internal carotid artery: ICA）に狭窄所見を認め，脳血管攣縮を合併していると考えられた．

II．治療手技 図1, 2

　AN に対する根治術に加えて，脳血管攣縮に対する治療も可能である血管内治療を選択した．全身麻酔中の低血圧による脳血管攣縮の悪化を避けるため，局所麻酔下に治療を開始した．右大腿動脈に 5F のシースを挿入し，5F シモンズ型カテーテルを使用し，診断造影を

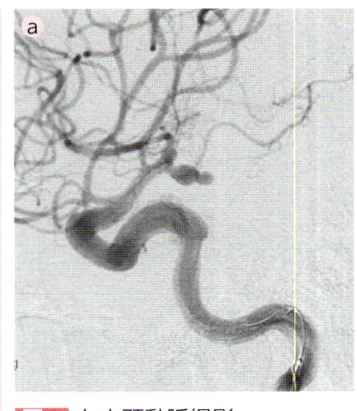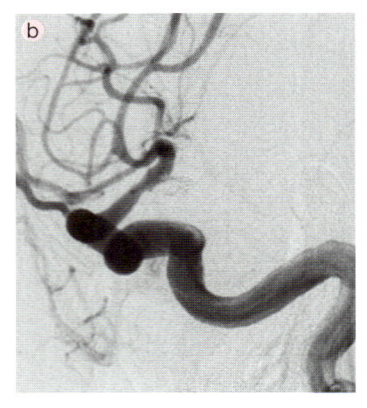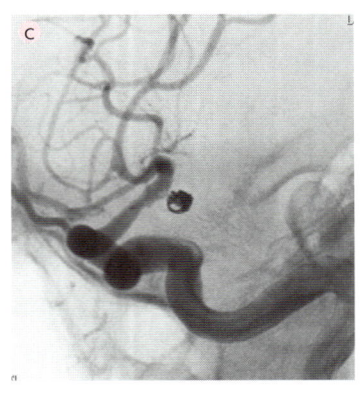

図1 左内頚動脈撮影

a 塞栓術前の血管撮影所見. b 塞栓術直後の血管撮影所見. AchA の描出不良を認める. c coil 塊の形状.

施行した.

■左 ICA 撮影所見　　左 ICA supraclinoid segment に軽度の脳血管攣縮を認めたが, これによる狭窄以遠の造影遅延は認めなかった. 左 AchA との分岐部に後外側向きで 3.8 （長径）×3.7 （短径）×6.3 （高さ） mm, 頚部 2.0 mm の AN を認め, 先端に径 2 mm 程の bleb を伴っていた. 左前大脳動脈, 左中大脳動脈にも軽度の脳血管攣縮を伴っていた.

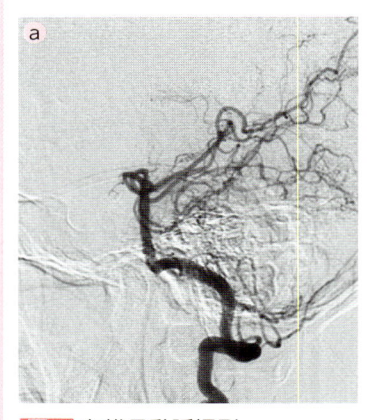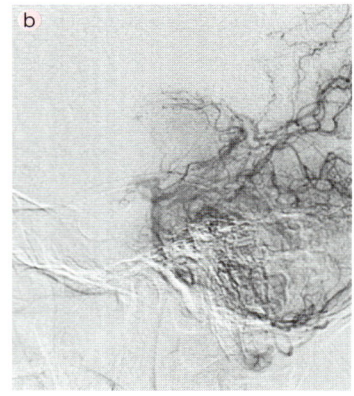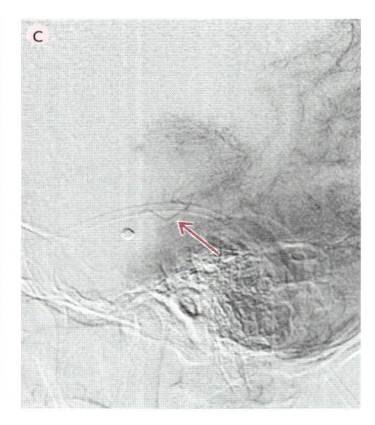

図2 左椎骨動脈撮影

a 左椎骨動脈撮影動脈相. b 晩期動脈相. c 毛細管相. PchA を介して AchA が逆行性に造影される.

　　シースを 6 Fr に交換し, ヘパリン 3000 単位の経静脈的投与を行った. Activating clotting time （ACT） は前値 140, 後値 207 であった. 以後 1 時間毎にヘパリン 1000 単位を追加投与して ACT を維持した. 6F Launcher （straight 型） を左 ICA に誘導した. 脳血管攣縮時期の治療であり, 血栓性合併症を危惧してバルーンは使用しなかった. SL10（J型） を Chikai 10 を用いて AN 内に誘導しようとするが, SL-10 先端のカーブが逆を向いてしまう傾向にあった. SL-10 （straight 型） に変更し, 先端を緩くカーブした形状に steam shape して AN 内へ誘導したが, 深い位置までカテーテル先端が入らなかった. カ

JCOPY 498-32826

テーテル操作に難渋するのは，脳血管攣縮による左 ICA 径の狭小化により，マイクロカテーテルの動きに制限が生じているためと考えられた．マイクロカテーテルの操作性を高めるために，SL10 よりも硬めの Echelon10（45 度）に変更すると，AN 内の至適位置にカテーテル先端が収まった．

以下の coil で AN 塞栓を行った．

① Micrusphere10 cerecyte 3.5 mm×6.6 cm

② ED coil Extrasoft 3 mm×3 cm

③ Deltaplush10 cerecyte 2 mm×1 cm

④ Deltaplush10 cerecyte 2 mm×1 cm

⑤ Deltaplush10 cerecyte 1.5 mm×2 cm

最後の coil を充填した時点で左 AchA の描出が不良となったため，直ちに最終 coil を除去した．coil 除去後，AN 頚部に造影欠損を認め，同部位における血栓形成と考え，オザグレルナトリウム 80 mg，エダラボン 30 mg の経静脈的投与を開始した．続いて，AchA 起始部付近にマイクロカテーテルを誘導し，オザグレルナトリウムの経動脈的投与をゆっくりと行った．しかし，最終的に左 AchA は閉塞に至ってしまった．患者は鎮静下にあるものの，受け答えは可能であり，右上下肢の麻痺は認めなかった．アスピリン 100 mg，クロピドグレル 300 mg，シロスタゾール 200 mg をただちに内服させ，抗血小板薬の緊急飽和を行った．マイクロカテーテルからヘパリン加生食のフラッシュを継続すると左 AchA の再開通が確認できた．ここで，左 ICA 本幹の血流を増やすことで血栓形成の勢いを減弱させることを狙い，脳血管攣縮に対する塩酸ファスジル 30 mg の経動脈的投与を行った．しかしながら，ファスジル投与後の造影において，左 AchA の再閉塞が確認された．ここで，左椎骨動脈撮影を行うと，左 AchA は後脈絡叢動脈（posterior choroidal artery: PchA）を介して逆行性に造影された．側副血行路が発達していること，神経学的に異常所見を認めないことから，治療手技を終了とした．翌日の拡散強調画像では左傍側脳室に小さな高信号が確認されたが，意識清明で運動麻痺は認めなかった．フォローアップの血管撮影では動脈瘤の閉塞のみならず，AchA の再開通が確認できた．

SIDE MEMO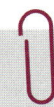

　　AchA AN の塞栓術においては，AchA の温存が必須である．しかし，Kang らの報告によると，88 例（90 個）の AchA AN の塞栓術において，8 例（8.8%）で AchA の閉塞（部分閉塞含む）を合併し，その内 3 例（3.3%）が症候性の閉塞であった[1]．つまり，治療に伴った AchA 閉塞は決して稀な合併症とはいえず，AchA 閉塞が起きた場合の術中対応が患者の転帰に直結する．本症例では，①血管撮影上の側副血行路が存在したこと，②神経学的所見に悪化を認めなかったこと，を根拠として再開通療法を頓挫した．

考察

◼ A．AchA の解剖 図3

　　AchA は ICA 後面，後交通動脈（posterior communicating artery: PcomA）起始部よりやや遠位部から起始する[3]．通常 1 本のことが多いが，2 本存在することもある[3,4]．ICA からの起始部が 1 本でその後分岐する場合や，ICA からの起始部自体がすでに 2 本に分かれている場合もある[3,4]．AchA は走行部位によって，① cisternal segment と② choroidal segment に分類される[3,4]．cisternal segment において，AchA は ICA から分岐後，carotid cistern を後内側に走行し，視索の下を通り大脳脚に分枝を出しつつ外側に展開し，crural cistern を通過して外側膝状体付近で脈絡裂に進入する．Cisternal

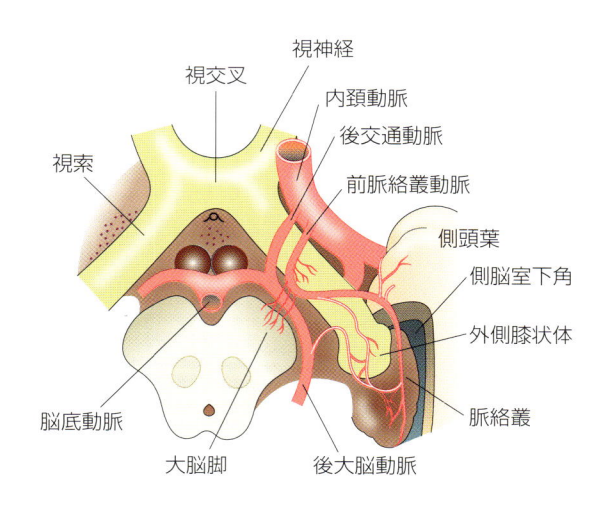

図3 AchA の解剖
AchA は ICA から分岐後，carotid cistern を後内側に走行し，視索の下を通り大脳脚に分枝を出しつつ外側に展開し，crural cistern を通過して外側膝状体付近で脈絡裂に進入する．

segment は 16〜30 mm であり，choroidal segment に至るまでに 5〜15 本の分枝を出す [4]．これらの分枝は，①側頭葉内側（海馬や鉤など）を灌流するもの，②視索，大脳脚，外側膝状体，前有孔質を貫いて内包を灌流するもの，③脈絡叢を灌流するものに分類できる [4]．Choroidal segment は通常下角付近の脈絡叢の灌流のみに関与するが，モンロー孔に至るものも存在する．

B. AchA の血管撮影所見 図4

AchA は ICA 撮影側面像において，S 字状のカーブを示しつつ上方に向かい，レ点状のターンを形成した後に choroidal segment に移行する [5]．上方凸の頂点は uncal point，レ点状のターンは plexal point と呼ばれるが，この位置を十分に越えた位置における AchA の治療的閉塞は可能と考えられる [5]．しかし，時として Choroidal segment から基底核や内包を灌流する穿通枝（capsulothalamic artery）が分岐することがあることには注意を要する [4]．上記血管撮影所見に加えて，plexal point の同定には MRI との fusion image が有用である [6]．AchA が皮質も灌流する場合，通常よりも AchA は太いため，血管撮影上 PcomA と紛らわしいことがある．Fusion image において，後頭葉内側皮質を灌流する分枝の他に，choroidal fissure に進入する分枝が存在することで PcomA と識別可能である [6]．

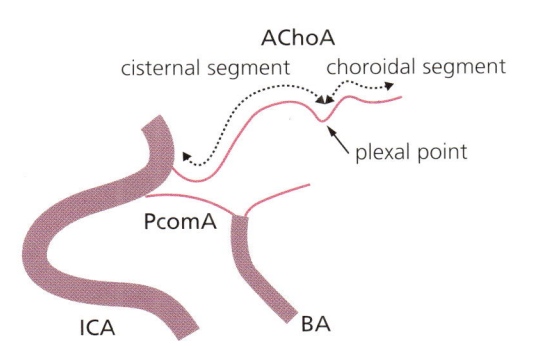

図4 AchA の血管撮影所見（内頚動脈側面像）
AchA は S 字状のカーブを示しつつ上方に向かい，レ点状のターンを形成した後に choroidal segment に移行する．レ点状のターンは plexal point と呼ばれる．

C. AchA の variation と治療的閉塞

発生当初，AchA は後頭葉皮質の灌流に関与する [7]．発生の過程において，この灌流領域は後大脳動脈（posterior cerebral artery: PCA）の P2 以遠が灌流するようになり（distal annexation），AchA 自身は内包，外側膝状体，視床，脈絡叢などを灌流するようになる．distal annexation が不十分な場合，成人においても AchA が大脳皮質の灌流に関与し，hyperplastic anomalies of the AchA，persistent primitive AchA，AchA with a large cortical territory などと呼ばれる [4, 7]．hyperplastic anomalies of the AchoA の灌流領域は PcomA，PCA の灌流領域と相補関係にある．AchA の起始異常に関して，

PcomA から起始する例，PcomA と共通幹を形成する例，PcomA との起始逆転例が報告されている[7, 8]．AchA が閉塞した場合，片麻痺・一側感覚脱失・半盲などの症状を呈する（Abbie or Monakow syndrome）．AchA は PchA と脳室内で両者の choroidal branch が吻合し，側副血行路を形成している[7]．本症例のように，PchA との側副血行路が発達している症例においては，AchA が閉塞しても無症状の場合もある．筆者らは，AchA に生じた紡錘状動脈瘤に対して AchA の近位遮断を行って合併症なく治療した症例を報告している[9]．

KEY POINT

- ☑ AchA は PchA からの側副血行路が発達している場合には，閉塞しても症状を出さないことがある．
- ☑ AchA の塞栓術において，虚血性合併症の早期診断には MEP が有用である可能性がある．

〈参考文献〉

1) Kang HS, Kwon BJ, Kwon OK, et al: Endovascular coil embolization of anterior choroidal artery aneurysms. Clinical article. J Neurosurg. 2009; 111: 963-9

2) Hiraishi T, Fukuda M, Oishi M, et al: Usefulness of motor-evoked potential monitoring during coil embolization of anterior choroidal artery aneurysms: technical reports. Neurol Res. 2011; 33: 360-2.

3) Rhoton AL Jr, Fujii K, Fradd B. Microsurgical anatomy of the anterior choroidal artery. Surg Neurol. 1979; 12: 171-87.

4) Fernandez-Miranda JC, de Oliveira E, Rubino PA, et al. Microvascular anatomy of the medial temporal region: part 1: its application to arteriovenous malformation surgery. Neurosurgery. 2010; 67: ons237-76; discussion ons276.

5) Elkordy A, Endo H, Sato K, et al. Embolization of the choroidal artery in the treatment of cerebral arteriovenous malformations. J Neurosurg. 2017; 126: 1114-22.

6) Aoki Y, Endo H, Niizuma K, et al. [Efficacy of fusion image for the preoperative assessment of anatomical variation of the anterior choroidal artery] . No Shinkei Geka. 2013; 41: 1075-80.

7) 小宮山雅樹．前脈絡叢動脈．詳細版　脳脊髄血管の機能解剖．第 2 版．大阪：メディカ出版．2011; p.229-42.

8) Lasjaunias P, Ter Brugge KG. Intradural arteries, In: Surgical Neuroangiography. Springer-Verlag, 2001; 1: 479-629.

9) Rashad S, Endo H, Sultan AE, et al. Therapeutic clip occlusion of the anterior choroidal artery involved with partially thrombosed fusiform aneurysm: a case report. J Stroke Cerebrovasc Dis. 2015; 24: e227-30.

4 内頚動脈終末部動脈瘤

概論

　内頚動脈終末部動脈瘤は，脳動脈瘤の 1.7～4％を占め [1-4]，若年者に多く [1,5]，小型瘤でも破裂しやすいといわれている [1]．また，破裂の際は脳内血腫を伴うことが多く，破裂後の機能的予後は不良である [1]．動脈瘤頚部より穿通枝が多数起始しており，部位と形状と合わせ，治療には難渋することが多い [1]．その血行力学的負荷と，治療の困難さもあいまって，血管内治療後の再発率は 34％，再治療率が 14％と，他の部位の動脈瘤と比べて高い [4,5]．

　当院では，原則，脳動脈瘤は全例で脳血管撮影検査を行ったうえで，大きさ，形状，頚部の騎乗する位置，穿通枝との関係を吟味した後，治療適応を判断している．内頚動脈終末部動脈瘤は血管内治療を第一選択となることが多いが，血管内治療も一筋縄ではいかないことが多く，adjunctive technique を併用し，合併症なく，塞栓率を高める工夫が必要である．

　以下に 3 症例，提示を行う．

〔 C A S E 　 R E P O R T 〕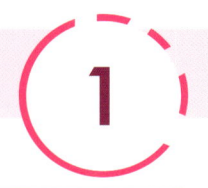

現病歴

　頭痛精査にて施行した MRI で右内頚動脈終末部に動脈瘤を認めた．治療希望あり，血管内治療の方針となった．

I．術前検査

DSA

　右内頚動脈終末部に前上方に突出する，径 5.7×6.9×5.2 mm（neck 3.5×4.5 mm）の囊状動脈瘤を認め，前方に突出する bleb を伴う．

II．治療戦略

　瘤は奥行きあり，頚部も体部と比較し細く，頚部の A1 側への軸ずれもわずかであり，まずは simple technique で塞栓の方針とした．

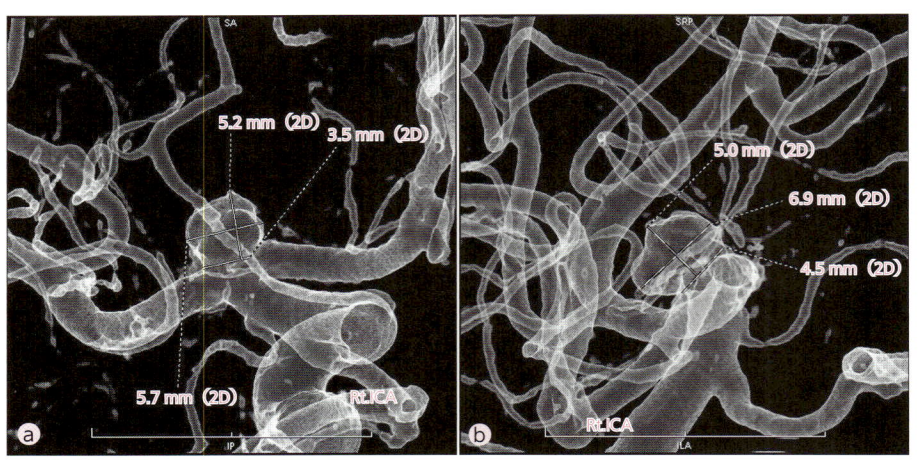

図1 3D-DSA

a b working angle. Neck は A1 側に騎乗し，Body は前方に突出する.

III. 治療

　全身麻酔を導入. 適切な working angle を取るために vertex down として頭部を固定した. ヘパリン投与し，ACT を前値の約 2 倍に延長した. 右大腿動脈に 6Fr long sheath を挿入し，6Fr Fubuki curved を右 ICA cervical segment に留置した.

　Working angle は LAO2/CAU9, LAO91/CAU22 とした. Hyperform 4×7 mm を右 ICA に待機とした. 動脈瘤頚部は右 A1 起始部に騎乗しており，右 ICA と動脈瘤の長軸はクランク状をなしているため，マイクロカテーテルの誘導に難渋した.

　NEURODEO10 に CHIKAI14 を同軸として，先端 90°, S shape, J shape と形状を変えて瘤内に誘導しようと試みるも果たせず，最終的に SL-10 J shape を over the wire に瘤内に留置できた. 広頚かつ球状の動脈瘤であり，以下の coil を選択した.

　① Microsphere10 5 mm×9.7 cm，　② Microsphere10 4 mm×7.5 cm，　③ Microsphere10 4 mm×7.5 cm: 瘤壁全体を覆う良好な frame が形成できた. 次に内部の tight packing を目的に以下の coil を選択した. ④ Deltaplush10 4 mm×4 cm, ⑤ Deltaplush10 3 mm×4 cm, ⑥ Deltaplush10 2.5 mm×4 cm, ⑦ Deltaplush10 2 mm×2 cm, ⑧ Deltaplush10 1.5 mm×2 cm, ⑨ Target Helical ultrasoft 1.5 mm×2 cm. 造影でわずかな neck remnant を認めたが，これ以上の塞栓は穿通枝梗塞のリスクが高いと判断し手技を終了とした. ヘパリンはフルリバースし，穿刺部は用手圧迫で止血した.

JCOPY 498-32826

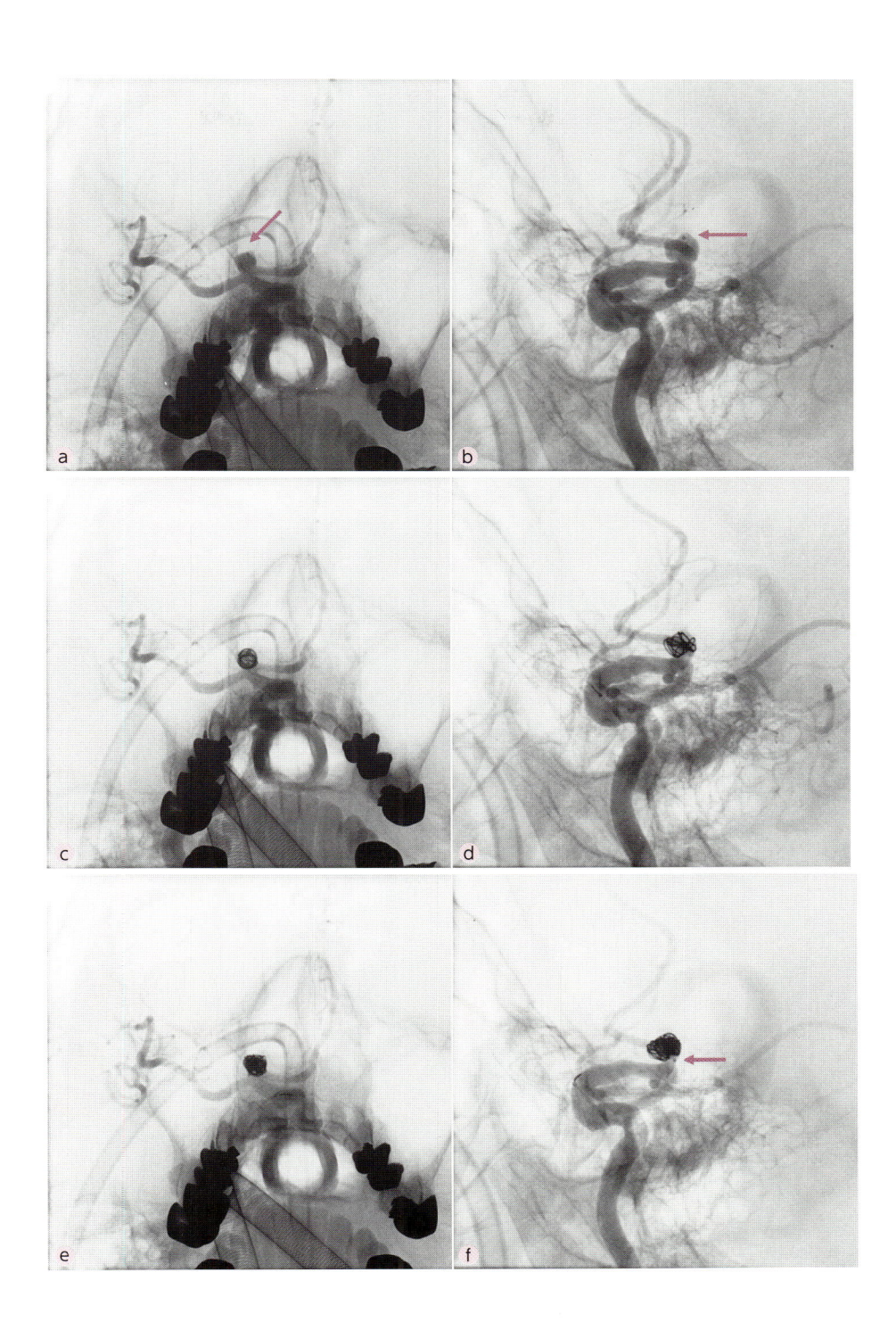

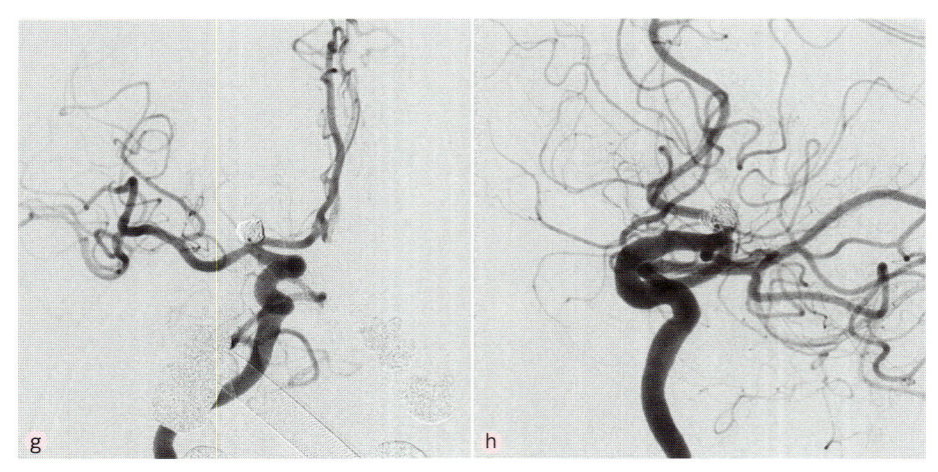

図2 Case 1. 術中画像

ⓐ ⓑ SL-10 J を挿入．誘導は難渋したが，Body の奥に安定した．ⓒ ⓓ framing coil は立方体状の瘤の形状から，Box shape の Microsphere を使用した．良好な frame ができた．ⓔ ⓕ finishing，マイクロカテーテルの形状が'詰め戻る'方向に一致し，simple technique にもかかわらず，良好な塞栓を行うことができた．ⓖ ⓗ 最終像．

𝕊IDE MEMO

　　SL-10 の J shape が非常に有効であった．塞栓初期は瘤頚部後壁を支点とし，塞栓後期は内頚動脈下壁を支点とすることで，マイクロカテーテルが A1 側に流されにくい状況となり，また，瘤の形状が立方体に近く，box shape の Microsphere を使用することで，simple technique でも塞栓率の高い塞栓を行うことができた．

〔 C A S E 　 R E P O R T 〕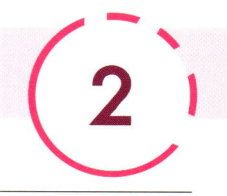

現病歴

　脳ドックで，左内頚動脈終末部に約 7 mm の脳動脈瘤を指摘され当院紹介．治療希望あり，血管内治療の方針となった．

I ．術前検査

DSA

　左内頚動脈終末部に，上方へ突出する径 7.4×6.1×7.2 mm（neck 4.7 mm）で，瘤体部前壁から突出する，径 3.6×4.7 mm の bleb を伴う囊状動脈瘤を認める．動脈瘤頚部は左

JCOPY 498-32826

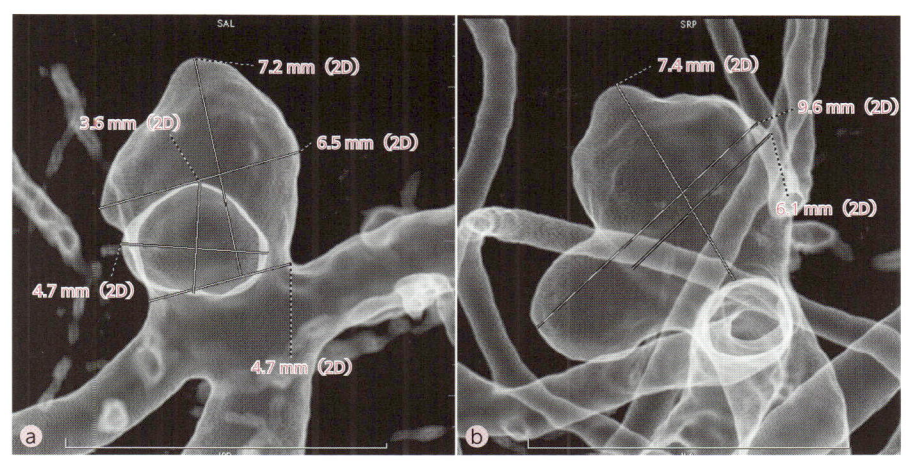

図3 術前 3D-DSA

a b working angle. Neck は A1 側に騎乗し，Body 下部より前方に bleb が突出する.

A1 に騎乗している.

Ⅱ. 治療戦略

　広頸，瘤の前壁に突出する bleb を伴う動脈瘤であり，simple technique での十分な塞栓は困難が予想された．double catheter technique で bleb と体部の塞栓を別々に行い，必要時 balloon neck plasty による塞栓を追加する方針とした.

Ⅲ. 治療

　全身麻酔を導入．ヘパリン投与し，ACT を前値の約2倍に延長した．6Fr Fubuki curved を左 ICA cervical segment に留置した.

　Working angle は LAO 4/CAU 23, LAO 88/CRA 13 とした．まず NEURODEO 10 straight（以降Nとする）を瘤体部に誘導．次いで SL-10 J shape（以降Sとする）を bleb 内に留置した.

　①（N）CASHMERE14 7 mm×17 cm: 瘤体部に frame を形成，瘤壁全体を覆うが良好な frame. ②（S）AXIUM3D 4 mm×10 cm: bleb 内に frame を形成，一部瘤体部にも及んだ．引き続き（S）より bleb の frame 内に以下の coil を充填して tight packing を行った．　③（S）AXIUM3D 3 mm×8 cm，　④（S）AXIUM3D 2.5 mm×4 cm，　⑤（S）AXIUM3D 2 mm×4 cm，SL10 の先端が dome 内に戻り，造影にて bleb が描出されないのを確認．ここで SL-10 を抜去した.

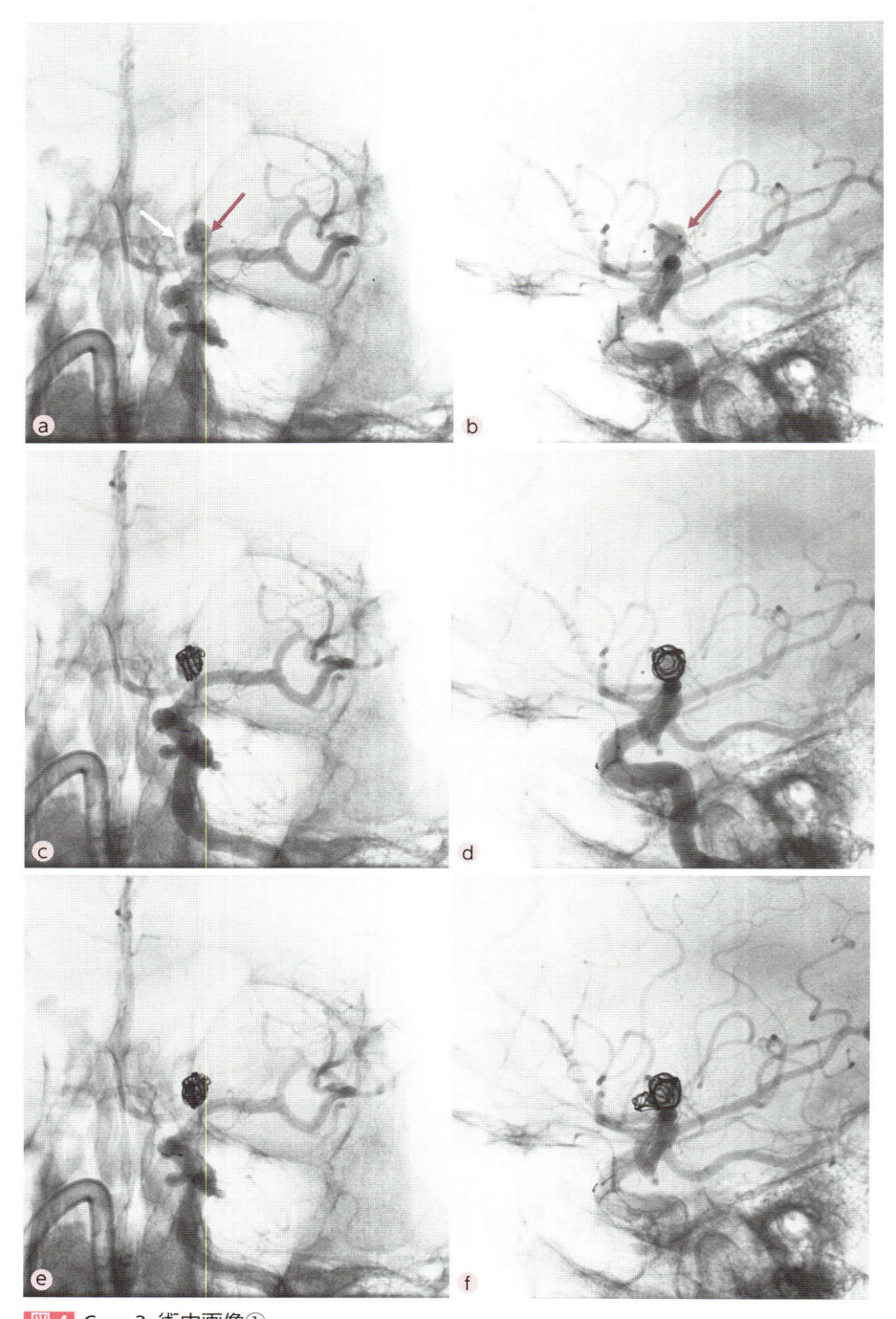

図4 Case 2. 術中画像①

ⓐ ⓑ Body 奥に Neurodeo（赤矢印）を，Bleb に SL-10 J（白矢印）を挿入．ⓒ ⓓ Neurodeo から Cashmere14 で body を framing．ⓔ ⓕ ついで SL-10 から AXIUM 3D で bleb を framing した．

JCOPY 498-32826

瘤体部の Neurodeo10 から simple technique で以下の coil を，瘤体部の frame 内に充填した．⑦（N）Cashmere14 5 mm×12 cm，⑧（N）Axium3D 4 mm×10 cm，⑨（N）Axium Helix 3 mm×6 cm．finishing は Hyperform 4 mm×7 mm を 左A1–ICA分岐部に安定させ，balloon neck plasty technique を用いて，⑩（N）Axium Helix 3 mm×6 cm を瘤右外側頚部に充填した．

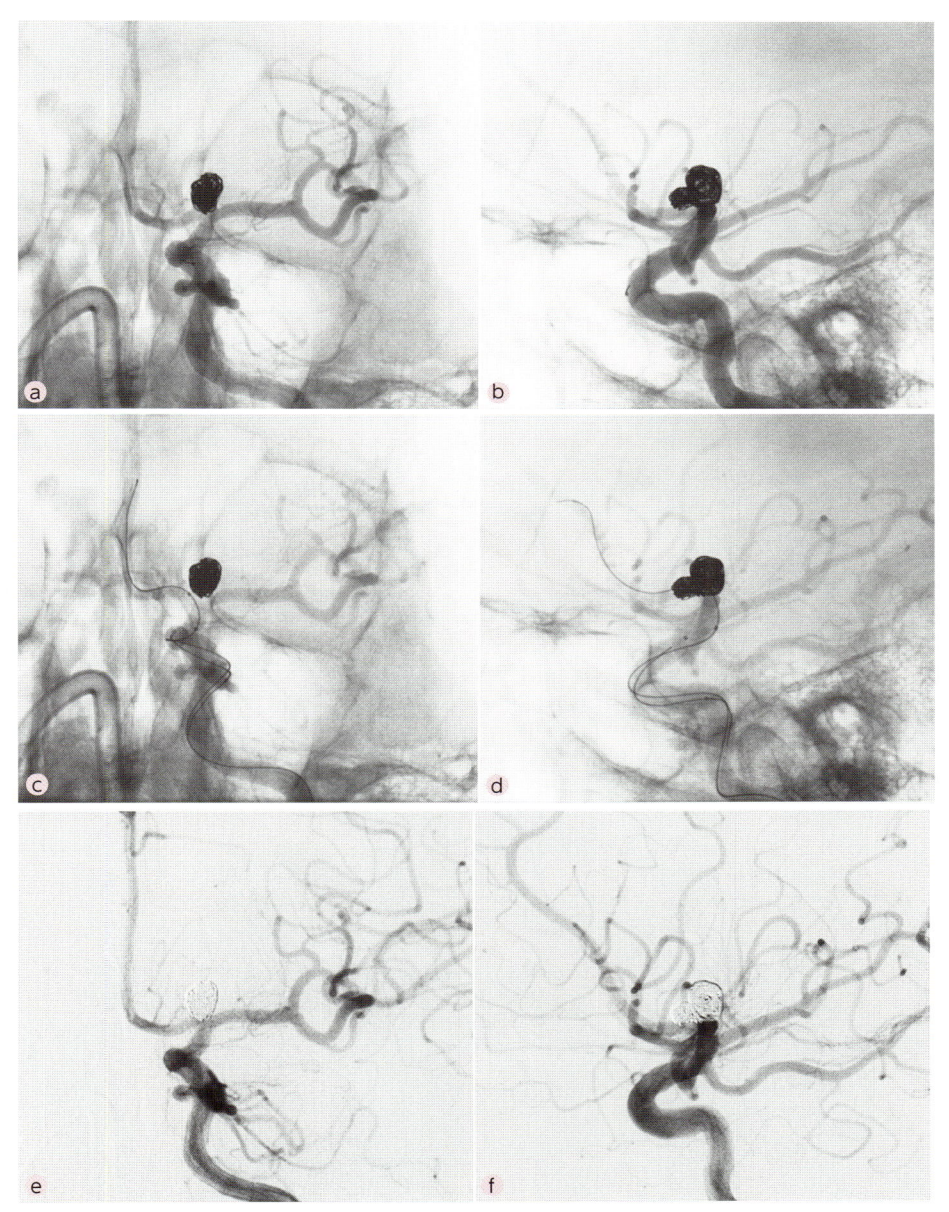

図5 Case 2. 術中画像②

a b SL-10 から詰め戻り，c d balloon を inflation で Neurodeo を押し付けて，A1 側の neck を塞栓した．e f 最終像.

瘤右側面がわずかに造影されるが，瘤全体は良好に塞栓されており，neck remnant で手技を終了とした．ヘパリンはフルリバースし，穿刺部は用手圧迫で止血した．

【CASE REPORT】 3

現病歴

63歳，男性．多発性嚢胞腎により透析導入されている．めまい精査で左内頸動脈終末部動脈瘤を認め，当院紹介となった．

I. 術前検査

DSA

左内頸動脈-前脈絡叢動脈分岐部動脈瘤，左内頸動脈終末部動脈瘤を認めた．前者は最大径 3.7 mm，後者は径 13.3×12.3×8.1 mm（neck 11.2 mm）の大型動脈瘤で，前上方に突出し，neck は左 A1 に騎乗し，かつ親動脈にかみつくような形状であった．

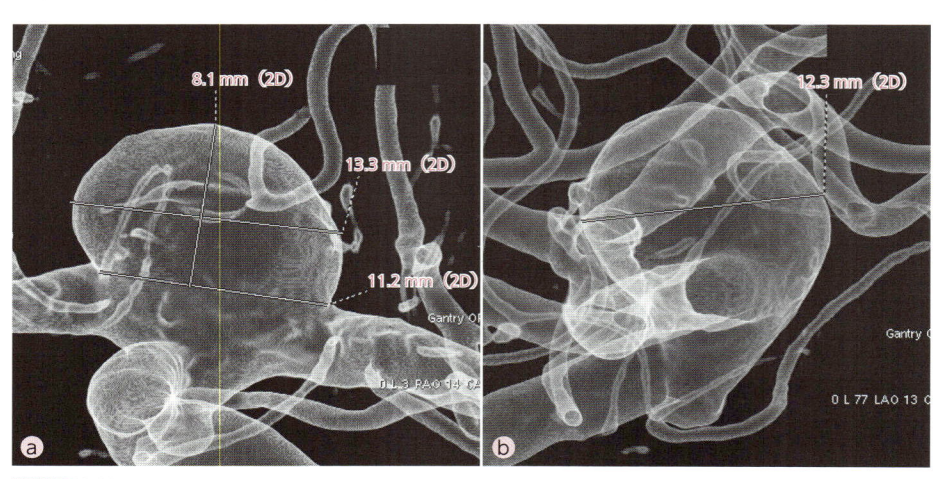

図6 術前 3D-DSA
a b working angle. Neck は broad neck かつ親動脈にかみつく形状であった．

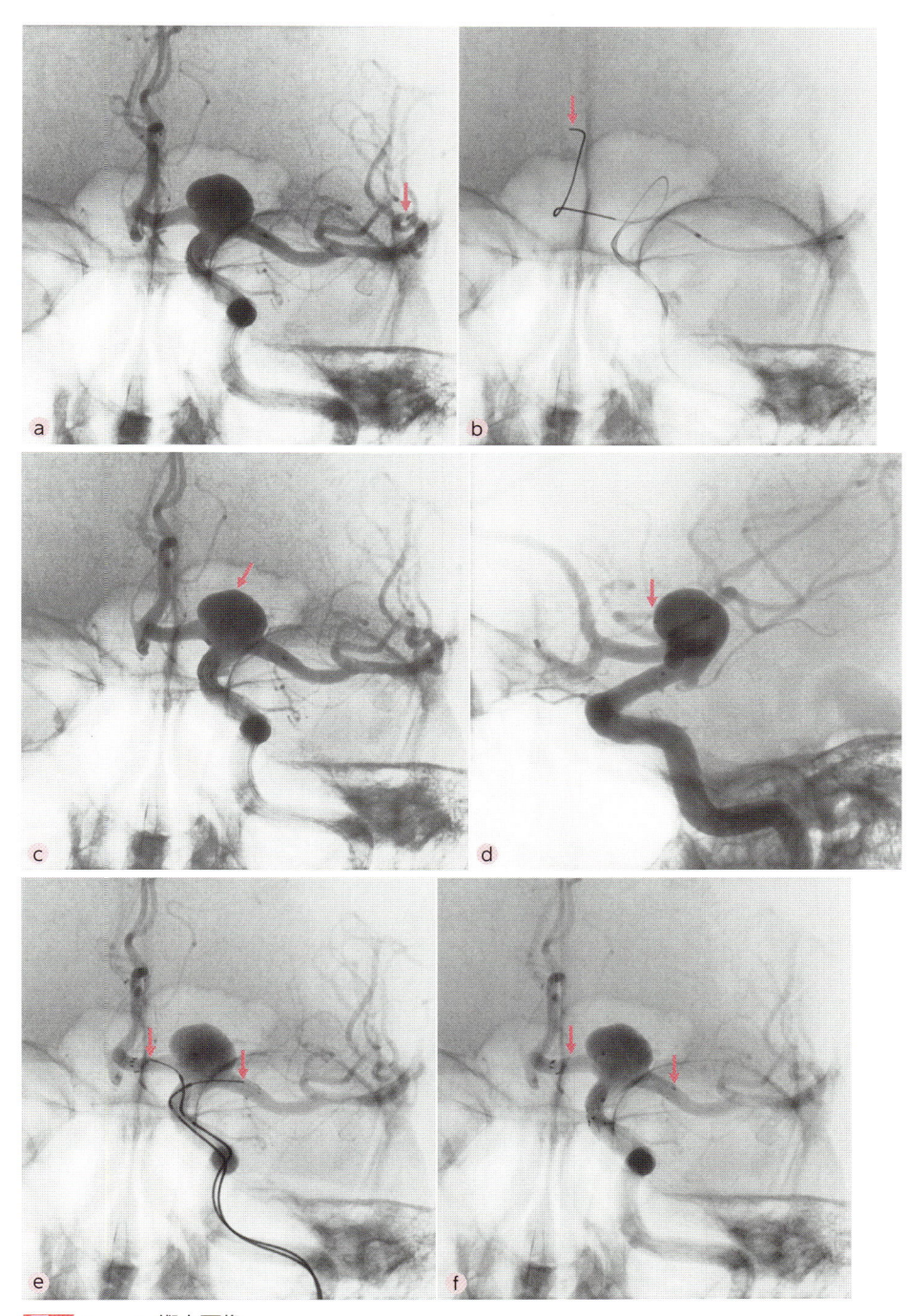

図7 Case 3. 術中画像

ⓐ Enterprise2 を 2 本使用して Y configuration stent を行う．Prowler select plus を左 M1 に誘導（矢印）．ⓑ 左 A1 に Prowler select plus を誘導するのは困難であり，マイクロガイドワイヤーの瘤回しを行って，左 A2 まで Prolwer select plus を誘導した．ⓒ ⓓ 瘤内に SL-10 J を挿入（矢印）．ⓔ ⓕ 両側同時に Enterprise 2 を展開し，Y configuration stent を完成（矢印）．

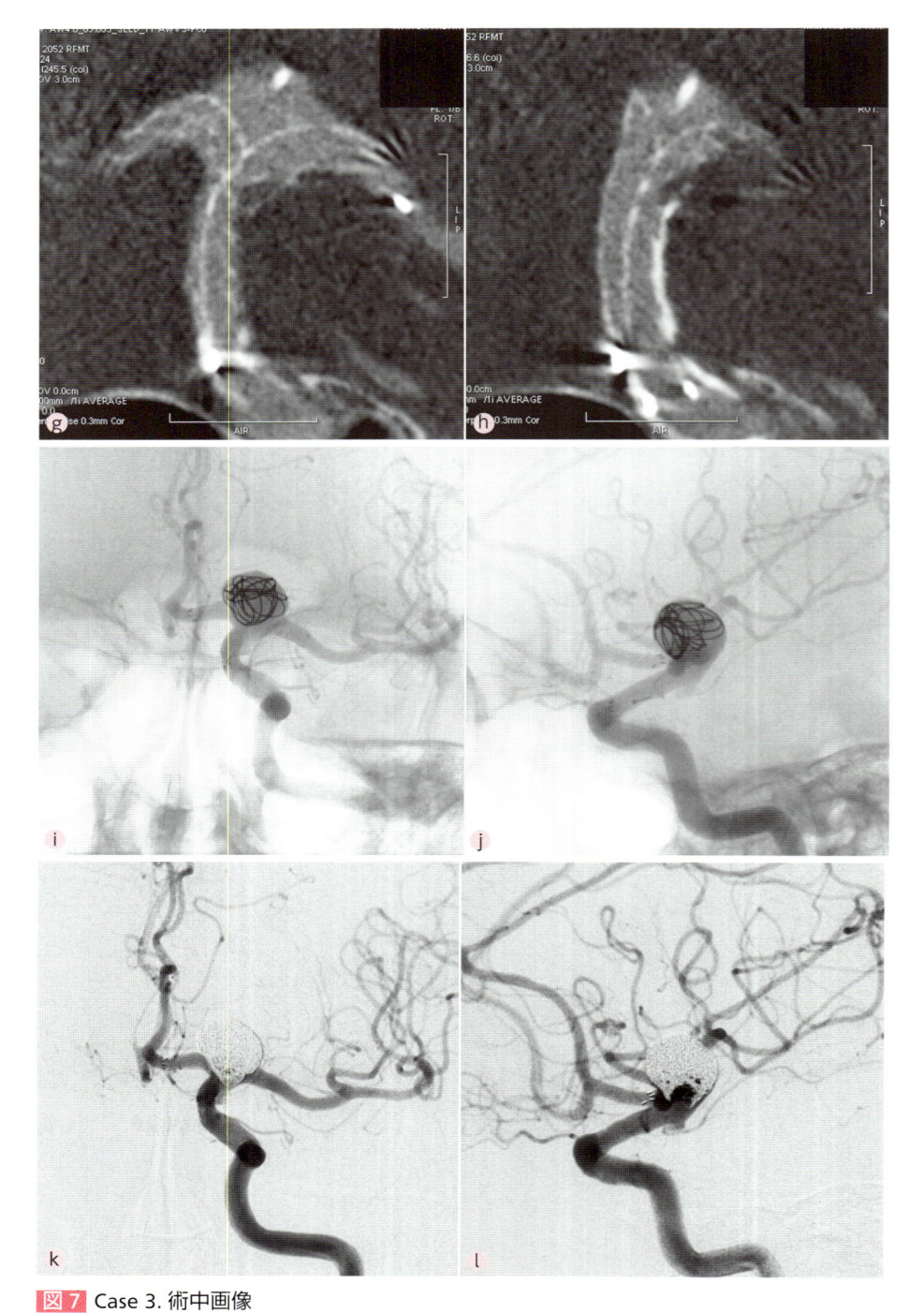

図7 Case 3. 術中画像

g h cone-beam CT で stent の圧着を確認. i j jail とした SL10 から塞栓を開始. k l 最終像.
Y configuration stent では Neck ぎりぎりまでの塞栓が可能となる.

JCOPY 498-32826

II. 治療戦略

　広頸の大型瘤で，しかも瘤が親血管にかみつくような形状であり，kissing Y stent technique（Configurotion stent）を用いて，塞栓を行う方針とした．

III. 治療

　腎不全のため，局所麻酔下に手技を行う．ヘパリン投与し，ACT を前値の約 2 倍に延長した．右大腿動脈から 6Fr dilator 付き Fubuki を左 ICA cervical segment に留置した．

　Working angle は LAO 3/CRA 2, LAO 76/CRA 14 とした．ステント留置用に左 M1 へ Prowler select plus を誘導，さらに左 A1 に Prowler select plus を誘導しようと試みたが，ICA から A1 の選択が困難であり，瘤回しに Marathon で左 A1 を選択した後，CHIKAI14 300 cm を用いて，SL-10 に exchange し，さらに Prowler select plus の先端を強めに steam shape し，exchange して左 A1 を選択した．最後に瘤内に SL-10 J shape を誘導した．

　左 A1-ICA から Enterprise2 4.0×30 mm，左 M1-ICA は Enterprise 4.5×28 mm を使用し，内頸動脈終末部までステント近位端を合わせて双方を展開，さらに ICA 内で 2 本のステントを同時に展開し，Kissing Y stent とした．cone-beam CT でステントが血管壁に圧着されていることを確認した．

　引き続き，瘤内塞栓を施行した．Jailing technique とした SL-10 から① Cashmere14 12 mm×30 cm，② Cashmere14 12 mm×30 cm で framing し，さらに③ Axium 3D 12 mm×40 cm，④ Axium Helix 12 mm×30 cm で frame を裏打ちさせた．⑤ Cashmere14 10 mm×25 cm，⑥ Cashmere14 10 mm×25 cm，⑦ Galaxy Complex Fill 9 mm×25 cm，⑧ Galaxy Complex Fill 9 mm×25 cm，⑨ Galaxy Complex Fill 7 mm×21cm，⑩ Galaxy Complex Fill 6 mm×15 cm，⑪ Galaxy Complex Fill 5 mm×15 cm，⑫ Galaxy Complex Fill 5 mm×10 cm，⑬ Galaxy Complex Xtrasoft 4 mm×6 cm で SL-10 が瘤外に逸脱した．瘤頸部近傍にわずかな body filling を認めるが，以上で手技を終了とした．ヘパリンはフルリバースし，穿刺部は Perclose で止血した．

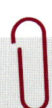

SIDE MEMO

　親血管にかみつくような形状かつ，広頸の動脈瘤であり，ステント支援下（Kissing Y stent）の塞栓を行った．ステント展開時のコツは，ステントが合わさる瘤頸部中央からステント近位端にかけて，同時に展開することで，ステント内腔の不均衡が少なく，血管壁への圧着も良好となる．

考察

　内頚動脈終末部動脈瘤は，約半数が A1 側に頚部が騎乗しており，内頚動脈の軸からみて，クランク型の配置をとっていることが多い [5-6]．その際，内頚動脈が後外側に寝ていることが多いため，マイクロカテーテルが中大脳動脈に流されやすく，広頚瘤が多いことも合わせ，adjunctive technique を併用しない塞栓は困難なことが多い．

　Case Report 1 は simple technique で塞栓し得たが，術前の予想と異なり，マイクロカテーテルの誘導に難渋した．瘤の形状の合わせ，box shape の Microsphere で強固な frame を作成し，SL 10 の形状とあわせ，良好な塞栓を行うことができた．SL-10 J shape を瘤内に誘導した際に，瘤頚部後壁を支えとしてマイクロカテーテル先端は瘤体部前方を指向するようにした 図2ⓑ．瘤頚部の A1 側への偏位も著しいものではなく，塞栓の終盤までマイクロカテーテルが A1 側に流れることなく，さらに内頚動脈分岐部の後壁が支えとなり，安定した塞栓を行うことができた 図2ⓔⓕ．親血管に対して，クランク型の形状を取る動脈瘤では，マイクロカテーテルの留置に難渋することが多いが，安定した塞栓を継続できる形状を，術前によく検討することが重要である．

　Case Report 2 は double catheter で可及的に塞栓を行った後，balloon assist technique を併用して塞栓した．Bleb 側から詰め戻り，さらに body 側から塞栓を行ったが，A1 側の neck が残存するため，balloon を併用し，何とか A1 側 neck を閉塞できた．Case Report 1 のように simple technique で塞栓しきるのが理想ではあるが，内頚動脈終末部動脈瘤ではやはり，adjunctive technique を併用しないと，不十分な塞栓から再発をきたすことが多い [4]．

　Case Report 3 は kissing Y stent technique を用いて塞栓を行った．Kissing Y stent は良好な neck caverage が得られるので，本症例のように，広頚かつ親血管にかぶりついた形状の動脈瘤であっても，neck ぎりぎりまでの塞栓が可能となる．ただし，ICA でステントを同時に展開するため，息の合った血管内治療医が 2 名必要となる．また complex stent では，血栓症リスクが高いという問題点があり，crossing Y stent では 20% において血栓症をきたしたとの報告もある [7]．当院では予定症例は 4 日前からバイアスピリン®とクロピドグレルの併用を行い，半年間 DAPT を継続し，フォローの DSA で問題がなければクロピドグレル単剤としている．現在のところ，遅発性の虚血性合併症は認めていない．

　内頚動脈終末部動脈瘤は，その穿通枝との位置関係から clipping の合併症率が高く血管内治療を行わざるをえない場合も多い [1, 3]．単純な terminal type の動脈瘤でないことが多く，塞栓率を高めるには，adjunctive technique を必要とする場合が多いが，adjunctive technique の併用による合併症は極力回避しなければならない．

JCOPY 498-32826

KEY POINT

- ☑ 純粋な teminal type でないことが多いことを認識する.
- ☑ 塞栓の終盤まで耐えうる,マイクロカテーテルの形状を検討する.
- ☑ Kissing Y stent を行うことで,neck ぎりぎりまでの塞栓が可能であるが,その適応は慎重であるべき.

〈参考文献〉

1) Lehecka M, Dashti R, Romani R, et al. Microsurgical management of internal carotid artery bifurcation aneurysms. Surg Neurol. 2009; 71: 649-67.

2) Shigematsu T, Fujinaka T, Yoshimine T, et al. Endovascular therapy for asymptomatic unruptured intracranial aneurysms: JR-NET and JR-NET2 Findings. Stroke. 2013; 44: 2735-42.

3) O shi H, Yamamoto M, Nonaka S, et al. Endovascular therapy of internal carotid artery bifurcation aneurysms. J NeuroIntervent Surg. 2013; 5: 400-4.

4) Morales-Valero SF, Brinjikji W, Murad MH, et al. Endovascular treatment of internal carotid artery bifurcation aneurysms: A single-center experience and a systematic review and meta-analysis. AJNR. 2014; 35: 1948-53.

5) van Rooij WJ, Sluzewski M, Beute GN. Internal carotid bifurcation aneurysms: frequency, angiographic anatomy and results of coiling in 50 aneurysms. Neuroradio. 2008; 50: 583-87.

6) Lee WJ, Cho YD, Kang HS, et al. Endovascular coil embolization in internal carotid artery bifurcation aneurysms. Clin Radiol. 2014. 69; e273-9.

7) Ko JK, Han HI, Cho WH, et al. Crossing Y-stent technique with dual open-cell stents for coiling of wide-necked bifurcation aneurysms. Clin Neurol Neurosurg. 2015; 132: 54-60.

5 前交通動脈瘤

　前交通動脈瘤（anterior communicating aneurysms: Acom AN）は UCAS Japan のデータでは未破裂瘤の 15％を占め，年間破裂率は 3～4 mm のもので 0.9％，5～6 mm で 0.8％，7～9 mm で 2％，10～24 mm で 5％，25 mm 以上で 40％程度とされている[1]．他部位の瘤に比べて破裂リスクが高いことが報告されている．小型瘤の破裂に遭遇することも少なくなく，親血管も含めて複雑な血管構築を呈するため，その治療には困難を伴う場合も多い．シンプルな塞栓術が治療の主体であった時代の BRAT の報告においては，clipping に割り付けられた症例はすべて clipping が遂行されたが，coiling に割り付けられた症例の 36％は clipping にクロスオーバーしている[2,3]．5 mm 未満の小型瘤や dome/neck 比 2 未満の瘤に対する coiling がクロスオーバーに至っていた．近年も小型瘤に対する血管内治療はやはり術中破裂のリスクが危惧されるが，broad neck の瘤に対してはバルーンカテーテルやステントを用いた adjunctive technique の発達により，その適応は拡大している．

　多くは 8 Fr のガイディングカテーテルまたは 6 F ガイディングシースに 6 Fr ディスタールアクセスカテーテルを組み合わせてサポートを高めた状態で，2 本のマイクロカテーテルを使用できるセットアップなどで治療を行う．A1 径の左右差や Acom の発達の程度はアプローチサイドや対側に造影用カテーテルを準備するかの判断に必要であり，neck の広さと A1～Acom～A2 との関係，A1 と AN の軸ずれの有無は治療の難易度に大きく影響する．術前の画像診断と戦略の組み立てが非常に重要であり，想定どおりに進まない場合に備えて複数の戦略を事前に用意しておくとよい．

〔 C A S E 　 R E P O R T 〕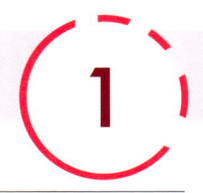

現病歴

　79 歳，女性．カラオケ中に突然の頭痛と嘔吐をきたして救急搬送された．Japan Coma Scale（JCS）20，Hunt & Kosnik（H&K）Grade 3，半球間裂にも厚みのある Fisher Group 3 のクモ膜下出血の診断．精査の結果より Acom AN が出血源と判断し，day 1 に全身麻酔下に coil 塞栓術を施行した．

I. 術前検査

DSA

　Lt. A1 側の Acom に径 5.1×3.0×2.9 mm，neck 3.0 mm の囊状動脈瘤を認め，先端に bleb を伴っていた 図1 ．dome/neck 比は 1 で非常に broad である．右総頸動脈用手圧迫による Matas test で Acom を介した良好な cross flow を認めた．

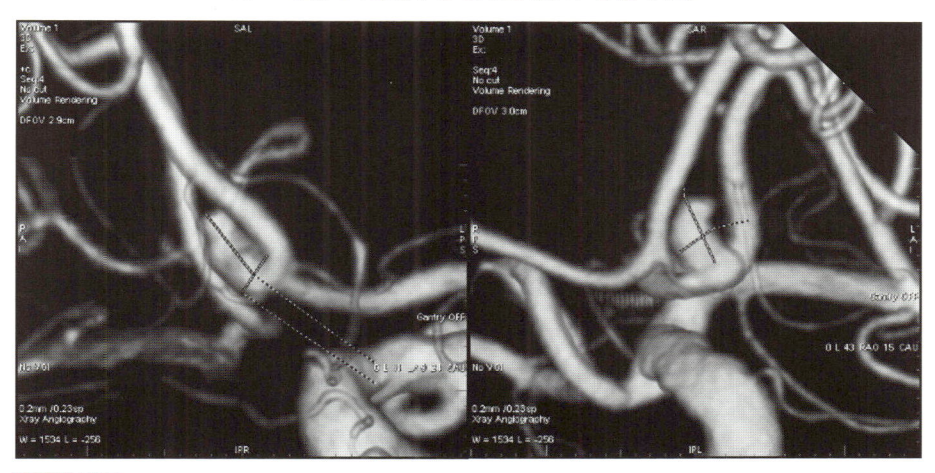

図1 術前 3DRA

II. 治療

　FUBUKI Dilator Kit 6Fr を Lt. CCA に留置し，先端を 45 度に steam-shape した Cerulean DD6 を ICA cervical segment に留置した．working angle は neck を Lt. A1-A2 junction から分離する view，瘤全体の広がりを確認できる view とした 図2ⓐ ．

　balloon neck remodeling technique を併用しての塞栓を意図して HyperForm 4 mm ×7 cm を Lt. A1-A2 junction に誘導した．瘤内には SL-10 を S 字状に shaping したものを NEUROUTE 14 を用いて over the wire に誘導した．simple technique で Axium Prime 3D 4 mm×6 cm を用いて瘤全体に広がるフレームを形成することができ，以後は適宜バルーンを膨らませた状態で柔らかめの coil を侚用して計 10 本 27 cm の塞栓にて complete obliteration を得て合併症なく手術を終了した．術後の経過は良好で mRS 0 に回復して直接自宅退院に至った．

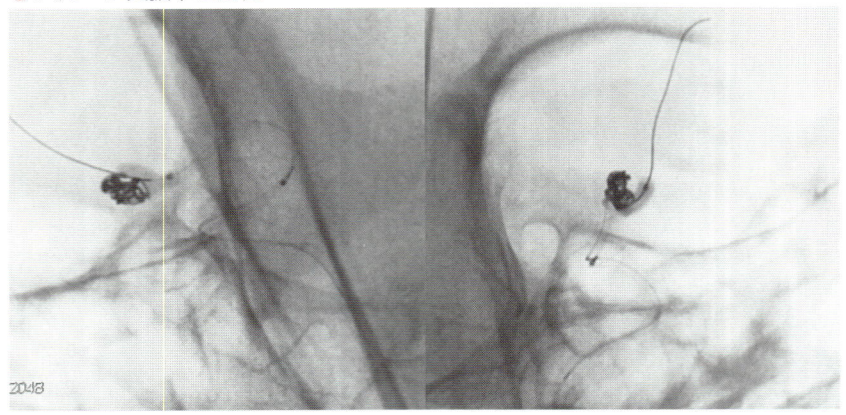

b 塞栓終了後

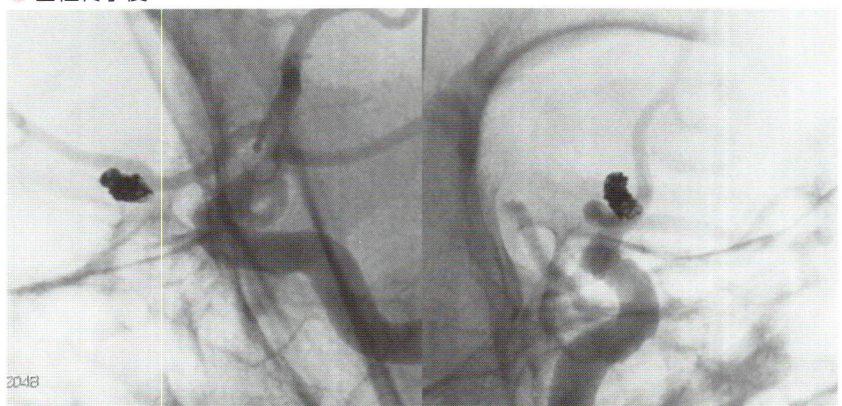

c 塞栓終了後

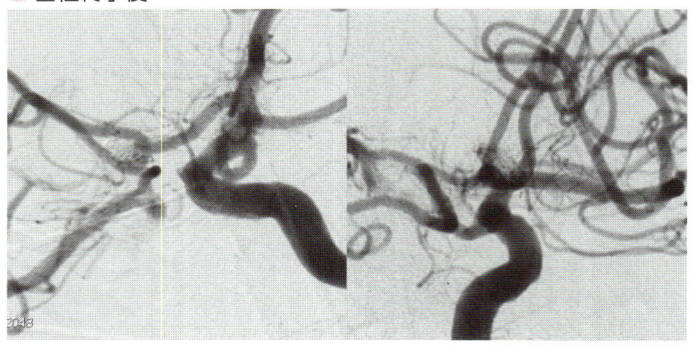

図2 Case 1. 術中 DSA

　Broad neck の破裂瘤に対して ipsilateral に balloon catheter を誘導して良好な塞栓を得られた1例である．血管構築と瘤の関係次第でバルーンやステントを contralateral に用いたり，複数本を kissing または crossing に用いる選択もありうる（**図3**参照）．

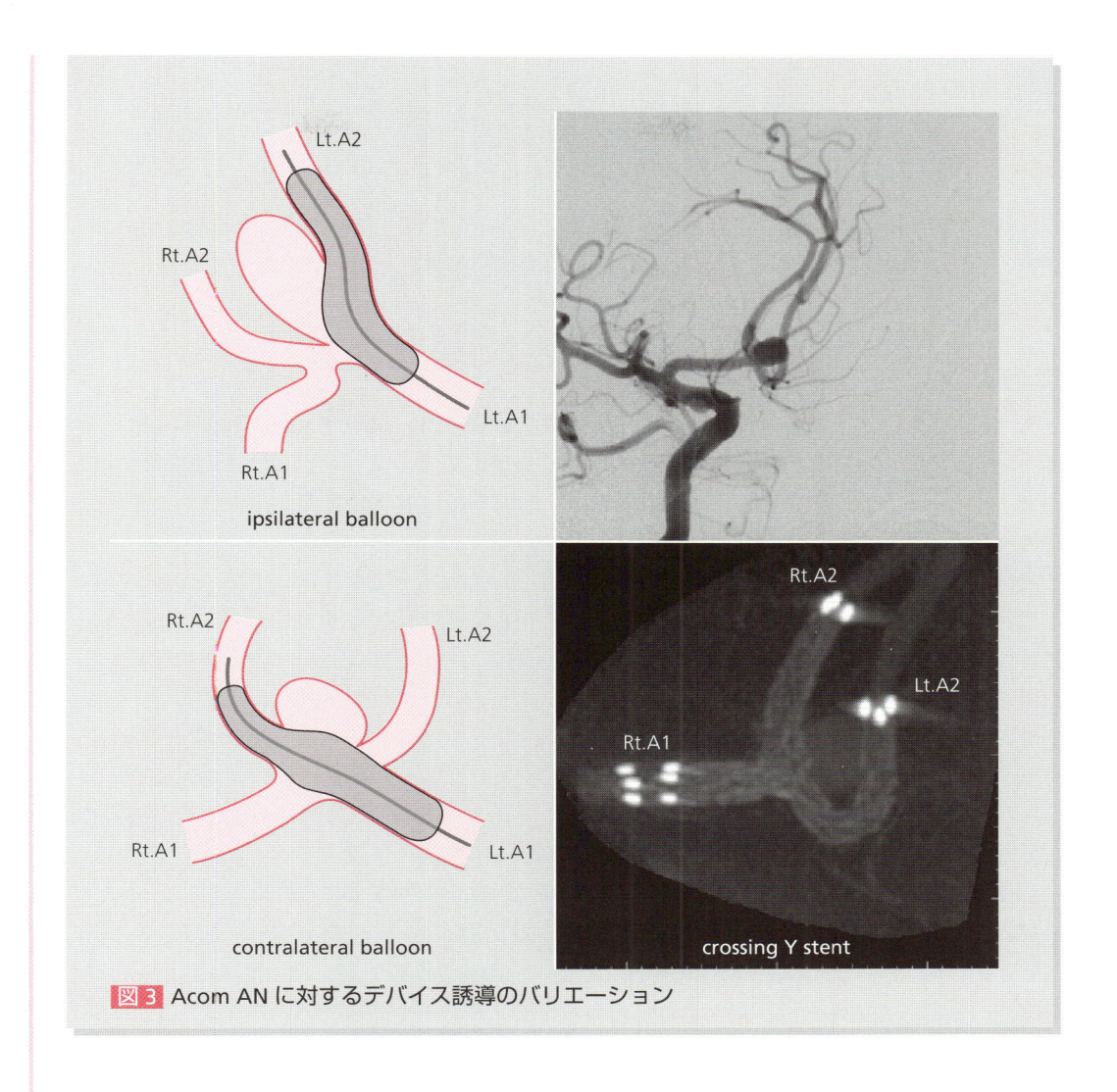

図3 Acom AN に対するデバイス誘導のバリエーション

【CASE REPORT】②

現病歴

　59歳, 男性. 頭痛が出現して数日後に嘔気もみられ, 胃腸炎として近医に入院した. 頭痛が持続するため頭部 MRI を施行してクモ膜下出血の診断に至り day15 に当院転送となった. JCS 0, 神経脱落症状なし, H&K Grade 2, 一部の円蓋部脳溝に FLAIR high を認めた. DSA を行い Acom AN が出血源と判断し, 同日局所麻酔下に coil 塞栓術を施行した.

Ⅰ．術前検査

DSA

　A1 は左が優位側で両側の A2 を灌流している．Acom に右下向きに突出する瘤を認めた．長軸方向に 4.3×4.0 mm＋4.3×3.3 mm の 2 つの成分が連なった形状をなしており，neck は 3.3 mm であった．Rt. A1 は低形成．明らかな spasm は認めなかった．

Ⅱ．治療

　6Fr FUBUKI を Lt. ICA cervical segment に留置した．Working angle は neck を Acom complex から分離しつつ瘤全体の広がりを確認できる view と，もう一方はそれに直交する view とした 図4．術中破裂や neck remodeling に備えてバルーンカテーテルは体外待機とした．

　先端を S 字状に shaping した SL-10 を NEUROUTE14 を用いて over the wire に瘤内に誘導した．simple technique で BARRICADE COMPLEX FINISHING 4 mm×6 cm 続けて 3.5 mm×6 cm を先端成分に充填した．3 本目の 3 mm×4 cm の coil を塞栓している際に瘤外への逸脱を認めたが extravasation はなく，そのまま手前の成分にフレームを形成し，計 9 本 34 cm の塞栓にて complete obliteration を得られた．この時点で neck 付近の coil はやや Acom へ突出していて血栓付着あり．徐々に血栓の増大傾向みられたためヘパリン 1000 単位を追加静注しつつバルーンをそれぞれの A2 へ誘導して血栓の破砕を試みたものの効果は不十分であった．オザグレルナトリウムの静脈内点滴を追加し，血栓は一時縮小したものの，その後再増大あり．破裂瘤ではあったがすでに急性期を脱しており，経鼻胃管よりアスピリン 200 mg，クロピドグレル 300 mg，シロスタゾール 100 mg を投与し，Rt. A2 から Lt. A1 へ Neuroform Atlas を展開留置して Acom へ膨らんだ coil 塊を瘤内へと押さえ込んだ．coil に付着した血栓は残存したものの増大はみられず，手術を終了した．術後 48 時間のヘパリン持続投与を行いつつアスピリンとクロピドグレルを継続とした．両側 ACA に散在性の梗塞を認めたが症候の出現はなく，術 13 日後に mRS 0 の状態で自宅退院に至った．

SIDE MEMO

　破裂慢性期の瘤に対して治療を行い，血栓症に見舞われた症例である．未破裂例であれば血栓溶解薬局所動注も選択肢となるが，ISAT の報告では破裂瘤 5 例に対する同手技はすべて術中破裂を招いて最終転帰は死亡であったとされる．術中血栓症に対する当院の対応法が詰め込まれた症例であった．

JCOPY 498-32826

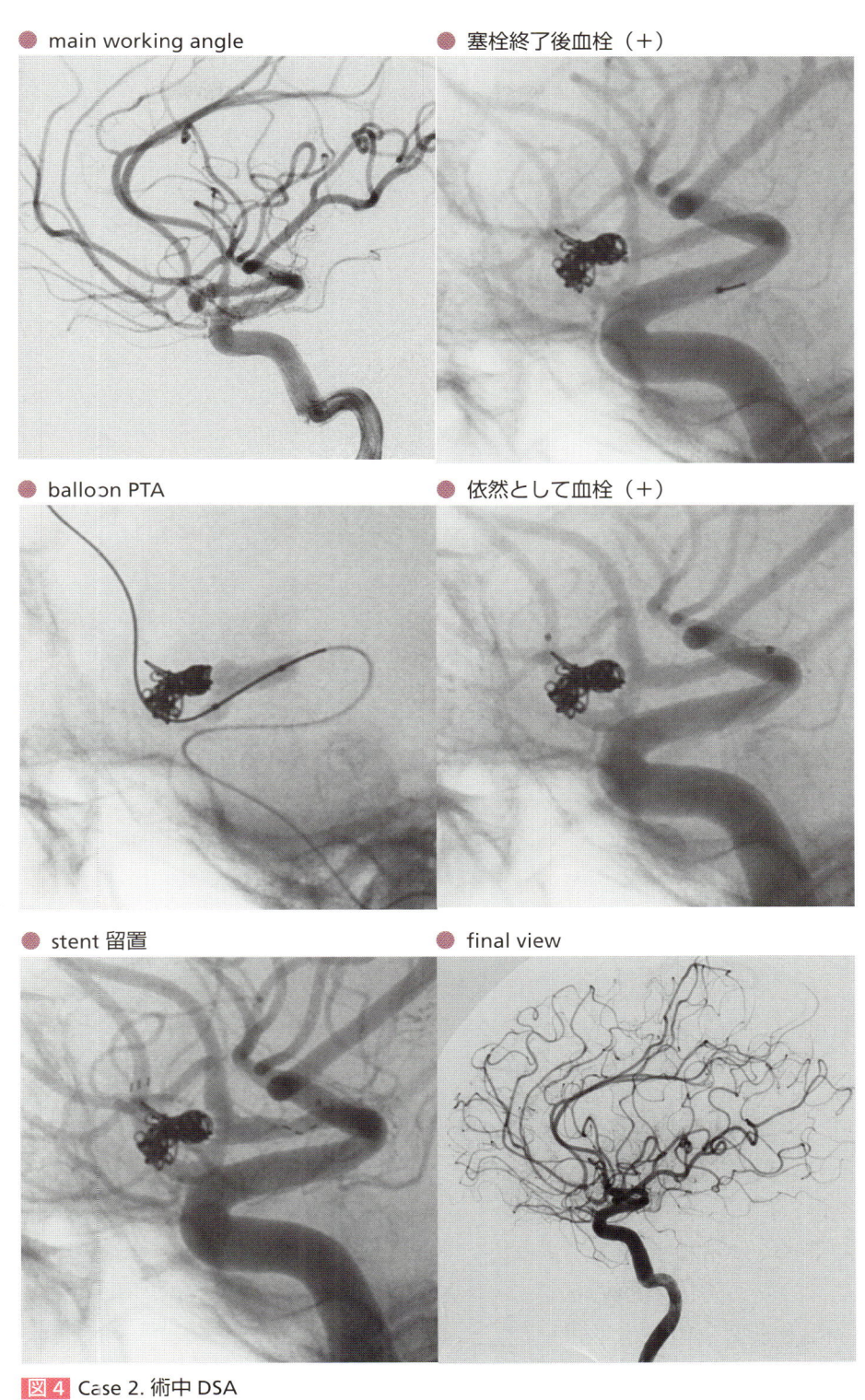

図4 Case 2. 術中 DSA

考察

　Acom AN は小型でも破裂リスクが高いため未破裂例への治療を積極的に検討する必要があり，破裂例に対する治療の機会も日常的に遭遇する．複雑な血管構築部に発生するために治療は単純容易ではないことも多いが，進化し続けるデバイスと技術を活かして血管内治療の適応は拡大を続けている．

　先に示したとおり simple technique 時代の BRAT においては coiling 群から clipping 群へのクロスオーバーが 36％もあった[2, 3]．主な原因として small size（＜5 mm）と broad neck（dome/neck 比＜2）が挙げられている．実臨床に即して coiling に不向きな病変に対して無理をせずに clipping に移行した結果，周術期合併症や再治療率に有意差はみられていない．post-BRAT として Acom AN に対するその後の治療変遷についての報告もなされており，wide neck 病変に対する治療機会，バルーンやステント手技を用いた治療機会がそれぞれ有意に増加していることが示されている[4]．メタ解析による報告では，術中破裂率は 4％，6 カ月後の complete または near-complete obliteration 85％，再治療率 7％，手術手技に伴う永続的合併症 6％，死亡率 3％であり，いずれも未破裂例と破裂例による有意な差はなかった[5]．BRAT の症例では，瘤のサイズや発育方向によって再治療率に差はなかったと報告されている．Acom AN に対する解剖学的特性の解析を試みた報告はその他にも多数あるが，その血管構築の複雑さゆえに，血管内治療手技を体系的に法則付けたりするほどのデータは現時点ではないようである．次々と改良開発されるデバイスを含めて各施設で個々の症例ごとに最適と考えられる治療法を試み，その経験を共有してデータを蓄積していく必要がある．

　当院で 2016〜2017 年の 2 年間に初回治療を施行した連続 54 症例 55 瘤のデータを提示する．破裂瘤 26 例 47％，dome/neck 比 2 未満のもの 70％以上，治療法は simple technique 74.5％，balloon assist 14.5％，stent assist 11.0％であった．破裂瘤が半数近くを占めており，broad neck の瘤への治療機会が多いことがわかる．一方で，バルーンやステントの併用はそれぞれ 10％前半に留まっており，70％以上は simple technique で治療を行っていた．coil の巻き方を修正しながら neck を逸脱しない範囲で強固なフレームを作成することが非常に重要で，その後は柔らかい coil を無理なく内部に充填している．サポート性を高めるために 6Fr ガイディングカテーテルと 4.2Fr ディスタールアクセスカテーテルを組み合わせて治療を開始した症例もあれば，6 Fr ガイディングシース内に上記 2 本のカテーテルを通してマイクロカテーテル操作をしている症例もあった．マイクロカテーテルは優位側 A1 から瘤へ素直に誘導できそうなものは 45 度やストレート形状を用い，誘導軸にずれがある場合は S 字状のものを用いていることが多かった．バルーンは profile が小さく super-compliant type である HyperForm を利用する頻度が多く，1 本のバルーンカテーテルを ipsilateral または contralateral に使用していた．ステントも同様であるが，両側 A2 を巻き込むような瘤では kissing X にステント留置した症例が 2 例あった．このシリーズとは別に，最近では crossing Y のステント留置を行った症例もあった **図3**．手術手技に伴う合併症は血栓症による無症候性梗塞が 11％，神経症状を呈する梗塞が 3.6％，術

JCOPY 498-32826

中破裂または瘤以外からの出血がそれぞれ 1.8％で，脳内出血を伴う症例において術後に血腫拡大がみられた例が 1.8％あった．全例 6 カ月以上のフォローを行い，追加治療が必要になったのは 3.6％であった．

　Acom AN に対する血管内治療はときに challenging であり，困難を伴う病変に対して経験と技術を駆使して治療を遂行できた際の達成感は非常に大きいものであり以後の症例への応用にもつながる．一方で，BRAT に示されているとおり，血管内治療に不向きな病変に対しては clipping を選択することが賢明である症例も存在する．幸い当院では，信頼のおける開頭チームと全ての症例について治療法をともに検討し，最適な選択を行える体制が整っている．さまざまな部位に発生する脳動脈瘤の中でも，脳神経外科医として総合的に最良の治療法の選択を行うことが Acom AN 治療の前提かつ最重要ポイントと思われる．

KEY POINT

- ☑ Acom AN は Acom complex の構造の複雑さと neck の広がりを十分に検討して治療戦略を立てる．
- ☑ broad neck の瘤においても，巻き直しや coil の変更を厭わずに強固なフレームを作成することができればシンプルテクニックでの塞栓も十分に可能である．
- ☑ バルーンとくにステント支援の際には最も効率よく neck coverage を得られるようにデバイスの配置や組み合わせを工夫する．
- ☑ 血管内治療に限らずに clipping 術も含めて最良の治療法を検討することが重要である．

〈参考文献〉

1) UCAS Japan Investigators, Morita A, Kirino T, Hashi K, et al. The natural course of unruptured cerebral aneurysms in a Japanese cohort. N Engl J Med. 2012; 366: 2474-82.
2) McDougall CG, Spetzler RF, Zabramski JM, et al. The barrow ruptured aneurysm trial. J Neurosurg. 2012; 116: 135-44.
3) Moon K, Levitt MR, Almefty RO, et al. Treatment of ruptured anterior communicating artery aneurysms: Equipoise in the endovascular era? Neurosurgery. 2015; 77: 566-71.
4) Moon K, Park MS, Albuquerque FC, et al. Changing paradigms in the endovascular management of ruptured anterior communicating artery aneurysms. Neurosurgery. 2017; 81: 581-4.
5) Fang S, Brinjikji W, Murad MH, et al. Endovascular treatment of anterior communicating artery aneurysms: a systemic review and meta-analysis. AJNR Am J Neuroradiol. 2014; 35: 943-7.

6 中大脳動脈瘤

概論

中大脳動脈瘤は，本邦の未破裂脳動脈瘤の 36.2％を占め[1]，破裂瘤ではこれよりも少なくおおよそ 15％程度といわれている[2,3]．一般的に開頭 clippinng 術の適応となることが多く[4,5]，当院でも stent assist が必要な症例は，原則，開頭手術を第一選択としている．純粋に terminal type でなく superior trunk あるいは inferior trunk 側に neck が騎乗している場合も少なからずあり．また不整形かつ広頚であることも多く，血管内治療は容易ではないことが多い．

以下に 2 例，提示を行う．

〔 C A S E   R E P O R T 〕 ①

現病歴

77 歳女性．突然の頭痛，嘔吐が出現し救急搬送された．当院来院時 Japan Coma Scale (JCS) II-10, 神経脱落症状なく，CT で SAH を認め，Hunt&Kosnik（H&K）Grade 3 であった．

I. 術前検査

CT

右 Sylvius 裂優位に，Fisher group 3 の SAH を認めた．

MRA

右中大脳動脈瘤を認める．

DSA

発症翌日に施行した脳血管撮影検査では，右 MCA は trifurcation となっており，inferior trunk と middle trunk の分岐部に，外側下方に突出する，径 5.7×3.3×4.5 mm（neck 3.2 mm）の不整形で，下方にブレブを伴う動脈瘤を認めた 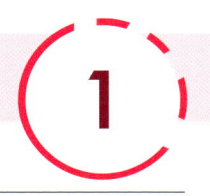．

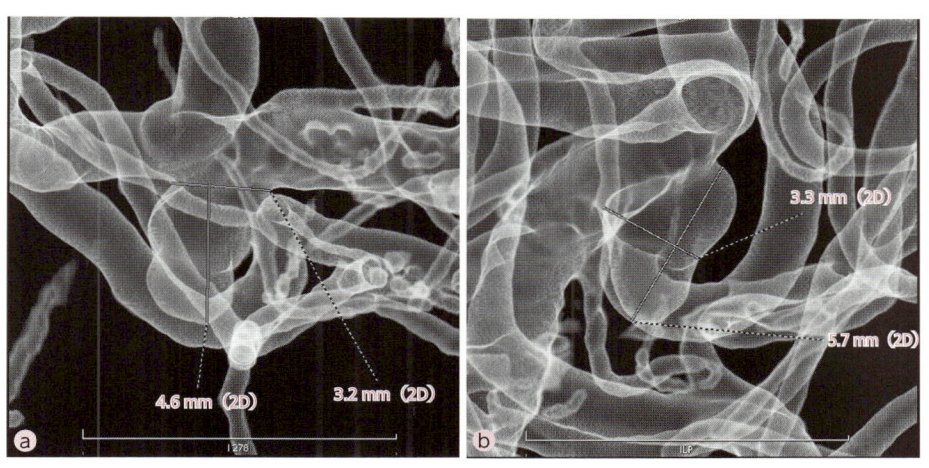

図1 3D-DSA
中大脳動脈瘤は分枝が被ることが多く，適切な working angle を作るのに難渋することが多い．

Ⅱ．治療戦略

　DSA 上，inferior trunk と middle trunk の inferior trunk 側に騎乗している動脈瘤であり，working angle は作成可能であった．マイクロカテーテルの誘導困難が予想され，dome/neck 比は 1.0 と広頚であるが，aspect 比 1.8 と奥行きがあり，マイクロカテーテルを誘導できれば，coil 塞栓可能と考えられた．

Ⅲ．治療手技

　全身麻酔を導入，ヘパリンを投与し，ACT を前値の約 2 倍に延長した．6 Fr dilator 付き Fubuki を右 ICA cervical segment に留置し，サポートを強めるため，さらに 4.2 Fr Fubuki を同軸とした 6 Fr Cerulean を用いて，4.2Fr Fubuki を右 ICA ascending petrous segment まで誘導した．

　Working angle は LAO 18/CAU 4，LAO 115/CAU 4 とした．Working angle 上，動脈瘤の軸と，inferior trunk の曲がりに対応するよう，SL-10 の先端 10 mm を S 字にsteam shape し，NEUROUTE14 にて over the wire に，一度 MCA 分岐部より遠位にSL 10 を進めたのち，NEUROUTE 14 を SL-10 内におさめ，SL-10 を引き戻しつつ瘤内に留置し，simple technique で塞栓を行った **図2 ⓐ〜ⓓ**．

　Target360 soft 4 mm×6cm は over size で coil が安定しないため，size down．①Axium3D 3 mm×4 cm で良好な frame を形成することができ，さらに② Target360 ultrasoft 2.5 mm×4 cm，③ Axium3D 2 mm×2 cm，④ Target360 nano 1.5 mm×3 cm を追加し，瘤の完全閉塞を得て終了とした．

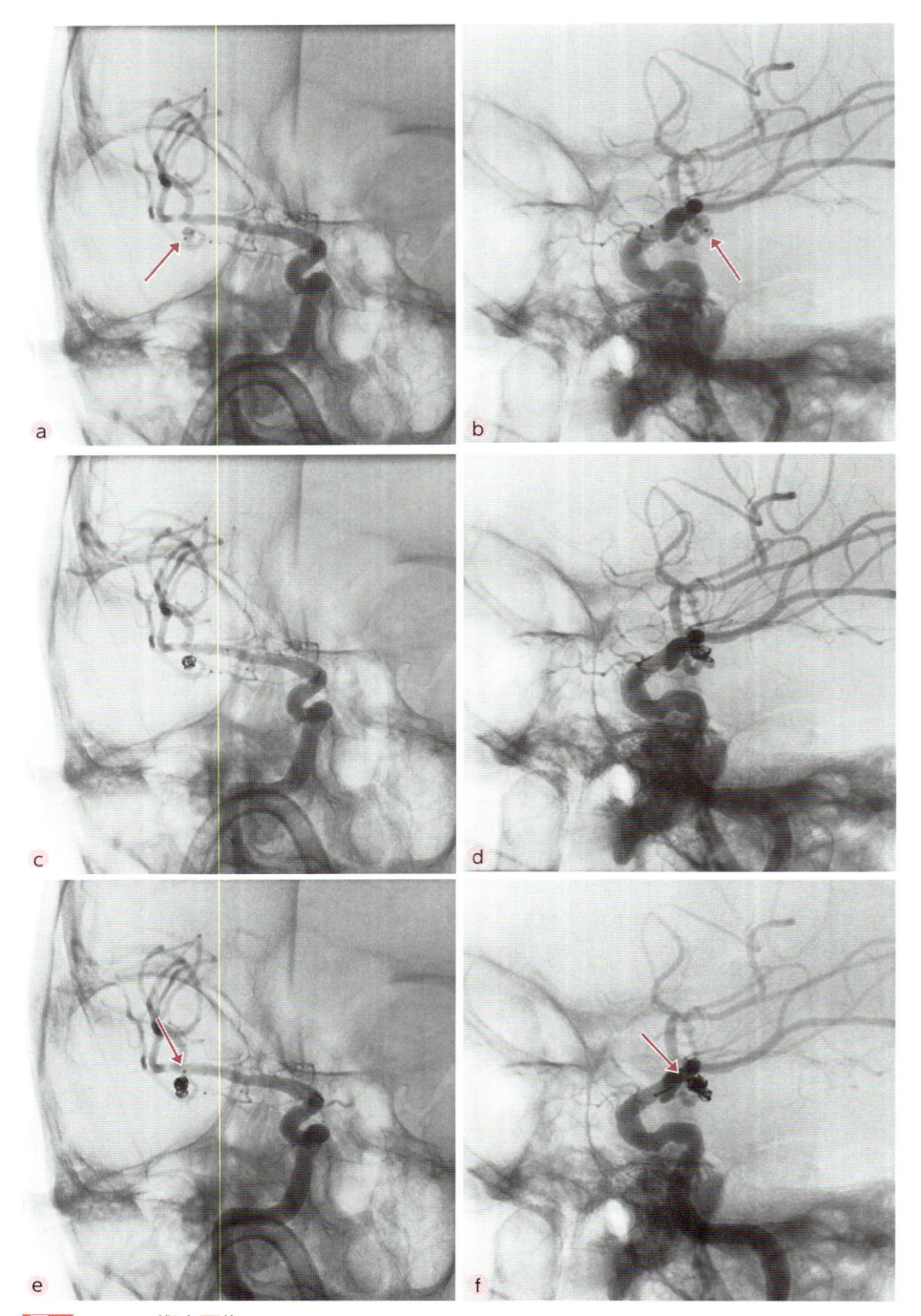

図2 Case 1. 術中画像

a **b** working angle: SL-10 の先端 10 mm を S 字に steam shape することで，瘤体部中央にマイクロカテーテルを留置できた． **c** **d** framing coil: Inferior trunk を温存しつつ，良好な frame ができた．
e **f** Finishing: マイクロカテーテルが中大脳動脈本幹に押し出されている（矢印）．

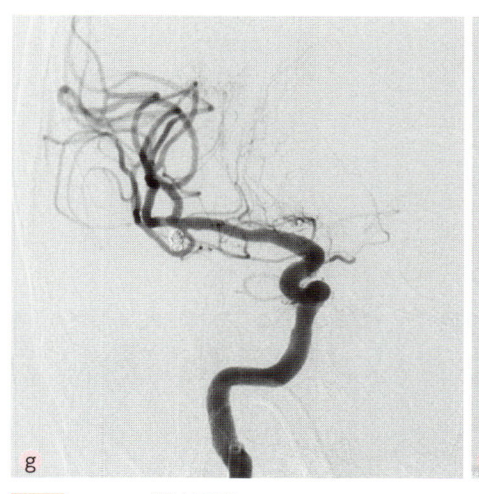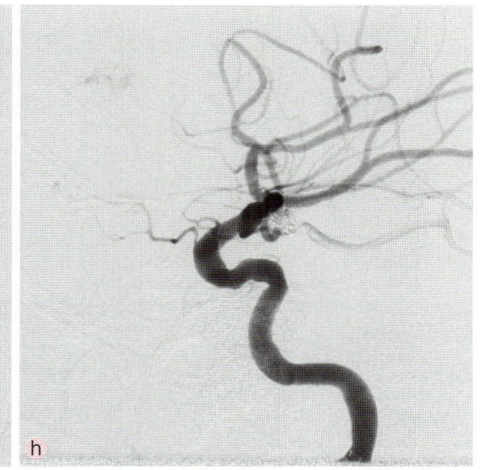

図2 Case 1. 術中画像

g h 最終像.

SIDE MEMO

中大脳動脈瘤におけるマイクロカテーテルの誘導は，手元の動きとマイクロカテーテル，マイクロガイドワイヤーの動きが一対一対応でないことが多く，直接誘導は，穿通のリスクを伴う．一度，over the wire に動脈瘤遠位へマイクロカテーテルを進めたのち，引き戻してたわみを解除し，引き戻しつつ瘤内に誘導するのが安全である．

[C A S E   R E P O R T] ②

現病歴

63歳女性．突然の頭痛で発症し他院救急搬送．CT で SAH を認め，同日，当院紹介搬送となった．来院時 JCS II-10, 局所神経脱落症状なく，H&K Grade 3 であった．

I. 術前検査

CT

左 Syluvius 裂優位に，Fisher group 3 の SAH を認めた．

左中大脳動脈瘤を認めた.

左 MCA 分岐部に径 9.3×8.5×7.6 mm（neck 5.6 mm）の外側に突出する，先端にブレブを伴う動脈瘤を認めた. 瘤頚部は superior trunk 側に騎乗している.

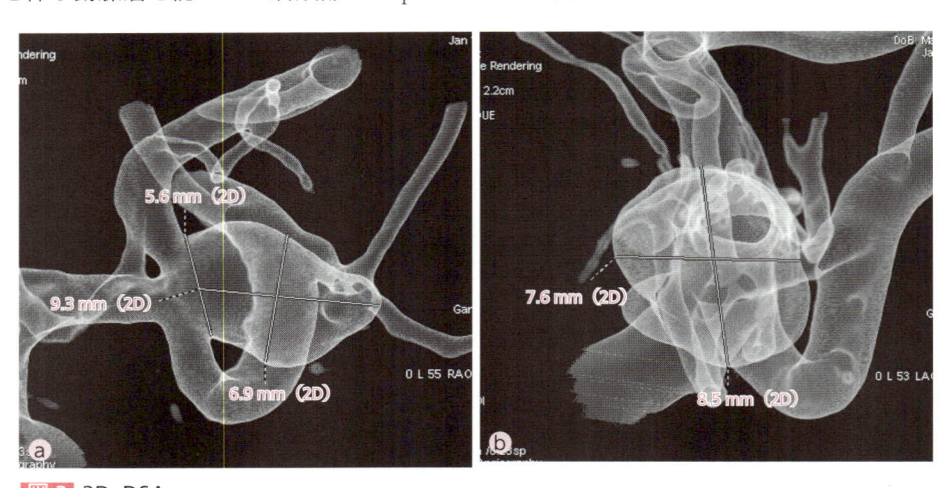

図3 3D-DSA
a **b** 左中大脳動脈瘤，working angle.

II. 治療戦略

瘤頚部は分岐部から superior trunk 側に騎乗しているが，マイクロカテーテルは誘導可能と考えられた. Working angle も作成可能であり，また，dome/neck 比は 1.5，aspect 比は 1.7 であり，やや広頚であるが，superior trunk を温存しつつ，十分に塞栓が可能と判断し，coil 塞栓の方針とした.

III. 治療手技

全身麻酔を導入. ヘパリンを投与し，ACT を前値の約 2 倍に延長した. 6Fr Roadmaster を左 ICA cervical segment に留置した.

Working angle は RAO 55/CRA 4, LAO 53/CAU 11 とした. Hyperform 4 mm×7 mm を，瘤頚部が騎乗している superior trunk 側に誘導しようとしたが困難であり，inferior trunk 側に Hyperform を誘導した. SL-10 45° preshape に NEUROUTE14 を同軸として，この症例でも over the wire に先進させ，瘤内に誘導し，balloon neck plasty を併用しつつ，塞栓を行った.

広頚瘤であり，neck caverage のよい ① Target 360 standard 8 mm×20 cm を framing coil に使用した. Balloon を使用しても，upper trunk 側に coilloop が逸脱して

しまうが，何度かまき直し，1loop にとどめつつ，良好な frame を作成できた．引き続き，②Target XL360 soft 7 mm×20 cm，③Galaxy Complex Fill 7 mm×21 cm で filling したところ，SL-10 の動きが瘤下方に制限されており，superior trunk に coil が逸脱しないようにしつつ，④Axium3D 5 mm×8 cm，⑤Target360 soft 3 mm×8 cm，⑥Hypersoft3D 2.5 mm×4 cm，⑦Hypersoft3D 2 mm×3 cm，⑧ED extrasoft 2 mm×3 cm で瘤下方の tight packing を行った．このマイクロカテーテルの位置では瘤上方を塞栓できないため，SL-10 を S shape に steam shape し直し，Hyperform を superior trunk 側に誘導し直し，ついで，SL 10 を瘤上方の body filling 部に誘導，留置し，⑨ED extrasoft 2 mm×4 cm，⑩Target360 ultrasoft 2 mm×4 cm，⑪Target360 ultrasoft 2 mm×3 cm，⑫Hypersoft3D 2 mm×4 cm で同部の塞栓を行った．

この時点で，瘤上方は tight packing され，Hyperform は抜去し，瘤中央の頚部付近で，⑬Hypersoft Helical 2 mm×4 cm，⑭Hypersoft3D 1.5 mm×2 cm，⑮Hypersoft3D

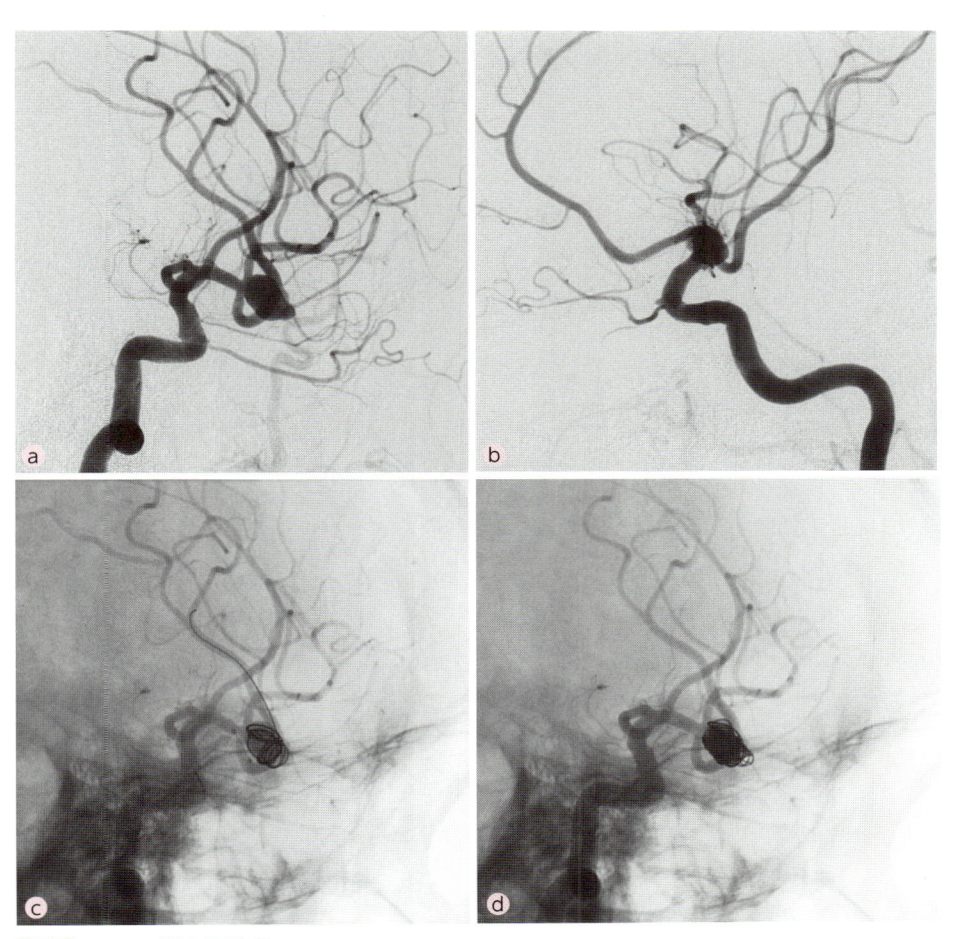

図4 Case 2. 術中画像①

a b working angle. c inferior neck 側にバルーンを留置し，framing. d 下方の filling 終了時.

1.5 mm×2 cm を塞栓したところ，inferior trunk 側の neck に血栓形成を認めた．血栓増大がないことを確認し，⑯ Target360 nano 1.5 mm×2 cm，⑰ Target360 nano 1 mm×2 cm で手早く finishing．再度，造影で血栓増大がないのを確認，以上で手術終了とした．

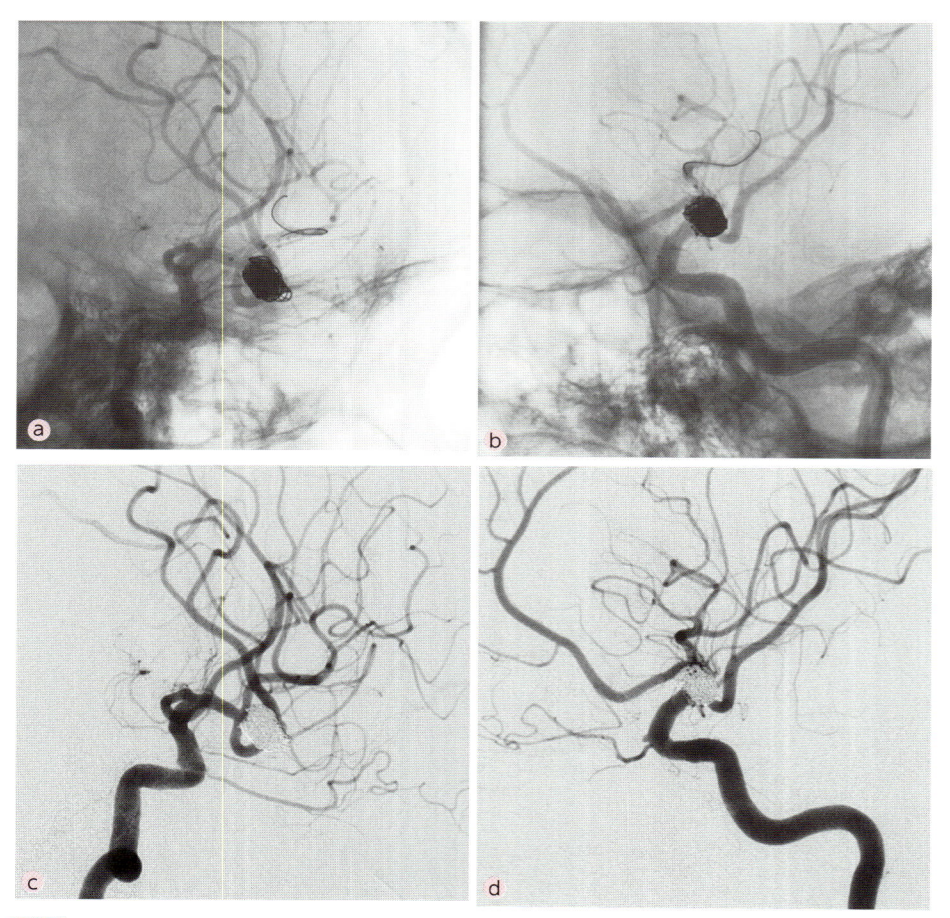

図5 Case 2. 術中画像②
a b 次いでマイクロカテーテルを入れ直し，superior trunk 側にバルーンを留置し superior trunk 側ネックを追加で塞栓．**c d** 最終像．

考察

　中大脳動脈瘤は，原則，開頭 clippinng 術を第一選択とすることが多い．当院でも，adjunctive technique が必要と判断された瘤は，原則 clippinng 術を第一選択としている．中大脳動脈瘤の治療成績であるが，近年のレビューにおいて，神経学的予後は，未破裂瘤ではほぼ同等，破裂瘤では coil 群で良好なものの，完全閉塞率は，clippinng は 94.2％，coil 塞栓術は 53.2％と報告されており，中大脳動脈瘤の coil 塞栓は未だに発展途上である[6, 7]．しかしながら，上記 2 症例のように，適切な working angle とデバイスの選択によって，良好な塞栓を行うこともできる．

　Case Report 1 は trifurcation をなす中大脳動脈の，inferior trunk と middle trunk 分岐部の破裂動脈瘤である．6 Fr Cerulean と 4.2 Fr Fubuki を使用し，サポートを高め，塞栓を行った．中大脳動脈瘤の血管内治療全般に当てはまることであるが，中間カテーテルを使用しても，マイクロカテーテルの操作性はあまり期待ができないため，その形状を生かした塞栓を試みるべきである．SL-10 の先端 10 mm を S 字とすることで，M1 上壁を支えとし，先端は瘤中央で下方を指向する位置に留置できた 図2 ⓐ, ⓑ．塞栓の終盤では，マイクロカテーテル先端側の S 字の屈曲が M1 上壁を支えとすることで，M2 の middle trunk 側にマイクロカテーテルが流れることなく，安定した塞栓を行うことができた．

　Case Report 2 はわずかにネックが superior trunk 側に騎乗しているが，M1 の軸と瘤の長径がほぼ一致しており，適切な working angle をとれることも合わせ，coil 塞栓術の方針とした．M1 と瘤の長軸はほぼ一致しているが，M1 が下方に向けて屈曲しているため，マイクロカテーテル先端は下方向きとなり，瘤上方の塞栓が疎なままであった．inferior trunk 側のネックを塞栓した後，S 字に steam shape し直した SL-10 を，superior trunk 側に誘導し直し，S 字の屈曲が，superior trunk 内側壁を支点とし，balloon neck plasty なしで，superior trunk 側の neck を塞栓することができた．

　2 症例とも完全閉塞を維持し，完全社会復帰されている．適切な症例選択と，デバイスの使用，とりわけ，塞栓の終盤まで維持できるマイクロカテーテルの形状を作ることで，ステントの支援がなくとも，完全閉塞を行うことは十分に可能である．また，マイクロカテーテルの動きと手元の操作が対応しにくい中大脳動脈瘤へのマイクロカテーテル誘導の際には，直接瘤内への誘導は避け，一度 over the wire に瘤より遠位にマイクロカテーテルを誘導した後に，瘤近傍に引き戻して，たわみを外してから瘤内への誘導を行うべきである．

　今後，PulseRider[®8]，WEB[®9] といった新規デバイスの導入により，これまで治療困難であった terminal type の広頚瘤に対しても，血管内治療の適応は拡大されていくことが予想されるが，長期予後はいまだ不明の点も多く，常に，simple technique，あるいは balloon assist，あるいは double catheter での治療の可能性を検討するべきである．

KEY POINT

- ☑ working angle は neck の分離しうる角度を，徹底的に検討する．
- ☑ マイクロカテーテルの瘤内操作は困難であることが多い，形状を生かして塞栓を行う．

〈参考文献〉

1) Morita A, Kirino T, Hashi K, et al. The natural course of unruptured cerebral aneurysm in a Japanese cohort. N Engl J Med. 2012; 366: 2474-82.

2) Molyneux A, Kerr R, Stratton I, et al. International subarachnoid aneurysm trial (ISAT) of neurosurgical clipping versus endovascular coiling in 2143 patients with ruptured intracranial aneurysms: a randomized trial. Lancet. 2002; 360: 1267-74.

3) Johnston SC, Dowd CF, Lawton MT, et al. Rates of delayed rebleeding from intracranial aneurysms are low after surgical and endovascular treatment. Stroke. 2006; 37: 1437-42.

4) Connolly ES, Rabinstein AA, Carhuapoma JR, et al. Guidelines for the management of aneurysmal subarachnoid hemorrhage. Stroke. 2012; 43: 1711-37.

5) Shigematsu T, Fujinaka T, Yoshimine T, et al. Endovasucular therapy for asymptomatic unruptured intracranial aneurysms. JR-NET and JR-NET2 findings. Stroke. 2013; 44: 2735-42.

6) Zijlstra I, Verbaan D, Majoie CB, et al. Coiling and clipping of middle cerebral artery aneurysms: a systematic review on clinical and imaging outcome. J NeuroIntervent Surg. 2016; 8: 24-9.

7) Alreshidi M, Cote DJ, Dasenbrock HH, et al. Coiling versus microsurgical clipping in the treatment of unruptured middle cerebral artery aneurysms: a meta-analysis. Neurosurg. 2018; doi: 10.1093/neuros/nyx623. [Epub ahead of print]

8) Spiotta AM, Derdeyn CP, Tateshima S, et al. Result of the ANSWER trial using the PulseRider for the treatment of broad-necked, bifurcation aneurysms. Neurosurg. 2017; 81: 56-65.

9) Asnafi S, Rouchaud A, Pierot L, et al. Efficacy and safety of the woven endobridge (WEB) device for the treatment of intracranial aneurysms: asystematic review and meta-analysis. AJNR Am J Neuroradiol. 2016; 37: 2287-92.

7 前大脳動脈遠位部動脈瘤

概論

　前大脳動脈遠位部動脈瘤（distal anterior cerebral artery: DACA aneurysm）は前交通動脈から遠位の前大脳動脈に位置する動脈瘤と定義される．頭蓋内動脈瘤の 1～9％と比較的稀であり [1~4]，ISAT trial では 4.4％を占めるのみであった [5]．通常の嚢状動脈瘤の中では最も遠位に位置する動脈瘤であり，血管内治療を行う場合にはアクセスルートが長くなることが一番の特徴である．これに加えて，小さな 7 mm 以下の小さな動脈瘤が多いこと，親血管の径が細いこと，broad neck であること，分岐する血管に neck が騎乗していることが多いこと，anomaly を伴うことが少ないこと，などの解剖学的特徴を有する [1] [3] [4]．初期の報告では血管解離と術中破裂をきたす率，および瘤の不完全閉塞率が高く，血管内治療は困難とされていた [3]．初期の治療成績は 1996 年の Pierot らの報告では塞栓術の成功率は 25％と低かったが [6]，より細いマイクロカテーテルとシェイピング可能なマイクロガイドワイヤーが使用できるようになったことで動脈瘤により到達できるようになり，2007 年以降の主な報告では塞栓術の成功率は 90％を超えるようになった [7] [8]．さらに近年の血管内治療の技術の向上，各種デバイスの進歩により，血管内治療の有効性と安全性が高まってきている [3]．2017 年の meta-analysis では血管内治療は clippinng ともに，十分な長期動脈瘤閉塞と許容できる再発，出血率を示し，治療に関連した合併症率，死亡率は clippinng と比べて有意差を認めなかった [4]．しかしながら，他部位動脈瘤の血管内治療と比較すると術中破裂率，合併症率，再発率が高く [3, 7, 9]，いまだ難易度の高い動脈瘤の一つといえる．アクセスルートが長く，サイフォン部，A1 起始部，A1-2 の強い屈曲があるため，繊細なマイクロカテーテルのコントロールが困難となることが多い [10, 11]．Adjunctive technique は A1 より遠位の血管径が小さくなるためリスクが高くなることに加えて，サポートを強くするために coaxial のガイディングシステムが必要となることから使用が制限されることがある．こうしたことから DACA 動脈瘤はマイクロカテーテル操作が容易ではない状況での simple technique で塞栓せざるを得ない場合が多い [11]．

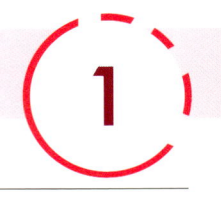

現病歴

　頭部打撲の精査目的に施行した MRI にて約 4 mm 大の右前大脳動脈遠位部動脈瘤を指摘された.

Ⅰ. 術前検査

DSA 図1

　右前大脳動脈 A2 segment と A3 segment の移行部に上前方に突出する最大径 4.4 mm, ネック径 3.6 mm の囊状動脈瘤を認める.

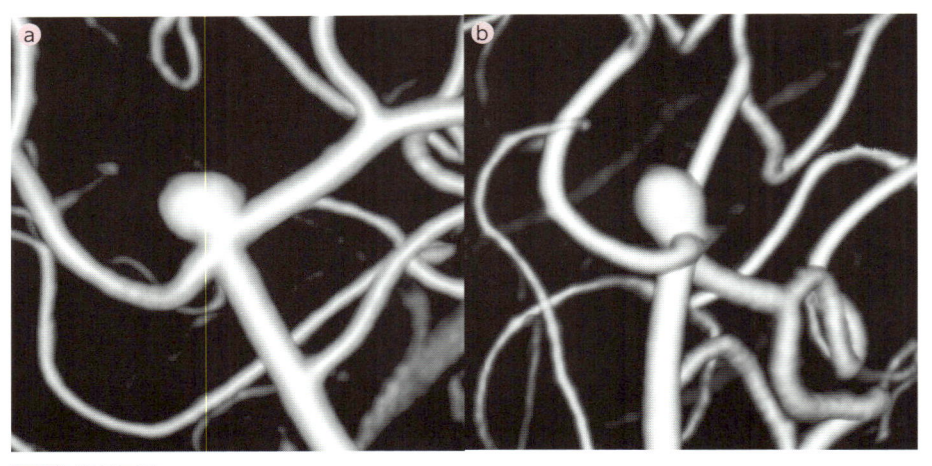

図1 術前画像
ａ 右外頸動脈撮影 3-D 再構築画像正面像．ｂ 側面像．右前大脳動脈遠位部動脈瘤を認める. 瘤ネックは callosomarginal artery に override している.

Ⅱ. 治療 図2

治療方針

　破裂リスクの低い小型動脈瘤であるが，本人の血管内治療希望が強いこともあり，合併症出現率が低い手技での血管内治療の方針とした.

血管内治療

　全身麻酔下にヘパリン化を行った．患側内頸動脈は蛇行が少なく，6Fr FUBUKI angled を右内頸動脈 cervical segment 遠位端近傍に留置した．先端を S 字に steam shape した Excelsior SL-10 straight を，Chikai14 を用いて over the wire に誘導し先端を瘤内に誘

導した．マイクロカテーテルの tension を調節しながら，Target360° soft 3 cm×6 cm にて frame を形成し，frame 内部に同 360° ultrasoft 2.5 mm×4 cm，同 360° ultrasoft 2 mm×3 cm，同 360° nano 1.5 mm×2 cm，同 360° nano 1 mm×2 cm を充填したところでマイクロカテーテルの先端が瘤外に逸脱した．ガイディングカテーテルからの撮影にて動脈瘤の完全閉塞を確認した．ヘパリンはナチュラルリバースとし，穿刺部は用手圧迫にて止血して手術終了した．

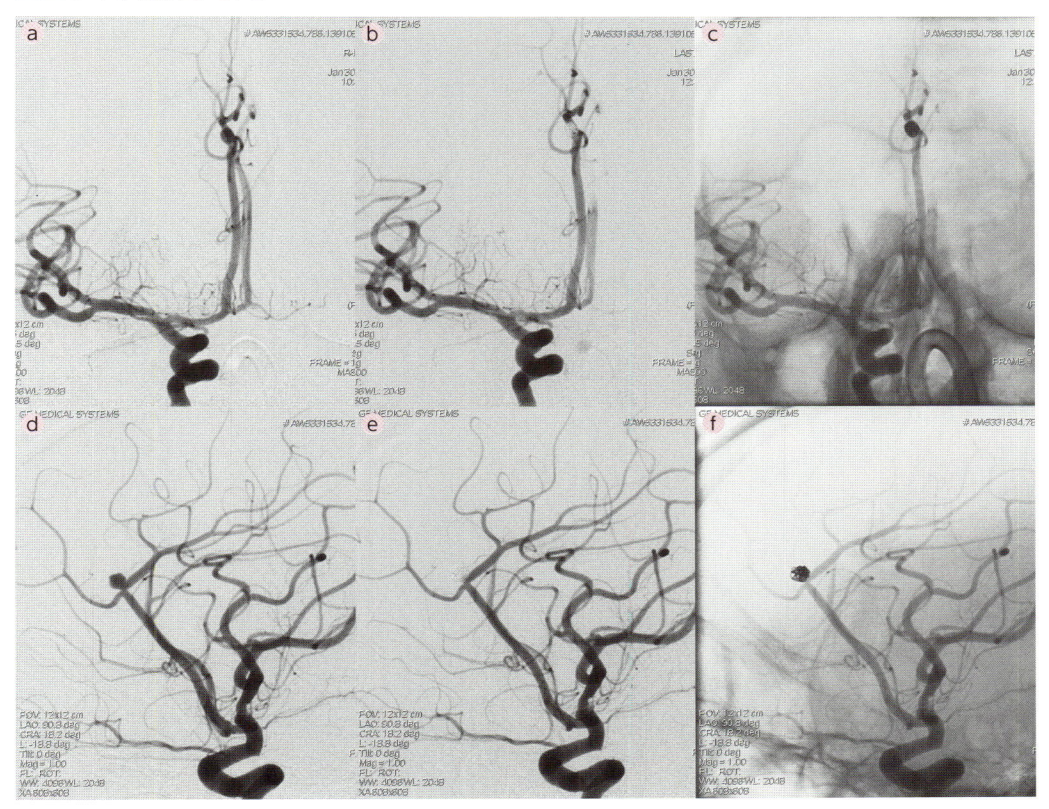

図2 Case 1. 術中画像
a，b，c 正面像および d，e，f 側面像．a，d 術前．b，e 術後画像：動脈瘤の完全閉塞を認める．
c，f：coil 塊を示す．

III. 術後経過

　麻酔覚醒は良好で明らかな合併症は認められなかった．術翌日 MRI 拡散強調画像でも新鮮梗塞巣の出現は認められなかった．抗血小板薬単剤を 3 カ月継続する方針として自宅退院した．

考察

　Lehecka らは連続 101 患者, 108（破裂 67, 未破裂 41）個の DACA 動脈瘤について血管撮影をもとに解析し解剖学的特徴を報告している[1]. Fisher の分類を基に DACA 動脈瘤の発生部位を 7 つに分けて調べている 図3.
いわゆる pericallosal artery-callosomarginal artery 分岐部動脈瘤と呼ばれ最も頻度が高いとされる A3 segment は本シリーズでも 83.3 ％と一番多く, 他の部位は少ない頻度でほぼ等しい分布であった. 動脈瘤のサイズは破裂瘤で平均 7.4±4.7（2～35）mm, 未破裂瘤で平均 4.2±2.2（1～9）mm, 7 mm より小さな動脈瘤が一番多く破裂瘤で 54 ％（36/67）, 未破裂瘤で 83 ％（34/41）, 7 mm から 14 mm のサイズのものは破裂瘤で 40 ％（27/67）, 未破裂瘤で 17 ％（7/41）, 15 mm 以上のサイズのものは破裂瘤のみで 6 ％（4/67）, うち 25 mm 以上の giant のものは 1 個だけであった. coil による塞栓が難しいとされる 3 mm 未満の動脈瘤は

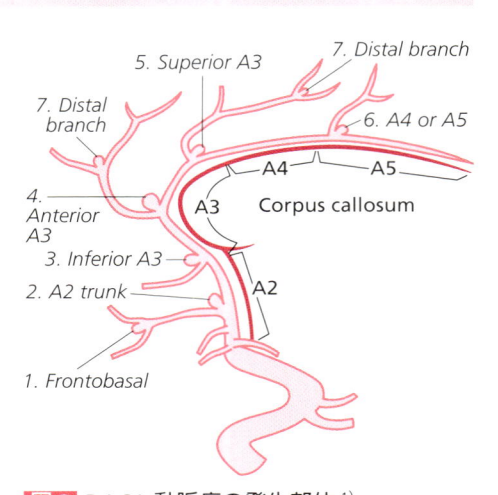

図3 DACA 動脈瘤の発生部位[1]

表1 DACA 動脈瘤の発生部位別頻度[1]

Locations of the 108 distal anterior cerebral artery aneurysms（67 ruptured, 41 unruptured）

Location	No. ruptured (%)	No. unruptured (%)	Total no. (%)
Frontobasal	1（2%）	1（2%）	2（2%）
A2 trunk	3（4%）	2（5%）	5（5%）
Inferior A3	10（15%）	9（22%）	19（18%）
Anterior A3	46（69%）	24（59%）	70（65%）
Superior A3	1（2%）	0（0%）	1（1%）
A4 or A5 segment	3（4%）	4（10%）	7（6%）
Distal branches	3（4%）	1（2%）	4（4%）

20％であった．ネックのサイズは破裂瘤と未破裂瘤を合わせた total で平均 2.6±1.2（1～8）mm，ネックとドームの比が 0.5 以上であるものが81％であった．また親血管径については平均 1.8±0.4（1.0～3.0）mm で，68％の動脈瘤でネックが親血管径より大きかった．ACA の分岐血管と動脈瘤の関係については，最も頻度の高い A3 segment の動脈瘤では，pericallosal artery と callosomarginal artery の分岐部に動脈瘤が位置するのが85％（71/85）と最も多く，次いで ACA anomaly（Azygos, Bihemispheric, or Triplicated ACA 図4）の pericallosal artery の分岐部に位置するのが12％

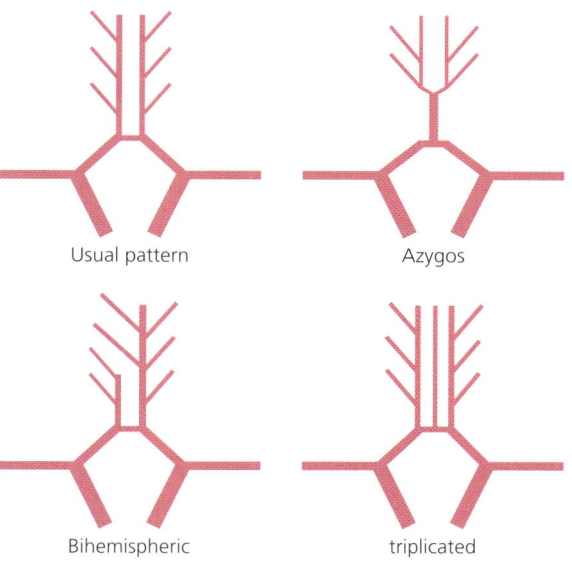

図4 前大脳動脈のバリエーション

（Steven DA, et al. Distal anterior cerebral artery aneurysms, In; Winn HR, ed. Youmans Neurological Surgery. Philadelphia: Saunders. 2004; vol2: p1945-57. を改変）

（10/85），peircallosal artery と他の branch との分岐部に位置するのが3％（3/85）であった．ACA の anomaly については23％（23/101）で認められた．Azygos ACA[1]（Unpaired ACA が正しいと思われるが原著に従い Azygos ACA の記載とした）が4％（4/101），動脈瘤は全例で azygos pericallosal artery の分岐部に前方に突出する形で位置していた．Bihemispheric ACA が最も頻度が高く15％（15/101）で認められた．動脈瘤の位置は main の ACA の pericallosal artery 分岐部が9例（60％），他の6例（40％）はこの分岐部より proximal，あるいは distal であった．Triplicated ACA は4％（4/101）で，全例で動脈瘤は 3rd ACA に認められ，2例が A3 segment，2例が A4 segment に位置していた．また多発性動脈瘤を有することも特徴のひとつである．101 患者のうち50 患者（50％）が多発性動脈瘤を有しており，他部位の動脈瘤は多い順に，MCA 67 個（60％），ICA 16 個（14％），AcomA 11 個（11％），VBA 10 個（9％），distal ACA 7 個（6％）の順であった．未破裂動脈瘤の治療の際などは，塞栓術には抗血小板薬の投与が

S IDE MEMO

Azygos artery

ACA が全長にわたり融合して 1 本の trunk になっているものを指す．ACA の一部分が融合して短い，あるいは長い common trunk を形成しているのは unpaired ACA と呼ばれ，azygos artery とは区別すべきである[18]．

必要になるので，MCA 動脈瘤を最初に clipping したあと，DACA 動脈瘤の塞栓術を行うなど治療の順序を検討しなければいけないことがある．

Petr らは DACA 動脈瘤治療についてこれまで報告された 30 研究をもとに，1,050 個の破裂，223 個の未破裂瘤，519 件の外科手術，369 件の血管内治療について meta-analysis を行い 2017 年に報告している[4]．それによると，破裂動脈瘤血管内治療の結果は，動脈瘤の完全閉塞率 62％（95％ CI, 48.0-74％），手技的成功率 90％（95％ CI, 85.0-94.0％），動脈瘤再発率 18％（95％ CI, 11.0-29.0％），再出血率 4％（95％ CI, 48.0-74.0％），術前 morbity 46％（95％ CI, 36.0-56.0％），周術期死亡率 8％（95％ CI, 5.0-12.0％），手技関連合併症率 4％（95％ CI, 2.0-5.0％），長期 morbidity と mortality はそれぞれ 19％（95％ CI, 14.0-25.0％）と 8％（95％ CI, 6.0-13.0％），長期臨床転帰良好率 79％（95％ CI, 69.0-86.0％）であった．未破裂動脈瘤血管内治療の結果は，動脈瘤の完全閉塞率 54％（95％ CI, 27.0-79.0％），動脈瘤再発率 22％（95％ CI, 3.0-80.0％），手技関連合併症率 18％（95％ CI, 7.0-19.0％），治療中の動脈瘤破裂率 7％（95％ CI, 4.0-14.0％），長期 morbidity と mortality はそれぞれ 8％（95％ CI, 5.0-13.0％）と 7％（95％ CI, 4.0-11.0％），長期臨床転帰良好率 91％（95％ CI, 86.0-94.0％）であった．clipping の結果と比較すると，血管内治療は十分な長期動脈瘤閉塞と許容できる再発率，出血率を示し，治療に関連した合併症率，死亡率は clipping と比べて有意差を認めなかった[4]．近年の血管内治療の技術の向上，各種デバイスの進歩により，DACA 動脈瘤に対する血管内治療の有効性と安全性が高まってきているが，他部位動脈瘤と比較して術中破裂率，手技関連合併症率，再治療率が高い傾向にある[3]．これは概論で述べた DACA 動脈瘤の解剖学的特徴が血管内治療を技術的に難しくしているためである[3]．完全な閉塞が得られにくいことから綿密なフォローアップが必要で適切なタイミングでの追加治療の判断も重要となる[11]．

破裂 DACA 動脈瘤はクモ膜下出血に加えて脳内出血を 50％以上の症例で伴っており，このことが他部位の動脈瘤と比較し臨床的転帰を悪くしている[3]．Yamazaki らの連続 30 例の破裂 DACA 動脈瘤の血管内治療の報告では，30 例中 19 例に脳内出血を伴っていた．うち 2 例は動脈瘤の完全閉塞が得られたにも関わらず血管内治療後に脳内血腫の増大を認め，この 2 例とも脳内血腫増大が原因で転帰不良（mRS 4, 5）となっている．動脈瘤からの出血ではなく脳内出血により壊れた軟膜下組織からの出血の可能性を考察している．2 例とも発症から 8 時間経過してから血管内治療を行っている．1 例はシース挿入後ヘパリン 3000 単位を bolus で投与，activated clotting time（ACT）を 1.5 倍延長後に治療を行っている．1 例はヘパリンを bolus で投与せず，コントロールの ACT が 165 秒の状態で生理食塩水 500 mL にヘパリン 3000 単位を混ぜたものを灌流ラインより持続的に投与を行って治療を行っていた[12]．Oishi らは血管内治療を行った破裂 DACA 動脈瘤 31 例中 15 例に intraparenchymal hematoma（IPH）を伴っていたが，IPH の有無は臨床的転帰に関連しなかったとしている．この報告では IPH が mass effect を伴い外科手術による除去が必要な症例は血管内治療の適応外としており，また IPH を伴う症例は血管内治療の開始時に全身ヘパリン化を行っていなかった[9]．

72

JCOPY 498-32826

　Simple technique での塞栓が多くなるためマイクロカテーテル先端の瘤内での安定性を得ることは重要である[9]．マイクロカテーテルのシェイプは J 型[13]，あるいは S 型[9] が良いとする報告があるが，個々の症例に応じたシェイピングが必要である．またマイクロカテーテルの安定性を得るためにはガイディングカテーテルをできるだけ遠位に誘導する必要があり，distal access catheter を用いた triple coaxial system が有用である[9]．Simple technique で塞栓を行う場合には 6Fr ガイディングカテーテルあるいは 4Fr ガイディングシースと 4Fr Cerulean® または 4.2Fr ASAHI FUBUKI® の同軸の組み合わせ，adjunctive technique が可能で 2 本のマイクロカテーテルを誘導したい場合には 6Fr ガイディングシースと 6Fr Cerulean® DD6 の組み合わせを使用することが多い[11]．

　Balloon assist technique，stent assist technique，double catheter technique などの adjunctive technique は，径が小さい血管での 2 本のマイクロカテーテルの操作が必要となるためカテーテルの摩擦が増加し，出血性あるいは血栓塞栓性合併症のリスクが高くなる[10]．諸家の DACA 動脈瘤塞栓術のまとまった報告は 2013 年以前のものが多く，恐らくsimple technique による塞栓がほとんどを占めていると推測されるが，治療のテクニックが記載されてないものがほとんどであるため詳細は不明である．しかしながら治療テクニックが記載され確認できたものにおいては adjunctive technique の使用は少なく Oishi らの破裂瘤 31 例の報告では simple technique が 30 例（96.8%），バルーンアシストテクニックが 1 例（3.2%）[9]，Park らの 16 例（破裂 4 例，未破裂 12 例）の報告では simple technique が 14 例（87.5%），double catheter technique が破裂瘤に対する 2 例（12.5%）[15]，Vora らの 26 例（破裂 13 例，未破裂 13 例）の報告では simple technique が 24 例（92.3%），stent-assisted technique が 2 例（7.7%）（Neuroform 使用，破裂か未破裂かは不明）であった[8]．

　Flow-diverter stent の報告もある．15 例，11 の未破裂動脈瘤，6 の coil 塞栓術後再治療を要する瘤，計 17 瘤〔平均サイズ 4.25±3.9（2〜9）mm〕に対して flowdiversion を行った症例を後方視的に検討している．使用したステントは Pipeline: 12，SILK: 3，FRED: 2，全例でステントは留置でき，平均 12（3〜24）カ月のフォローアップで 16 瘤中 12 瘤（75%）に完全閉塞が確認された．しかしながら周術期において minor stroke1 例，ステント内血栓が原因の major stroke 2 例といった無視できない虚血性合併症をきたしているので，simple technique による塞栓術や，開頭術が受け入れられない症例に限ってのみ検討すべきである，としている[16]．Low-profile braided stent による flow diversion が，通常の血管内治療では治療困難である遠位の動脈瘤における治療のオプションとなる可能性も示唆されている[17]．

〈参考文献〉

1) Lehecka M, Porras M, Dashti R, et al. Anatomic features of distal anterior cerebral artery aneurysms: a detailed angiographic analysis of 101 patients. Neurosurgery. 2008; 63: 219-28. discussion 228-9.

2) Cavalcanti DD, Abla AA, Martirosyan NL, et al. Endoascular management of distal ACA aneurysms: single-institution clinical experience in 22 consecutive patients and literature review. AJNR Am J Neuroradiol. 2013; 34: 1593-9.

3) Sturiale CL, Brinjikji W, Murad MH, et al. Endovascular treatment of distal anterior cerebral artery aneurysms: single-center experience and a systematic review. AJNR Am J Neuroradiol. 2013; 34: 2317-20.

4) Petr O, Coufalová L, Bradáč O, et al. Safety and Efficacy of Surgical and Endovascular Treatment for Distal Anterior Cerebral Artery Aneurysms: A Systematic Review and Meta-Analysis.World Neurosurg. 2017; 100: 557-66.

5) Molyneux AJ, Kerr RS, Yu LM, et al. International Subarachnoid Aneurysm Trial (ISAT) Collaborative Group. International subarachnoid aneurysm trial(ISAT) of neurosurgical clipping versus endovascular coiling in 2143 patients with ruptured intracranial aneurysms: a randomised comparison of effects on survival, dependency, seizures, rebleeding, subgroups, and aneurysm occlusion. Lancet. 2005; 366: 809-17.

6) Pierot L, Boulin A, Castaings L, et al. Endovascular treatment of pericallosal artery aneurysms. Neurol Res. 1996; 18: 49-53.

7) Nguyen TN, Raymond J, Roy D, et al. Endovascular treatment of pericallosal aneurysms. J Neurosurg. 2007; 107: 973-6.

8) Vora N, Thomas AJ, Gupta R, et al. Endovascular treatment of distal anterior cerebral artery aneurysms: technical results and review of the literature. J Neuroimaging. 2010; 20: 70-3.

9) Oishi H, Nonaka S, Yamamoto M, et al. Feasibility and efficacy of endovascular therapy for ruptured distal anterior cerebral artery aneurysms. Neurol Med Chir. Tokyo. 2013; 53: 304-9.

10) De Macedo Rodrigues K, Kühn AL, Tamura T, et al. Pipeline embolization device for pericallosal artery aneurysms: A retrospective single center safety and efficacy study. Oper Neurosurg. 2018; 14: 351-8.

11) 小林栄一. 末梢性前大脳動脈瘤に対するアプローチ. In: 宝金清博, 他, 編. 前大脳動脈瘤・椎骨脳底動脈瘤のすべて, 1 版. 大阪: メディカ出版; 2016. p.54-8.

12) Yamazaki T, Sonobe M, Kato N, et al. Endovascular coiling as the first treatment strategy for ruptured pericallosal artery aneurysms: results, complications, and follow up. Neurol Med

JCOPY 498-32826

Chir. 2013; 53: 409-17.

13) Pandey A, Rosenwasser RH, Veznedaroglu E. Management of distal anterior cerebral artery aneurysms: a single institution retrospective analysis (1997-2005). Neurosurgery. 2007 ; 61: 909-16.

14) Gross BA, Kenmuir CL, Ares WJ, et al. Pericallosal aneurysm coiling with a "hubbed" 167 cm 0.013″ headway duo via a transradial approach. J Clin Neurosci. 2018; 53: 273-5.

15) Park HS, Kwon SC, Kim MH, et al. Endovascular coil embolization of distal anterior cerebral artery aneurysms: Angiographic and clinical follow-up results. Neurointervention. 2013; 8: 87-91.

16) Cagnazzo F, Cappucci M, Dargazanli C, et al. Treatment of distal anterior cerebral artery aneurysms with flow-diverter stents: A single-center experience. AJNR Am J Neuroradiol. 2018; 39: 1100-6.

17) Aydin K, Barburoglu M, Sencer S, et al. Flow diversion with low-profile braided stents for the treatment of very small or uncoilable intracranial aneurysms at or distal to the circle of Willis. AJNR Am J Neuroradiol. 2017; 38: 2131-7.

18) Lasjaunias P, Berenstein A, ter Brugge KG. Surgical Neuroangiography. Vol.1: Clinical Vascular Anatomy and Variations. 2nd edition. Berlin Heidelberg: Springer; 2001. p.578-613.

8 椎骨脳底動脈紡錘状動脈瘤

概論

　椎骨脳底動脈紡錘状動脈瘤は，椎骨脳底動脈系の非分岐部が全周性の血管径拡張と血管長の伸長，走行の捻じれを生じる病変である．成因は動脈硬化や解離の慢性期変化であることが多いとされている．Dolichoectatic aneurysm, transitional aneurysm, giant serpentine aneurysm など様々な名称で呼ばれているが，血管径が正常血管径の 1.5 倍を超え，①病変が椎骨もしくは脳底動脈の一部である fusiform aneurysm，②椎骨動脈，脳底動脈のいずれかもしくは両方の全長にわたっている dolichoectasia，③椎骨動脈，脳底動脈のいずれかもしくは両方の全長にわたって拡張が何重かに重なっている transitional type という分類もある[1]．

　症候性の症例では予後が不良であり，動脈瘤増大に伴う穿通枝の牽引や瘤内の血栓塞栓による虚血，動脈瘤による脳幹・小脳圧排，破裂による出血などで症候性となる．発症年齢は 61.5〜64 歳，男性に多く（72〜74%），虚血発症が 28〜40.4%，圧排症状による発症が 22〜28%，出血発症が 2〜3% であり，無症候で指摘される例が 30.1% との報告がある[1, 2]．Nasr DM らによると，脳梗塞の発症は 6% / 年，動脈瘤増大 6% / 年，動脈瘤破裂率は 3%/ 年で，non-saccular aneurysms の中でも dolichoectatic type よりも fusiform type の方が優位に破裂しやすい[2]．また，初診時血管径 10 mm 以上である場合は，増大傾向や破裂のリスクが大きい[3]．

　827 例の meta-analysis では椎骨脳底動脈紡錘状動脈瘤（non-saccular and dolichoectatic aneurysms）を有する患者の全体の mortality 12%/年，その原因は stroke 34.1%，cardiovascular disease 16.1%，動脈瘤圧排症状 9.2%，SAH 6.9% と報告されている[2]．また，7 年の経過観察期間で死亡率は 40%，特に動脈瘤による圧排症状のある例では予後不良であり，4 年で 40% の死亡率だったとされている[4]．それに対して，無症候で形態学的に変化のない症例は予後良好である[4]．

　症候性，もしくは増大傾向がある場合に治療適応となるが，原則は親動脈閉塞であり，開頭手術なら，trapping，必要なら bypass を併用する．しかし，脳底動脈病変や対側椎骨動脈の発達不良な椎骨動脈病変では親動脈閉塞は困難であり，さらに動脈瘤自体から小脳動脈や穿通枝が分岐する場合には，その血流温存が必要となる．血管内治療では，internal trapping が基本であるが，stent を併用した coil 塞栓，または stent 単独による順行性血流を温存する治療の選択肢があり，日本では保険適用外であるが海外では flow diverter の使用経験の報告も出ている．

JCOPY 498-32826

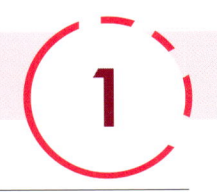

〔CASE REPORT〕①

現病歴

53 歳，女性．

1 年前から徐々に左肩のしびれ，歩行不安定，嚥下困難，構音障害，右顔面麻痺が出現し，MRI で左椎骨動脈部分血栓化動脈瘤を指摘された．

I. 術前検査

MRI

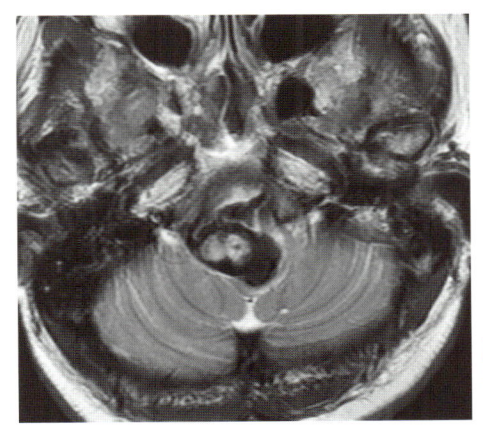

図1 MRI T2 強調画像
部分血栓化を伴う動脈瘤，最大径 25 mm で
強く脳幹を圧排している

DSA

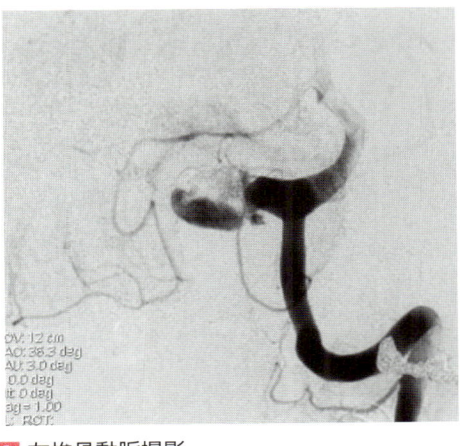 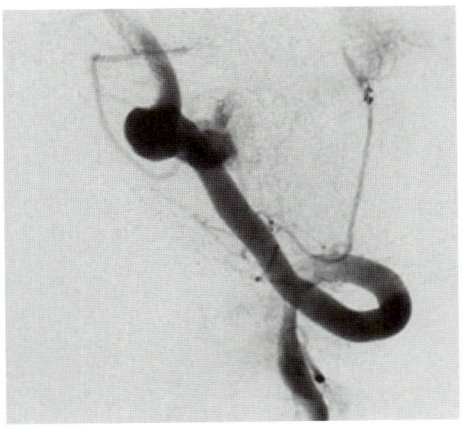

図2 左椎骨動脈撮影
左 VA V4 から細い PICA（vermian branch のみ）が分岐し，その遠位に動脈瘤，AN distal neck のわずかに遠位側 V4 かう細い穿通枝（anteromedial medullary artery）が分岐している．動脈瘤の造影部分は 12 mm 大．

Ⅱ. 治療

　全身麻酔下に右大腿動脈に 6Fr ロングシースを挿入し全身ヘパリン化した．6Fr Launcher を左 VA V2 segment に留置した．Prowler select plus ST の先端を 45 度に steam shape して CHIKAI14 にて動脈瘤内造影部分の入口に安定させた． Flow control 目的で左 VA V3-V4 移行部で Hyperform 4×7 mm を inflation しながら，動脈瘤造影部分から動脈瘤 orifice の V4 segment に及ぶ open loop frame を形成し，VA を含めた tight packing を目指した 図3 ．4 本の coil を塞栓した時点で左 VA 遠位は造影されなくなった．さらに閉塞を強固にするために 2 本の coil を塞栓した．

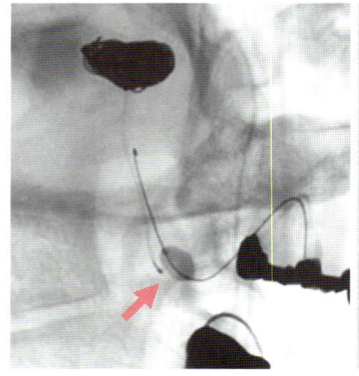

図3 Internal trapping
左VA V3-4 で Hyperform 4×7 mm（➡）を inflation し，血流をコントロールしながら coil 塞栓を行った．

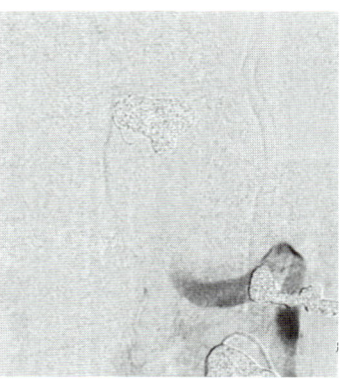

図4 治療終了時の左椎骨動脈撮影

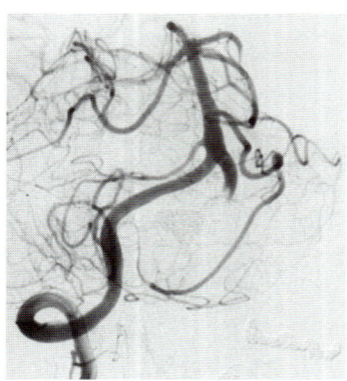

図5 治療終了時の右椎骨動脈撮影

　治療直後の確認撮影では，左 VA 近位は造影剤が停滞するが，左 PICA vermian branch がゆっくりと造影された．Anteromedial medullary artery ははっきりとは視認できなかった．術後の左 VA の進行性血栓化に伴う穿通枝梗塞を予防するため，ヘパリン持続投与を開始した．

SIDE MEMO

　親動脈閉塞術を行う際，閉塞可能な部位のすぐ近くから medullar artery や anterior spinal artery が分岐する場合があり，short segment で閉塞する必要がある．

JCOPY 498-32826

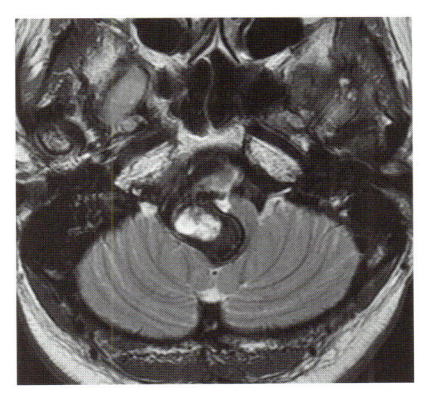

図6 MRI T2WI（治療 2 カ月後）

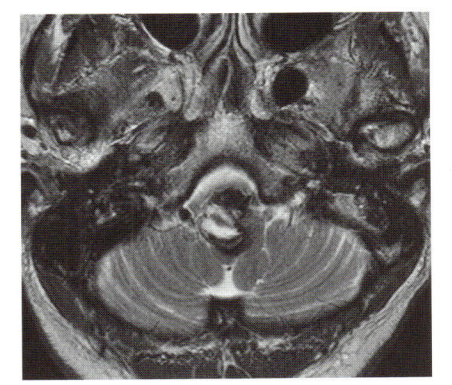

図7 MRI T2WI（治療 2 年後）
動脈瘤が縮小し，脳幹圧排所見が軽減している．

〔 C A S E   R E P O R T 〕 ②

現病歴

　56 歳．男性．44 歳時に左椎骨動脈解離破裂によるクモ膜下出血発症．当院にて endovascular trapping 施行．3 日後に突然の頭痛出現．DSA で右椎骨動脈解離の新生を認めた．保存的加療にて無症状に経過．以降，MRA で follow up していた．56 歳時に一過性右 Wallenberg 症状出現し，脳梗塞として加療中に右 VA fusiform dilatation の増大を認めた．

Ⅰ．術前検査

DSA（初回治療）

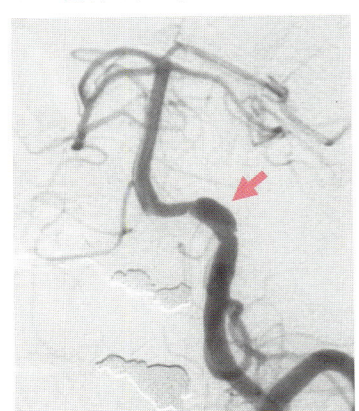

図8 初回治療前の左椎骨動脈撮影
PICA 分岐部より遠位の V4 に解離（➡）．

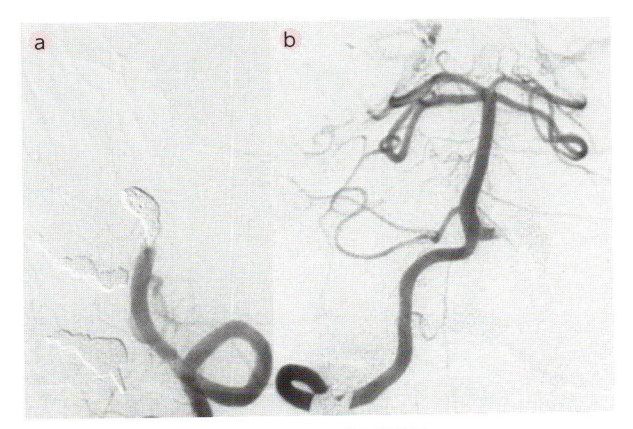

図9 初回治療終了時の左椎骨動脈撮影
左椎骨動脈解離に対して親動脈閉塞術施行．
この時，右 VA 解離認めず．

MRA

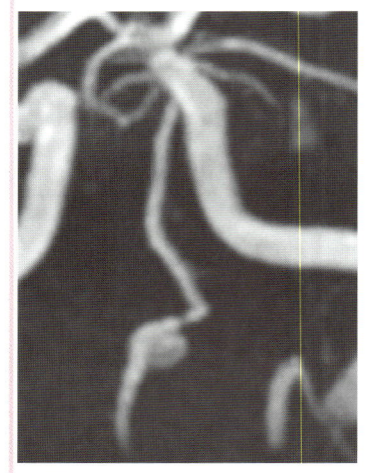 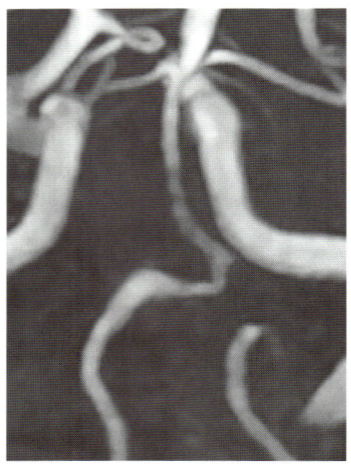 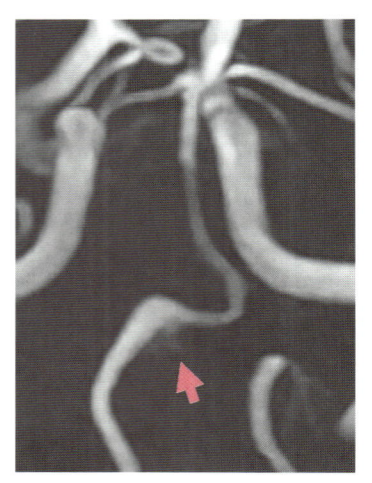

図 10 初回治療 3 日後，頭痛発症時の MRA

右 VA に紡錘状の拡張あり．脳血管撮影でも同所見を確認（画像データなし）．

図 11 Wallenberg 症候群発症時の MRA

直近の follow up MRA と比較して右 VA 拡張部分の径がやや細くなっていた．

図 12 Wallenberg 症候群発症 14 日目の MRA

右 VA 拡張部分が増大（➡）．

DSA（2 回目治療前）

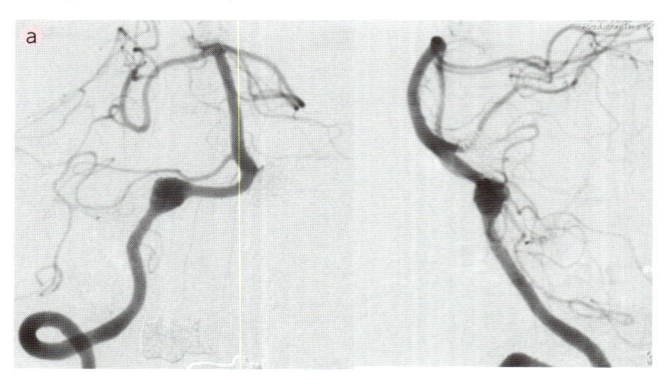

図 13 2 回目治療前の右椎骨動脈撮影

右 VA V4 に紡錘状動脈瘤．その遠位端から lateral medullary artery が分岐している．

Ⅱ．治療

　全身麻酔下に右上腕動脈に 6Fr ショートシースを留置し，全身をヘパリン化した．4.2Fr FUBUKI を同軸として 6Fr FUBUKI ST を右 VA V2 segment に留置した．Headway21 を NEUROUTE14 を用いて mid BA まで到達させ，microcatheter からの撮影で真腔を確保していることを確認した．

　Stent は flow diverter 効果と vessel angle remodeling 効果の双方を期待して，LVIS

JCOPY 498-32826

blue 3.5×22 mm を選択した．Unfused type の右 ASA 起始部の近位側から，fusiform dilatation を超えて右 PICA 起始部手前まで設置した．拡張部分では若干の push and fluff を行い stent を拡張させた．造影にて stent に jail された perforator の描出は良好であったが，動脈瘤もまた良好に造影されたため，overlapping stenting を行うことにした．2 本目も LVIS blue 同サイズを選択し，1 本目より 1 mm 遠位から展開し始め，wire push のみで展開し，近位端は 1 本目よりも 1 mm 近位に位置した．造影にて jail された perforator の描出が良好であること，右 VA 本幹の血流が保たれていること，動脈瘤内に造影剤が停滞することを確認し，cone-beam CT で stent の vessel apposition が良好であることを確認した．

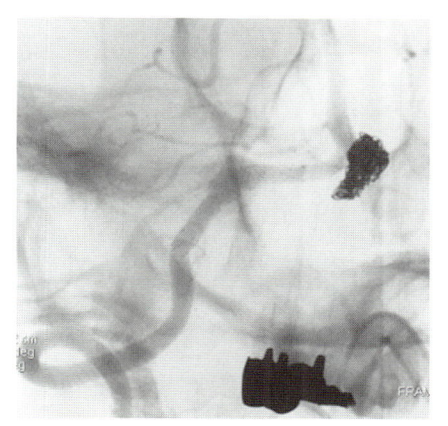

図14 2 overlapping stent 後の右椎骨動脈撮影

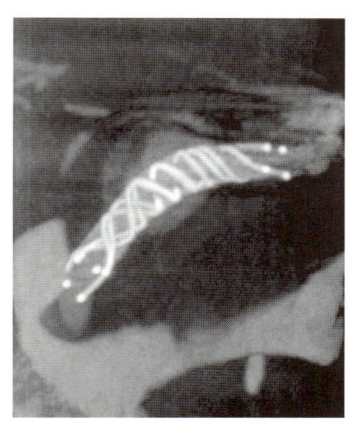

図15 cone-beam CT

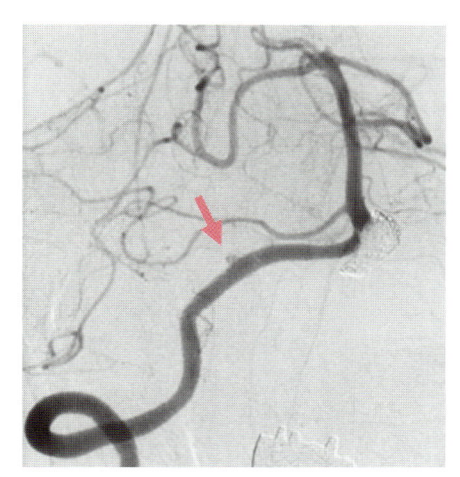

図16 治療 6 カ月後の右椎骨動脈撮影
右 VA V4 の紡錘状動脈瘤の一部がわずかに造影される（➡）．

考察

椎骨動脈の紡錘状動脈瘤に対して親動脈閉塞を行う場合, 対側 VA の発達, PICA の分岐と動脈瘤の位置関係, medullary artery などの穿通枝や前脊髄動脈の分岐に注意する. 親動脈閉塞が可能かどうか, バルーン閉塞試験を行うこともあるが, 全身麻酔下での治療では神経所見をとれず, また長期的な虚血による症状は予想できない.

A. 親動脈閉塞・近位閉塞

■ 脳底動脈の病変に対しては親動脈閉塞や近位閉塞を安全に行うことは困難である. 文献的には, 両側後交通動脈径が 1 mm 以上, または片側の後交通動脈径が 1.54 mm 以上あれば両側 VA 閉塞可能との文献もある[5]. また, BA もしくは VA の endovascular occlusion で, 一過性の虚血性合併症 5~31%, 永久的な虚血性合併症 0~18%との報告がある[6].

■ 親動脈閉塞が困難な場合には, 各種 bypass 手術の併用も検討するが, 本来の順行性血流を温存した治療として, 血管内治療では stent assist 下で coil 塞栓術や複数の stent を重ねた留置, さらに flow diverter 留置も報告されている.

B. ステント支援下 coil 塞栓

■ porosity が低い stent の方が, vessel remodeling and healing の効果は高く, そのため, trans-cell で瘤内にマイクロカテーテルを誘導することは困難であり, 先に瘤内にマイクロカテーテルを留置しておき, stent 留置後, jail されたマイクロカテーテルから coil 塞栓を行うのが一般的である. 紡錘状動脈瘤ではステント支援下 coil 塞栓術の際, stent 周囲を coilloop が取り囲むようになるため, 走行が捻じれている場合など barrel view が難しい場合や, ある程度の coil 塞栓をしてからは stent 内腔に coil が突出していないか観察できず, 塞栓状態の確認が困難である. 血栓性合併症予防のため, stent 留置に先立って抗血小板療法（2 剤併用）が必要であるため, 破裂急性期の動脈瘤には原則行わない.

C. stent 留置

■ stent を紡錘状動脈瘤に留置することで，順行性血流を温存しながら，穿通枝の血流も保ち，瘤内の血流を減少させる．

■ stent を重ねて留置すること（overlapping stenting）によっての stent の porosity を下げ，動脈瘤内に流入する血流を減らす治療が試みられている．Wang（2016）によると，virtual stenting workflow で予想した hemodynamic change は，瘤内血流速度と WSS（wall shear stress）は Enterprise1 枚より 2 枚重ねて留置した方がより低下し，Enterprise 2 枚重ねと LVIS 1 枚は同等，LVIS 2 枚重ねは Pipeline 1 枚よりも低下した[7]．

D. Flow diversion

海外では後方循環の動脈瘤に対する flow diverter の使用経験も報告されているが，日本では保険適用外である．

後方循環の non-saccular aneurysm に対する flow diverter を用いた治療についての 131 個の動脈瘤の meta-analysis[8] によると，長期の閉塞率 52％，overall motality 21％，morbidity 26％であり，good long term neurologic outcome（modified Rankin Scale score≦2）は全体で 51％，椎骨動脈病変に限定すると 83％だった．

また，椎骨脳底動脈紡錘状動脈瘤に対する初期の flow diversion 症例 7 例の報告では 5 例で術後虚血性合併症を生じ，1 例でクモ膜下出血を合併，転帰は 4 例が死亡，生存する 3 例の mRS は 5, 1, 0 だったとしている[9]．その後の 12 例の治療では，術中に穿通枝損傷を生じた 1 例は転帰が mRS 4 であり，他は周術期に虚血，出血合併症はなく，死亡例 0 件，転帰は 2 例が mRS 1，9 例が mRS 0 であり，初期の治療成績と比べて改善したと報告している[10]．治療成績改善のポイントとして以下の点を挙げている．

① 症例の選択：治療前に MRI で虚血病変がないこと．
② 厳密に抗血小板薬 2 剤併用を行い，血小板凝集能を評価する．
③ 使用する flow diverter は長いものを使用し本数を少なくする．
④ coil 塞栓を併用することで coil が足場となって flow diverter が瘤内に逸脱するのを防ぐ．

Pipeline を V4 segment の動脈瘤に対して留置した場合に，Pipeline で起始部を覆われた PICA が閉塞について，PICA 起始部が Pipeline で覆われた 11 例中，1 例は術中に生じたステント内血栓によって急性閉塞したが abciximab 投与で再開通し，follow の血管撮影を行った 8 例全例で PICA の開存が確認されている（3 例は follow 血管撮影未施行）．また，Pipeline で ASA 起始部が覆われた 1 例は，半年後の血管撮影で ASA の開存が確認されている．対側 VA 起始部が覆われた 1 例では対側 VA は半年後に閉塞していた[11]．

〈参考文献〉

1) Flemming KD, Wiebers DO, Brown RD Jr, et al. Prospective risk of hemorrhage in patients with vertebrobasilar nonsaccular intracranial aneurysm. J Neurosurg. 2004; 101: 82-7.

2) Nasr DM, Flemming KD, Lanzino G, et al. Natural history of vertebrobasilar dolichoectatic and fusiform aneurysms: A systematic review and meta-analysis. Cerebrovasc Dis. 2018; 45: 68-77.

3) Nasr DM, Brinjikji W, Rouchaud A, et al. Imaging characteristics of growing and ruptured vertebrobasilar non-saccular and dolichoectatic aneurysms. Stroke. 2016; 47: 106-12.

4) Shapiro M, Becske T, Riina HA, et al. Non-saccular vertebrobasilar aneurysms and dolicho-ectasia: a systematic literature review. J Neurointerv Surg. 2014; 6: 389-93.

5) Steinberg GK, Drake CG, Peerless SJ. Deliberate basilar or vertebral artery occlusion in the treatment of intracranial aneurysms. Immediate results and long-term outcome in 201 patients. J Neurosurg. 1993; 79: 161-73.

6) Aymard A, Gobin YP, Hodes JE, et al. Endovascular occlusion of vertebral arteries in the treatment of unclippable vertebrobasilar aneurysms. J Neurosurg. 1991; 74: 393-8.

7) Wang C, Tian Z, Liu J, et al. Flow diverter effect of LVIS stent on cerebral aneurysm hemo-dynamics: a comparison with Enterprise stents and the Pipeline device. J Trans Med. 2016; 14: 199.

8) Kiyofuji S, Graffeo CS, Perry A, et al. Meta-analysis of treatment outcomes of posterior cir-culation non-saccular aneurysms by flow diverters. J Neurointerv Surg. 2018; 10: 493-9.

9) Siddiqui AH, Abla AA, Kan P, et al. Panacea or problem: flow diverters in the treatment of symptomatic large or giant fusiform vertebrobasilar aneurysms. J Neurosurg. 2012; 116: 1258-66.

10) Natarajan SK, Lin N, Sonig A, et al. The safety of Pipeline flow diversion in fusiform verte-brobasilar aneurysms: a consecutive case series with longer-term follow-up from a single US center. J Neurosurg. 2016; 125: 111-9.

11) Mazur MD, Kilburg C, Wang V, et al. Pipeline embolization device for the treatment of ver-tebral artery aneurysms: the fate of covered branch vessels. J Neurointerv Surg. 2016; 8: 1041-7.

⑨ 後下小脳動脈瘤・前下小脳動脈瘤

概論

後下小脳動脈（posterior inferior cerebellar artery: PICA）は延髄前面を走り延髄側面の下オリーブ核までの anterior segment（seg），延髄側面から cerebellomedullary fissure に至るまでの lateral seg，大槽に入り小脳扁桃下部で caudal loop を形成する tonsillomedullary seg，第四脳室天井と小脳扁桃内側を上行し cranial loop を形成する telovelotonsilar seg，それ以遠の皮質枝である cortical seg. の 5 つに分類されている．PICA 瘤は全動脈瘤の 0.5～3％と比較的稀である．動脈瘤発生部位別では，椎骨動脈（VA）との分岐部（65％）がもっとも多く，tonsillomedullary seg. より遠位（25％），anterior, lateral medullary, tonsillomedullary seg（10％）の順で多い[1]．

前下小脳動脈（anterior inferior cerebellar artery: AICA）は橋前面から橋延髄境界部の外転神経周囲を外側に走り上オリーブ核までの anterior pontine seg，オリーブ核外側の顔面神経 root exit zone 近傍から meatal loop を形成しながら顔面，聴神経周囲を走行する meatal seg，flocculus 上縁から小脳の great horizontal fissure に向かう flocculope-duncular seg，小脳表面を走行する cortical seg に分類されている．AICA 瘤は動脈瘤の 1.7％と稀である．少ない症例ではあるが，文献レビューでは動脈瘤の発生部位は meatal seg（44.7％）が最も多く，premeatal seg（34.0％），postmeatal seg（21.3％）の順で多いと報告されている[2]．

本動脈瘤に対して開頭術を行う場合は，稀な疾患であることに加え頭蓋底または後頭蓋窩削除を行っても狭く限られた術野で脳幹やそれを栄養する穿通枝，脳神経周囲の操作が必要となる．開頭術後の合併症が 36～47％と高いこともあり[3, 4]，近年は血管内治療が行われることが多くなっている．PICA 瘤・AICA 瘤の血管内治療を行う際には，他部位の動脈瘤同様に破裂予防と穿通枝温存を達成できる治療戦略を立てる必要がある．ただし，PICA 瘤の場合には対側の VA や皮質枝を介した末梢の側副血行が豊富なため，通常の coil 塞栓術またはステント支援下瘤内塞栓術で困難な場合には病側 VA の internal trapping による parent artery occlusion（PAO）を併用して動脈瘤への inflow 軽減させることや，遠位部の PICA 瘤・AICA 瘤では coil や液体塞栓物質を用いた PAO も考慮できる．近年認可された Flow diverter（FD）は前方循環系の動脈瘤に比べ後方循環系では死亡率，穿通枝の虚血性合併症が高いことが知られているが[5]，PICA 瘤・AICA 瘤に対する FD の効果は限られた症例集積報告のみしかなく明らかではない[6, 7]．

本項では，非常に広頸の PICA に騎乗した VA-PICA 瘤に対して開頭術にて Rt.VA trapping＋OA-PICA bypass を企図したが trap 予定部位に穿通枝が分岐していたため

PICA isolation（OA–PICA bypass+PICA 近位部 clip ligation）のみ行い，穿通枝を避けたステント支援下 coil 塞栓術を行った症例と，coil 塞栓術に internal trapping による PAO を併用して治療し得た大型 VA–PICA 瘤の症例を提示する．

〔 C A S E　R E P O R T 〕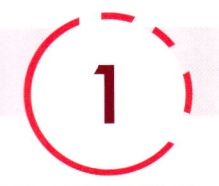

現病歴など

現病歴

79 歳，女性．突然の意識障害で他院へ搬送された．当初 Japan Coma Scale（JCS）100 であったが経過中に JCS 2 まで回復した．CT でクモ膜下出血を認め当院に第 1 病日に転院搬送となる．

既往歴

高血圧

神経症状

JCS 2，局所神経症状なし

Ⅰ．術前検査

CT

来院時 CT にてテント上下の脳槽にびまん性のクモ膜下出血を認める 図1ⓐ．

DSA

Digital subtraction angiography（DSA）では動脈瘤のサイズ 9.1×8.7×7.4 mm，ネック 7.8 mm の右 VA–PICA 瘤を認め 図1ⓑ，PICA は動脈瘤の dome から分岐している 図1ⓒ．右 VA は起始後に loop 状に蛇行していた 図1ⓓ．第 2 病日 PICA に騎乗した広頚の VA–PICA 瘤に対して開頭術にて Rt.VA trapping+OA–PICA bypass を企図した．しかし，術中所見に trap を予定していた VA から脳幹への穿通枝が分岐しており温存困難であった．そのため PICA isolation（OA–PICA bypass 後，PICA 近位部 clip ligation）を行い，第 3 病日に血管内治療による動脈瘤根治術を行うこととした 図2ⓐ–ⓒ．

JCOPY 498-32826

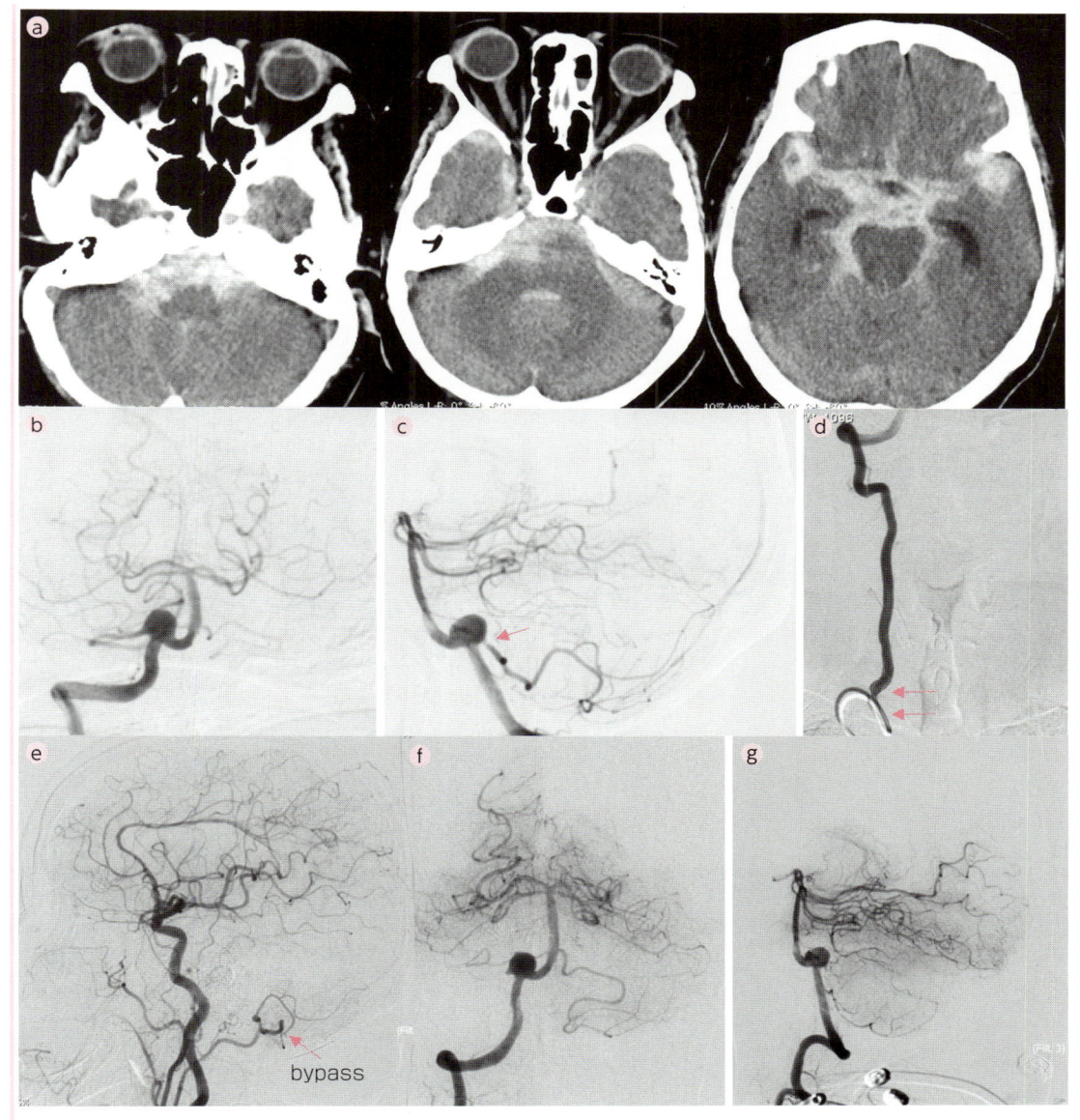

図1 Case 1. 術前評価と PICA isolation

ⓐ 頭部 CT にてテント上下に広がるびまん性のクモ膜下出血を認める. ⓑ, ⓒ. 右 VA 撮影にて右 VA-PICA 分岐部に広径の囊状動脈瘤を認め, dome から PICA（矢印）が分岐する（ⓑ. 正面, ⓒ. 側面）. ⓓ. 右 VA は起始後に loop 状に蛇行している. ⓔ-ⓖ. 右 OA-PICAbypass＋PICA 近位部 clip ligation 後の右総頸動脈撮影ⓔ と右 VA 撮影（ⓕ. 正面, ⓖ. 側面）. OA-PICA bypass の開存を認め（矢印）, VA から右 PICA への順行性血流消失を確認.

II. 治療

　比較的大きく広頸な動脈瘤であったためクモ膜下出血急性期ではあるがステント支援下 coil 塞栓術を企図した. 全身麻酔導入後アスピリン 200 mg, クロピドグレル 300 mg を経鼻胃管から投与し, ヘパリン 80 単位 /kg 投与して activated clotting time（ACT）延長

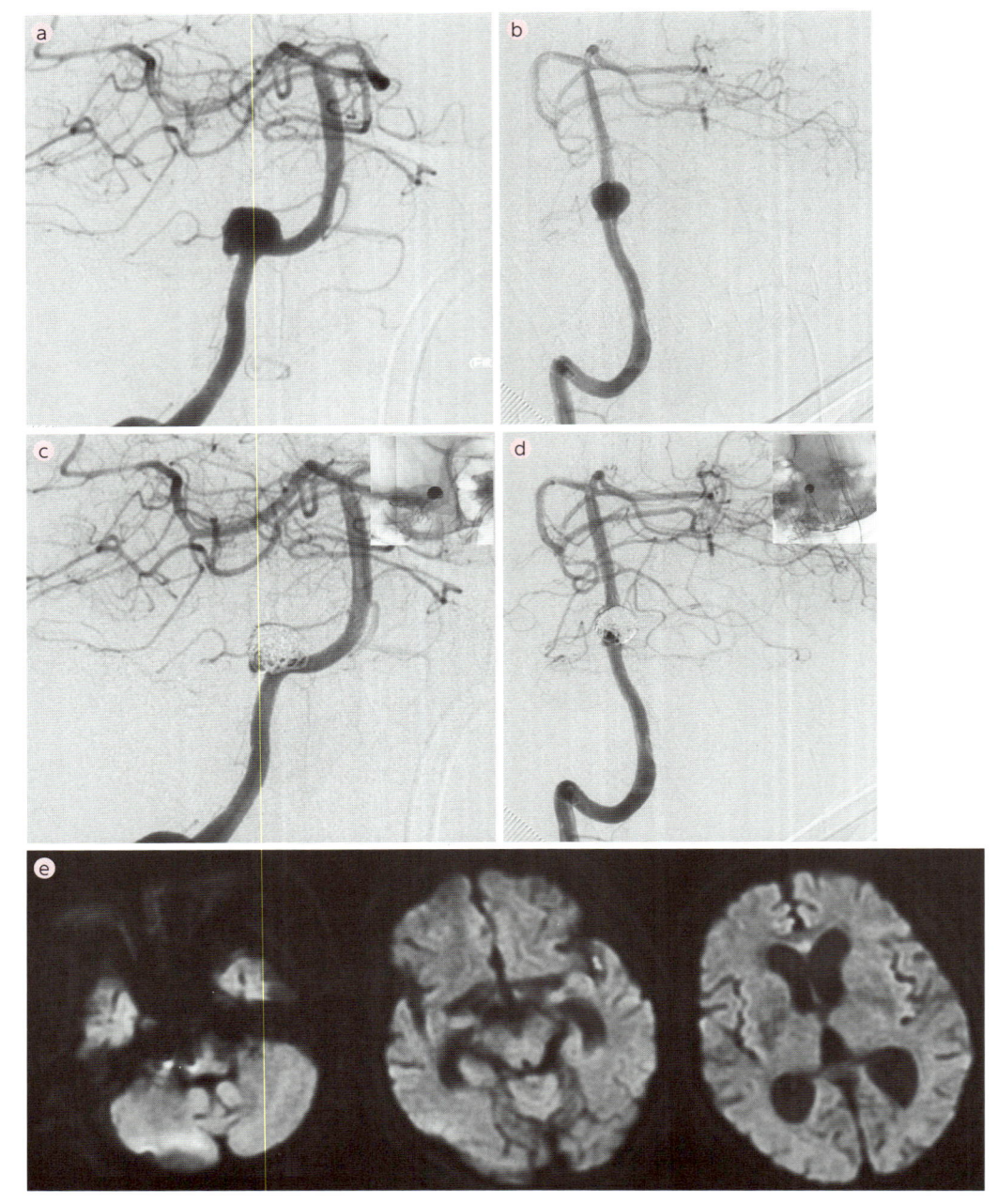

図2 Case 1. のステント支援下瘤内塞栓術中術後

ⓐ，ⓑ ステント支援下瘤内塞栓術前の working angle. ⓒ，ⓓ. ステント支援下瘤内塞栓術直後.
ⓔ. 術後 MRI DWI にて虚血病変なし.

を確認後にガイディングカテーテルを誘導した．右 VA は近位部で蛇行が強く 6Fr カテーテルが VA 遠位まで誘導できなかったため，6Fr FUBUKI angle を右 VA 起始部に，4.2Fr FUBUKI を V3 segment に留置しステント留置のため Prowler Select Plus を脳底動脈に先進させた．瘤の長軸方向と neck の位置が確認でき，穿通枝の起始が確認できるような working angle 図2 ⓐⓑ で Enterprise2 4.0×30 mm を脳底動脈から V4 segment まで留置した．引き続き trans-cell technique で J shape に形成した SL-10 を NEUROUTE14 を用いて trans-cell に瘤内に安定させるよう留置して瘤内塞栓術を行い，body filling を残して終了した 図2 ⓒⓓ．術後新規虚血性合併症なく経過し 図2 ⓔ，modified Rankin Scale（mRS）3 で他院へリハビリ目的で転院した．術後 1 年目の DSA にて動脈瘤の完全閉塞と穿通枝の開存を確認した 図3 ⓐⓑ．

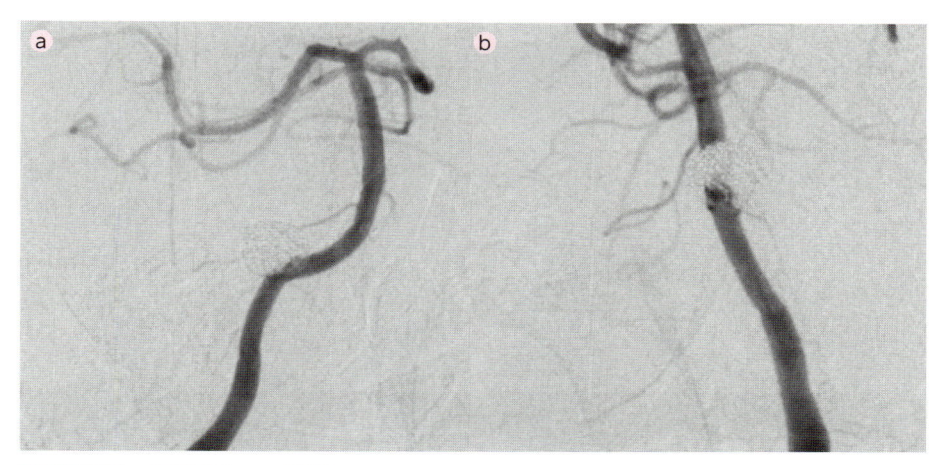

図3 術後 1 年目の右 VA 撮影
ⓐ．正面，ⓑ 側面．動脈瘤の完全閉塞と穿通枝の開存を確認．

SIDE MEMO

　動脈瘤の破裂予防と穿通枝の温存を目的に開頭，血管内にこだわらずに治療方針を決定した．
　広径 GC の誘導が困難な時は Jailing technique にこだわらず小径の GC で stent を展開し Trans-cell で塞栓した．

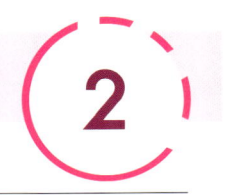
現病歴等

現病歴

　63歳，女性．自家用車運転中に左方注視時の複視を自覚し他院脳神経外科を受診し，MRA にて大型 VA 瘤を指摘され当院へ紹介．

既往歴

　特記事項なし

神経学的所見

　左外転神経麻痺

I．術前検査

頭部 CT にて延髄左外側の脳槽に 1.5 cm 大の圧排効果を呈する病変を認めた 図4 ⓐ．

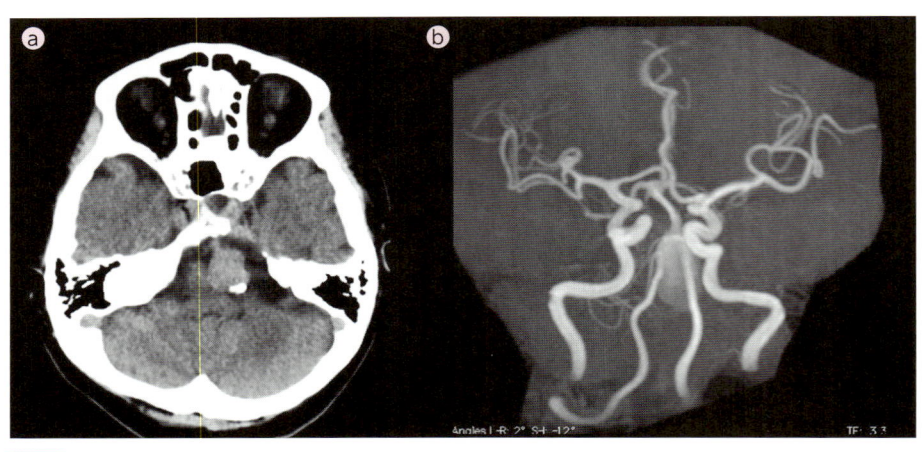

図4 Case 2. 入院時画像
ⓐ 頭部 CT にて延髄左外側の脳槽に 1.5 cm 大の圧排効果を呈する病変を認める．
ⓑ 頭部 MRA にて左 VA 瘤を認める．

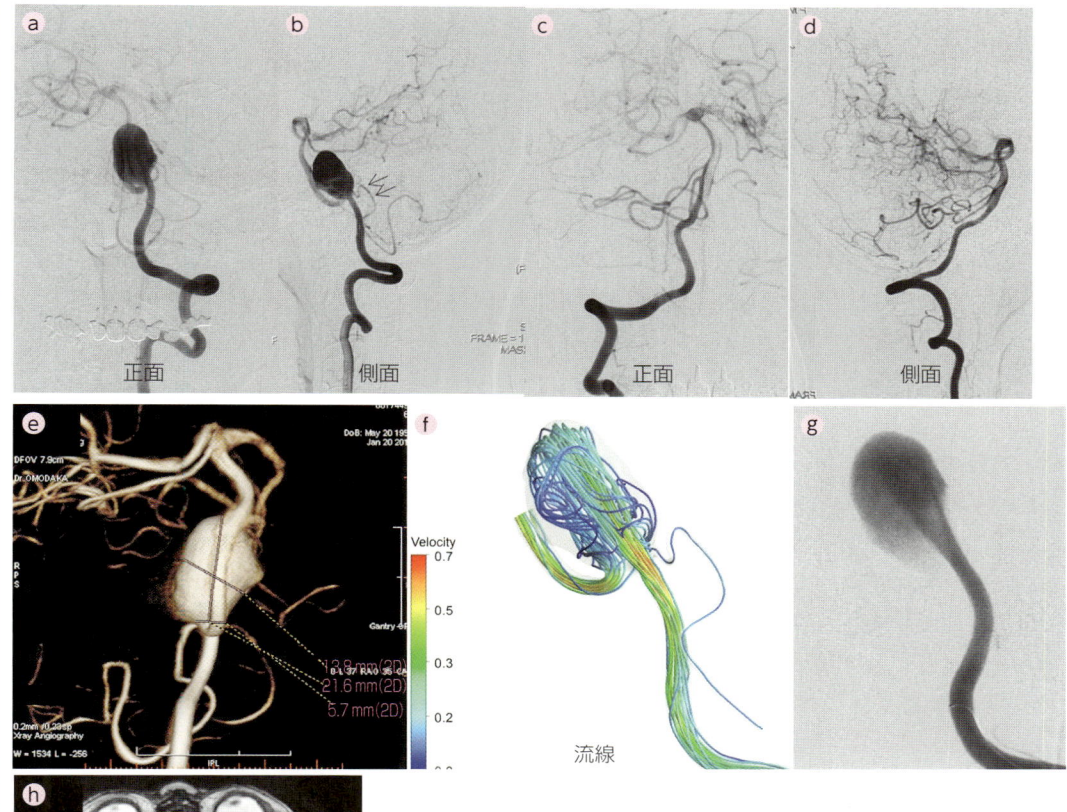

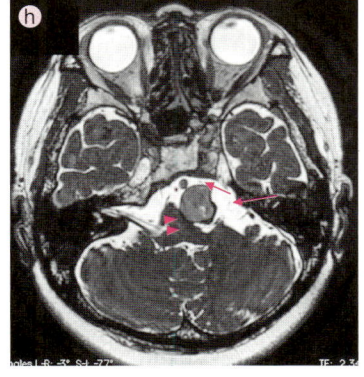

図5 Case 2. 術前評価

左 VA 撮影（**a** 正面・**b** 側面）にて左 VA-PICA 瘤を認める（矢印は左 PICA）．C. 右 VA 撮影（**c** 正面・**d** 側面）で脳底動脈は良好に描出される．**e** 3D DSA にて動脈瘤サイズは 21.6×13.8×13.7 mm，ネック 6.8 mm で前方に bleb を伴っている．**f** 3D DSA をもとにした Cerebral flow dynamics にて左 VA の血流は主に動脈瘤内に inflow jet．**g** を介して流入してから遠位の VA へ灌流している．**h** MRI にて動脈瘤は小脳橋角部に存在し延髄と外転神経（矢印，矢頭に反対側外転神経）を内側に圧排している．

MRA・DSA

　頭部 MRA では左 VA 瘤が疑われ 図4ⓑ，DSA にて左 VA-PICA 瘤を認めた 図5ⓐ, ⓑ．右 VA 撮影にて脳底動脈は良好に描出される 図5ⓒ, ⓓ．3D DSA にて動脈瘤サイズ 21.6×13.8×13.7 mm，ネック 6.8 mm で前方に bleb を伴っている 図5ⓔ．3D DSA を元にした cerebral flow dynamics の流線解析にて左椎骨動脈の血流は主に動脈瘤直前で流速が上がり，瘤内に inflow jet を介して流入し 図5ⓕ, ⓖ，遠位の椎骨動脈へ灌流していた．MRI FIESTA 画像にて動脈瘤は小脳橋角部に存在し延髄と左外転神経を内側に圧排している 図5ⓗ．

Ⅱ. 治療

　開頭術による OA-PICA bypass 併用の動脈瘤 clipping, trapping もしくは parent artery occlusion（PAO）も提案したが，患者からは血管内治療による治療希望が強かったこともあり血管内治療を行うこととした．術前検査から巨大動脈瘤であり瘤内塞栓術のみでは再増大，破裂リスクが高いと思われ PICA 温存した瘤内塞栓術に inflow jet を消失させる目的で病側 VA 動脈の internal trapping による PAO を企図した．術前に internal trapping による穿通閉塞のリスクをシミュレーションする目的に Balloon test occlusion（BTO）を行なったところ 図6，動脈瘤の近位の V4 segment で閉塞後にめまいを訴えた 図6ⓒ, ⓓ, ⓔ．頭蓋外の V3 segment で BTO を行った場合は無症状であった 図6ⓕ ⓖⓗ．後日全身麻酔下で根治術施行した．術 5 日前からアスピリン 200 mg，クロピドグレル 300 mg を内服．全身麻酔導入後にヘパリン 80 単位 /kg 投与して activated clotting time（ACT）延長を確認後にガイディングカテーテルを誘導した．6Fr FUBUKI straight を左椎骨動脈の第 2 頸椎下端レベルに留置して，先端 3 mm を 45 度に形成した SL-10 と NEURODEO を瘤内に誘導して double catheter technique で両方の micro catheter からの coil で PICA 温存した framing coil を安定させてから filling を行い，わずかな body filling で瘤内塞栓を行えた 図7ⓐⓑ．続いて BTO の際に無症状であった第 1 頸椎レベルの V3 segment で PAO を行い 図7ⓒ，動脈瘤の完全閉塞と PICA 瘤の開存を得た 図7ⓓ, ⓔ．術後に新規虚血性合併症なく良好に経過 図7ⓕ．左外転神経麻痺は後遺したが悪化はなく，mRS1 で自宅退院．術後 1 年目に行った脳血管撮影でも動脈瘤の完全閉塞と PICA の開存を確認し 図8ⓐ, ⓑ，左頭蓋内 VA の閉塞を確認している．

JCOPY 498-32826

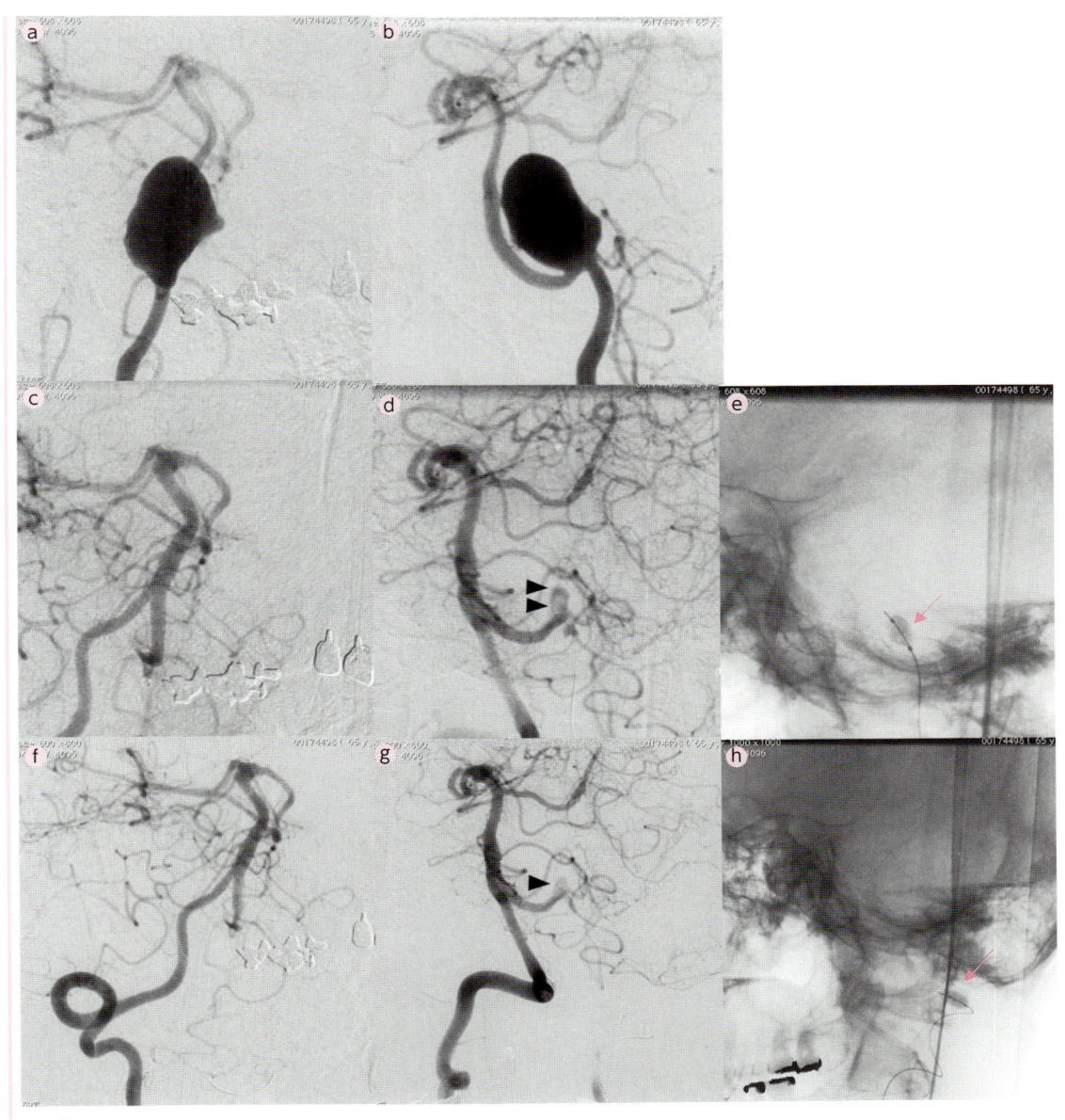

図6 Case 2. Balloon test occlusion
穿通枝閉塞による症状をシミュレーションする目的にVAのBTOを施行．**a**・**b** BTO時のworking angle．**c** − **e** 動脈瘤直近のV3 segmentでBTOを行った際の右VA撮影．Unionを介した血流はPICAに灌流し，動脈瘤内への造影剤流入はneck近傍のみとなる（矢頭）．矢印はV3 segmentに留置されたBalloon．**f**，**g**・**h** V4 segmentでBTO BTOを行った際の右VA撮影．Unionを介した血流はPICAに灌流し，動脈瘤内への造影剤流入はneck近傍のみ（矢頭）．矢印はVAの硬膜貫通部直前のV4 segmentに留置されたBalloon．

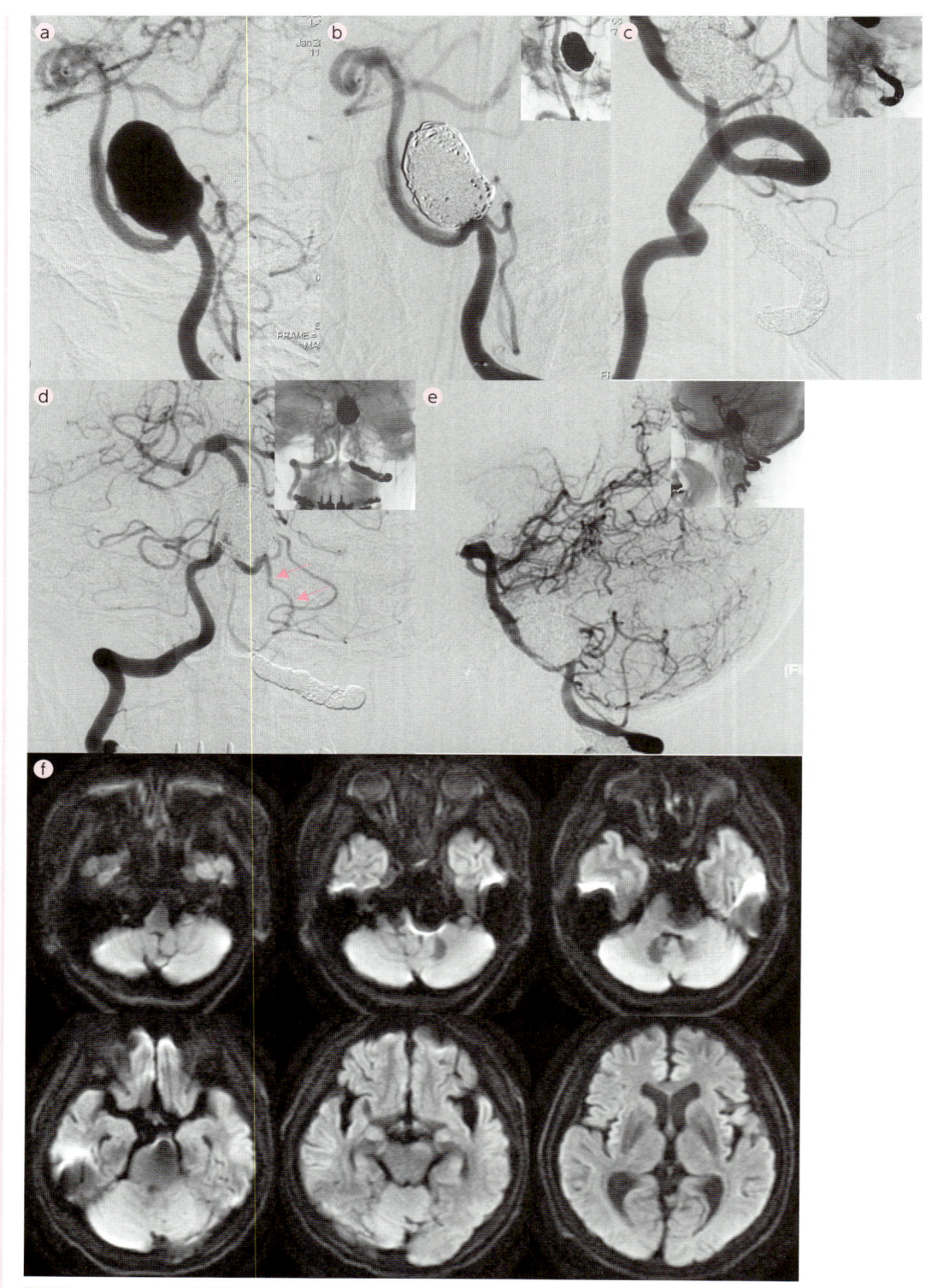

図7 Case 2. 瘤内塞栓術＋internal trapping

a 瘤内塞栓術前の左 VA 撮影 working angle. **b** 瘤内塞栓術後の左 VA 撮影にてわずかな body filling を認める.
c V4 segment にて PAO を行った後の右 VA 撮影. 動脈瘤は完全閉塞している. 治療後の右 VA 撮影（**d** 正面,
e 側面）. 動脈瘤の完全閉塞と左 PICA（矢印）の開存を認める. **f** 術後虚血病変なし.

JCOPY 498-32826

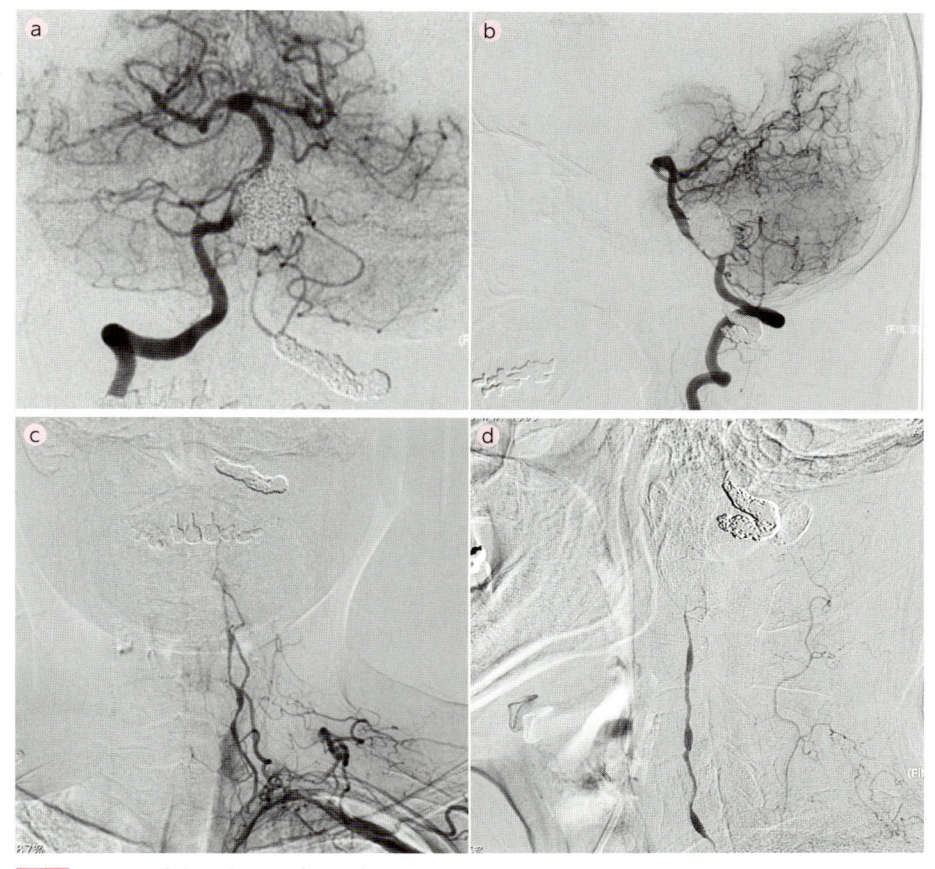

図8 Case 2. 術後 1 年目の右 VA 撮影

術 1 年後の右 VA 撮影（ a . 正面, b . 側面）にて動脈瘤の完全閉塞と左 PICA の開存を確認. 左鎖骨下動脈撮影（ c . 正面, d . 側面）にて左 VA は頭蓋外で閉塞していることを確認.

SIDE MEMO

　coil 塞栓だけでは治療困難な巨大動脈瘤に対して inflow jet を消失させる PAO も追加した.

　DSA で確認できない穿通枝閉塞による症状を BTO でシミュレーションし, 椎骨動脈の PAO を行った.

考察

　近年，PICA 瘤・AICA 瘤の治療は血管内治療にシフトしてきているが，血管内治療を行う場合には外科治療と同様に動脈瘤の部位，サイズ，形状，母血管と動脈瘤の角度，神経所見，年齢などによって治療法を個別に検討する必要がある．

　PICA 瘤・AICA 瘤に対して血管内治療を行う場合，動脈瘤の部位によって治療方針は異なり，近位の瘤であれば瘤内 coil 塞栓術またはバルーン／ステント支援下瘤内塞栓術が選択されることが一般的で，動脈瘤から PICA や AICA が分岐しておりその温存が困難な場合には bypass 術併用での瘤の処置が行われる．また，PICA の caudal loop 以遠や AICA の meatal loop 以遠などのように脳幹や脳神経への穿通枝が分岐する部位より遠位の病変はマイクロカテーテルの自由度が少ないため瘤内塞栓が困難であるが，小脳での脳軟膜吻合による側副血行を期待できることから coil や液体塞栓物質を用いた血管内母血管閉塞も考慮できる．しかし，PICA・AICA・上小脳動脈（superior cerebellar artery: SCA）の発達にはバリエーションが多くそれぞれ相補的に発達しているため母血管閉塞による虚血性合併症のリスクは不確定要素が多く，術前の患者重症度，緊急性を考慮した上で可能であれば bypass 併用での治療法がすすめられる．技術的には，PICA 瘤の場合は VA と鋭角に分岐した PICA に騎乗していることが多いため，対側椎骨動脈からのデバイス誘導が有効なこともある[8]．

　Case Report 1 では非常に広頚の PICA involved saccular AN であったため当初は OA-PICA bypass+ 動脈瘤 trapping を企図したが trap 予定の VA から穿通枝が分岐しており PICA isolation を行い，穿通枝を避けるようなステント支援下瘤内塞栓術により良好な経過を得た．脳幹の穿通枝は DSA を行っても分岐部が不明瞭なこともあるが，その閉塞は重篤な morbidity の原因となりうるため温存は重要である．動脈瘤周囲の血行動態が症例毎に異なるため，脳血管撮影を行ったとしても穿通枝の確認ができるわけではないが可視可能な場合には温存に努めている．また，最初に開頭手術が選択された症例であっても顕微鏡下に脳幹への穿通枝が認められ，温存が困難であれば柔軟に血管内治療に移行して穿通枝の温存と動脈瘤の完全閉塞を目指した治療を行っている．

　Case Report 2 では症候性大型 PICA 瘤であり自然経過での転帰は破裂や脳幹・脳神経の圧排により不良であり何らかの治療介入が必要である．瘤内塞栓術もしくはステント支援下瘤内塞栓術での根治性も低いことから通常の strategy では治療困難である．そのため本例は PICA を温存するよう瘤内塞栓術を行い，inflow となっている近位 VA の internal trapping を行い PICA への血流を温存したまま bypass を併用せずに血管内治療のみで治療した．VA の internal trapping は対側 VA から脳底動脈が描出されれば血行力学的には可能といわれているが，coil による segmental な閉塞処置を行う場合には脳幹への穿通枝閉塞に注意が必要である．このため本例では穿通枝閉塞による症状をシミュレーションする目的に BTO を行っており，頭蓋内 VA で BTO を行った際にめまいが出現したため，頭蓋外 VA を internal trapping した．これまで巨大もしくは大型 PICA 瘤に対して，開頭術であれば neck clipping は困難な場合は，trapping（もしくは近位 VA 閉塞）+OA-PICA

96

JCOPY 498-32826

bypass が行われることが多いと思われるが，限られた術野で難易度も高く，穿通枝閉塞・下位脳神経障害の観点から侵襲性も高い．そのため，mass effect の改善は困難であるという問題もあるが，症候性の大型・巨大動脈瘤の場合には血管内治療による根治術も考慮してよいのかもしれない．

EY POINT

- ☑ PICA, AICA 瘤の部位によって治療方法を使い分ける．
- ☑ 脳幹への穿通枝温存のため開頭，血管内問わず治療法を検討．
- ☑ 大型動派瘤の場合には瘤内塞栓だけでは根治性が乏しいため母血管閉塞の併用も検討する．

〈参考文献〉

1) Crowley RW, Albuquerque FC, Ducruet AF, et al. Technical considerations in the endovascular management of aneurysms of the posterior inferior cerebellar artery. Neurosurg. 2012; 71 (2 Suppl Operative): 204-17.

2) Bambakidis NC, Manjila S, Dashti S, T. et al. Management of anterior inferior cerebellar artery aneurysms: an illustrative case and review of literature. Neurosurg Focus. 2009; 26: 1-8.

3) Yamaura A, Ise H, Makino H. Radiometric study on posterior inferior cerebellar aneurysm with special reference to accessibility by the lateral suboccipital approach. Neurol Med Ch r. 1981; 21: 721-33.

4) Horowitz M, Kopitnik T, Landreneau F, et al. Posteroinferior cerebellar artery aneurysms. Neuosurgery. 1998. 43: 1026-32.

5) Kalmes DF, Hanel R, Lopes D, et al. International retrospective study of the pipeline embolization device: a multicenter aneurysm treatment study. Am J Neuroradiol. 2015; 36: 108-15.

6) Wallace AN, Kamran M, Madaelil TP, et al. Endovascular treatment of posterior inferior cerebellar arteryaneurysms with flow diversion. World Neurosurg. 2018; 114: e581-e7.

7) Srinivasan VM, Ghali MGZ, Reznik OE, et al. Flow diversion for the treatment of posterior inferior cerebellarartery aneurysms: a novel classification and strategies. J Neurointerv Surg. 2C17. [Epub ahead of print].

8) Ecker RD, Hanel RA, Levy EI, et al. Contralateral vertebral approach for stenting and coil embolization of a large, thrombosed vertebral-posterior inferior cerebellar artery aneurysm. Case report. J Neurosurg. 2007; 107: 1214-6.

10 上小脳動脈分岐部動脈瘤

概論

　脳底動脈−上小脳動脈分岐部動脈瘤は比較的稀な病変であり，全脳動脈瘤の 1.7% に相当する[1]．上小脳動脈近位部は，動眼神経・滑車神経・三叉神経に近接しているため，脳神経障害を契機に脳動脈瘤を発症する症例も存在する．Drake らの研究では，2 対 1 で左側に多く，3 対 1 で女性に多いと報告されている．破裂瘤の平均サイズは 4.6 mm であり，他の部位の脳動脈瘤と比較して，小さいサイズで破裂に至ると指摘されている[2]．一方，大型や巨大脳動脈瘤の割合は，他の部位の脳動脈瘤と同等である．脳底動脈−上小脳動脈分岐部動脈瘤の症例のうち，42% は多発脳動脈瘤を合併しており，他の部位の脳動脈瘤と比較して多発性の頻度が高い．そのため，脳底動脈−上小脳動脈分岐部動脈瘤を認めた際には，多発脳動脈瘤の頻度が高いことを念頭に置き，他の合併動脈瘤を見落とさないように 4-vessel study を行うことが重要である．また，動脈瘤本体から上小脳動脈が起始するような複雑な形状を呈する症例も多く（14.3%），治療の際に上小脳動脈の処置に難渋することがある[2]．

　脳底動脈−上小脳動脈分岐部動脈瘤に対する治療法は，開頭手術と血管内治療の双方が選択されている．動脈瘤と穿通枝の関連が少ないこともあり，脳底動脈分岐部動脈瘤と比較すると開頭手術の合併症リスクは少ないと報告されている．しかし，術野が狭い点や脳神経が近接して走行する点等から，脳底動脈−上小脳動脈分岐部動脈瘤を含めた後方循環脳動脈瘤は全般的に開頭手術を回避される傾向にある．一方，血管内治療の目覚ましい進歩に伴い，後方循環脳動脈瘤に対する瘤内塞栓術はより安全に行うことができるようになった．近年の報告では，高率に良好な塞栓が得られており（82〜94%），合併症リスクも低い（0〜6.1%）[3,4]．そのため，今後も同動脈瘤に対して血管内治療を選択する機会が増えると予想される．

　前記のような脳底動脈−上小脳動脈分岐部動脈瘤の特徴を踏まえ，広南病院における現在の血管内治療について，実際の症例を示しながら解説する．

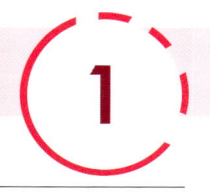
[C A S E   R E P O R T] ①

現病歴

66歳，女性．就寝中に頭痛が出現．その後に意識障害を合併したため，当院に緊急搬送された．来院時の意識状態はJapan Coma Scale（JCS）20で，左不全麻痺を認めた．

I．術前検査

CT

■頭部CT上，脚間槽，迂回槽，基底槽，両側シルビウス裂を中心にびまん性のクモ膜下出血を認めた（Fisher group 3）.

MRI

■頭部MRIのdiffusion weighted imageとT2 weighted imageでは，明らかな脳損傷を認めなかった．

■MRA上，脳底動脈と左上小脳動脈の分岐部に，小型の脳動脈瘤の存在が疑われた．

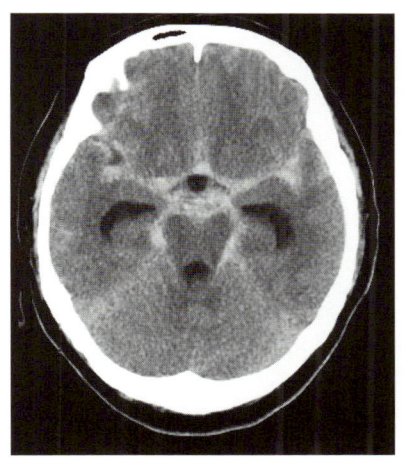

図1 Case 1. 入院時頭部CT

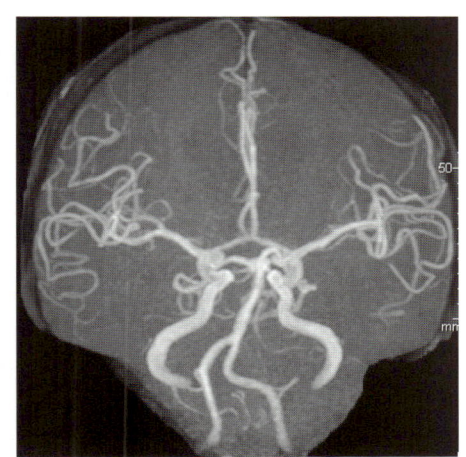

図2 Case 1. 入院時頭部MRA

DSA

■緊急で脳血管撮影を施行．脳底動脈－左上小脳動脈分岐部に，上前方に突出する径2.6×1.8×1.5 mm（頚部2.5 mm）の小型動脈瘤を認めた．脳動脈瘤の頚部は広基性であり，頚部は左上小脳動脈に騎乗していた．動脈瘤先端は膨らんでおり，blebを合併していると判断した．左椎骨動脈は，右椎骨動脈と比較して発達しており，近位部の蛇行も軽度であった．

■以上の所見から，脳底動脈－左上小脳動脈分岐部動脈瘤破裂によるクモ膜下出血と診断
した．

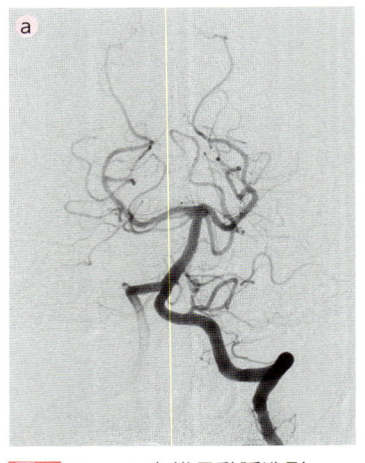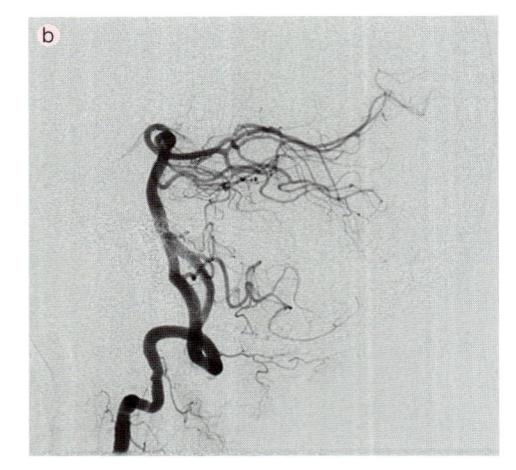

図3 Case 1. 左椎骨動脈造影
a 正面像． **b** 側面像．

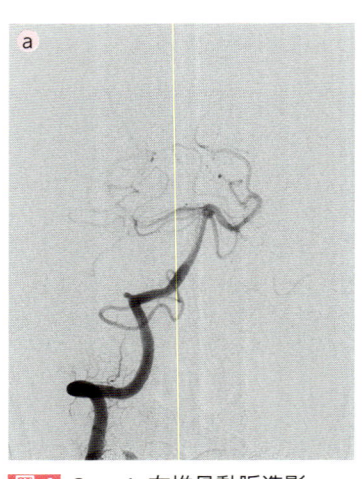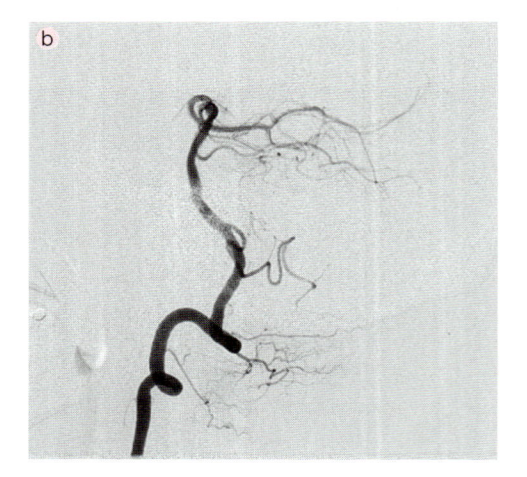

図4 Case 1. 右椎骨動脈造影
a 正面像． **b** 側面像

Ⅱ．治療手技

　本症例は広頸の小型動脈瘤であり，balloon assist technique を用いた瘤内塞栓術を計
画した．全身麻酔を導入し，手技を行った．
　近位部の蛇行が軽度であり，右側より発達している左椎骨動脈（V2 部）に 6Fr の
FUBUKI を留置した．一方，右椎骨動脈（V1 部）には 4Fr の Sidewinder を留置し，造
影用カテーテルとして使用した．Scepter C 4×10 mm を Neuroute14 を用いて，左後大
脳動脈（P1 部）から脳底動脈にかけて留置した．脳底動脈の走行と屈曲を勘案し，SL-10

の先端 3 mm を 45°，さらに近位部 5 mm を逆方向に 30° カーブさせて，S 字状に steam shaping を行った．Neuroute14 を用いて，over the wire に先進させ，SL-10 を瘤内に誘導した．脳底動脈上方で Scepter のバルーンを拡張させることで，マイクロカテーテル先端を押させつつ，coil 塞栓を行った．1 本目は Target 360 ultrasoft 2 mm×3 cm を使用し，瘤壁全体を覆う良好なフレームが形成された．2 本目は Target Helical nano 1 mm ×2 cm を使用し，neck 遠位部近傍を充填した．造影にて上小脳動脈末梢側の頚部に小さな残存を認めたが，破裂点は十分に充填されており，破裂予防効果が得られたと判断して手技を終了した．術後スパイナルドレナージを挿入し，術後翌日までは鎮静管理とした．

　術後経過は良好で，再破裂や症候性脳血管攣縮を合併することなく経過した．術前に認めた左不全麻痺は経過中に消失した．正常圧水頭症を合併したため脳室腹腔短絡術を施行し，入院 1 カ月後に modified Rankin scale（mRS）0 で自宅退院した．

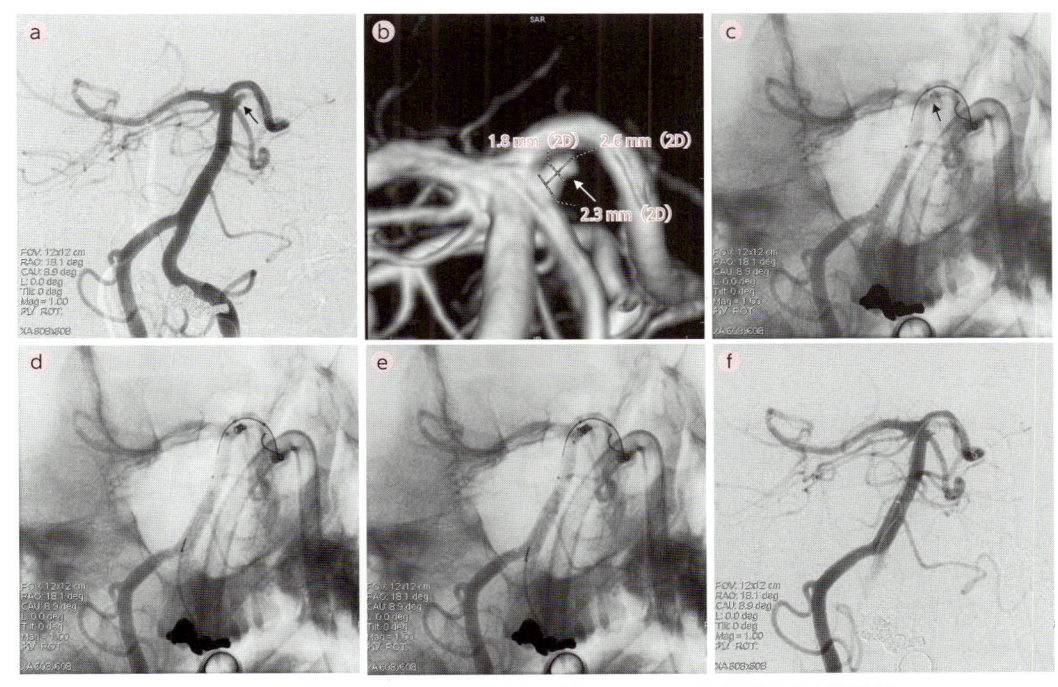

図5 Case 1. 元脳底動脈－上小脳動脈分岐部動脈瘤に対するステント支援下瘤内塞栓術
　ⓐ，ⓑ：脳底動脈－左上小脳動脈分岐部に，上前方に突出する径 2.6×1.8×1.5 mm（頚部 2.5 mm）の小型動脈瘤を認める（矢印）．ⓒ：Scepter C 4×10 mm を左後大脳動脈（P1 部）から脳底動脈にかけて留置した後，S 字状に steam shaping したマイクロカテーテルを瘤内に誘導（矢印）．ⓓ：バルーン拡張でマイクロカテーテルのキックバックを抑えつつ，Target 360 ultrasoft 2 mm×3 cm を使用して瘤壁全体を覆う良好なフレームを形成．ⓔ：Target Helical nano 1 mm×2 cm を使用し，neck 遠位部近傍を充填．ⓕ：最終像

〔 C A S E 　 R E P O R T 〕

現病歴

　60歳，女性．甲状腺癌術後に施行した PET にて偶発的に頭蓋内病変を指摘され，脳神経外科に紹介された．

Ⅰ．術前検査

MRI

■ MRI 上，中脳前方に長径 15 mm の flow void を認め，大型脳動脈瘤の存在が示唆された．

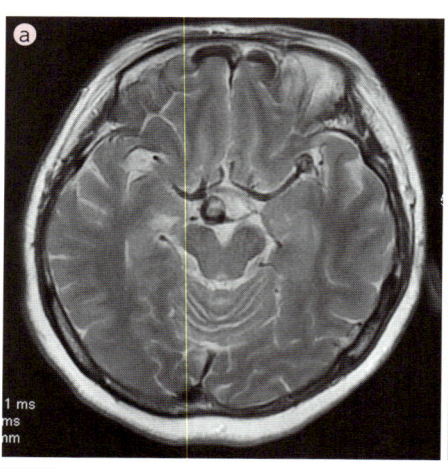 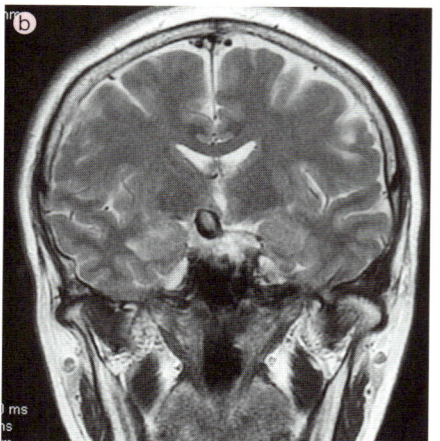

図6 Case 2. 術前 T2 強調画像
a Axial 像，**b** : Coronal 像

DSA

■ 脳血管撮影を施行. 脳底動脈−右上小脳動脈分岐部に, 上外側に突出する径 11.9×15.2 ×10.8 mm（頚部 7.0 mm）の不整形動脈瘤を認めた. 右上小脳動脈は, 動脈瘤頚部から分岐している. 広基性の動脈瘤頚部は右後大脳動脈に騎乗しており, 右後大脳動脈は脳動脈瘤背側を上行して走行. 総頚動脈圧迫下の撮影では, 両側とも後交通動脈を介して内頚動脈が描出された. 脳底動脈−右上小脳動脈分岐部動脈瘤以外にも, 右内頚動脈−後交通動脈分岐部動脈瘤（長径 4.7 mm）, 左内頚動脈−前脈絡叢動脈分岐部動脈瘤（長径 2.1 mm）, 両側中大脳動脈瘤（長径 5.0 mm, 11.0 mm）, 前交通動脈瘤（長径 3.1 mm）の合併を認めた.

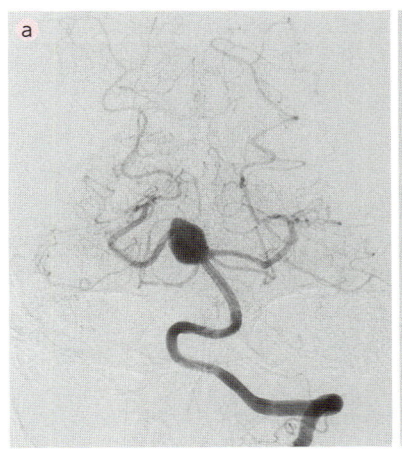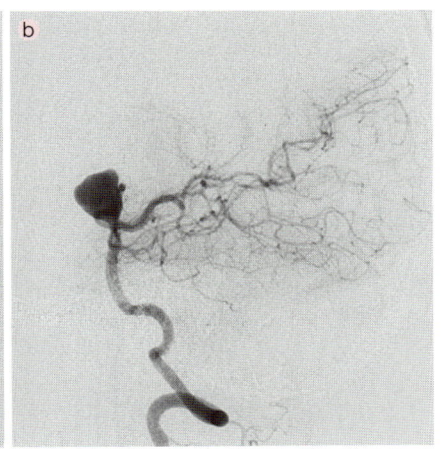

図7 Case 2. 左椎骨動脈造影
a 正面像. **b** 側面像.

II. 治療

　多発脳動脈瘤の症例であるが, 大型で不整形の脳底動脈−右上小脳動脈分岐部動脈瘤の治療を優先することとした. 右上小脳動脈が動脈瘤頚部から分岐している点, 広基性の動脈瘤頚部が右後大脳動脈に騎乗して点から, 通常の瘤内塞栓術は困難と判断した. まず, bypass 手術および右上小脳動脈近位部遮断を行い, 複雑な形状の脳動脈瘤を side-wall 化し, その後にステント支援下瘤内塞栓術を行う方針とした.

　全身麻酔下, 右浅側頭動脈−上小脳動脈 bypass 術および右上小脳動脈近位部の遮断を施行した. その際, アプローチルート上にある右内頚動脈−後交通動脈分岐部動脈瘤と右中大脳動脈瘤に対して, 頚部 clipping を併せて施行した. 術後より, 抗血小板薬 2 剤の内服を開始し, 血管内治療に備えた.

　開頭手術の 2 週間後に, ステント支援下瘤内塞栓術を施行した. 全身麻酔下に手技を行った. 優位側の左椎骨動脈（V2 部）に 6Fr の FUBUKI を留置した. 一方, 右椎骨動脈

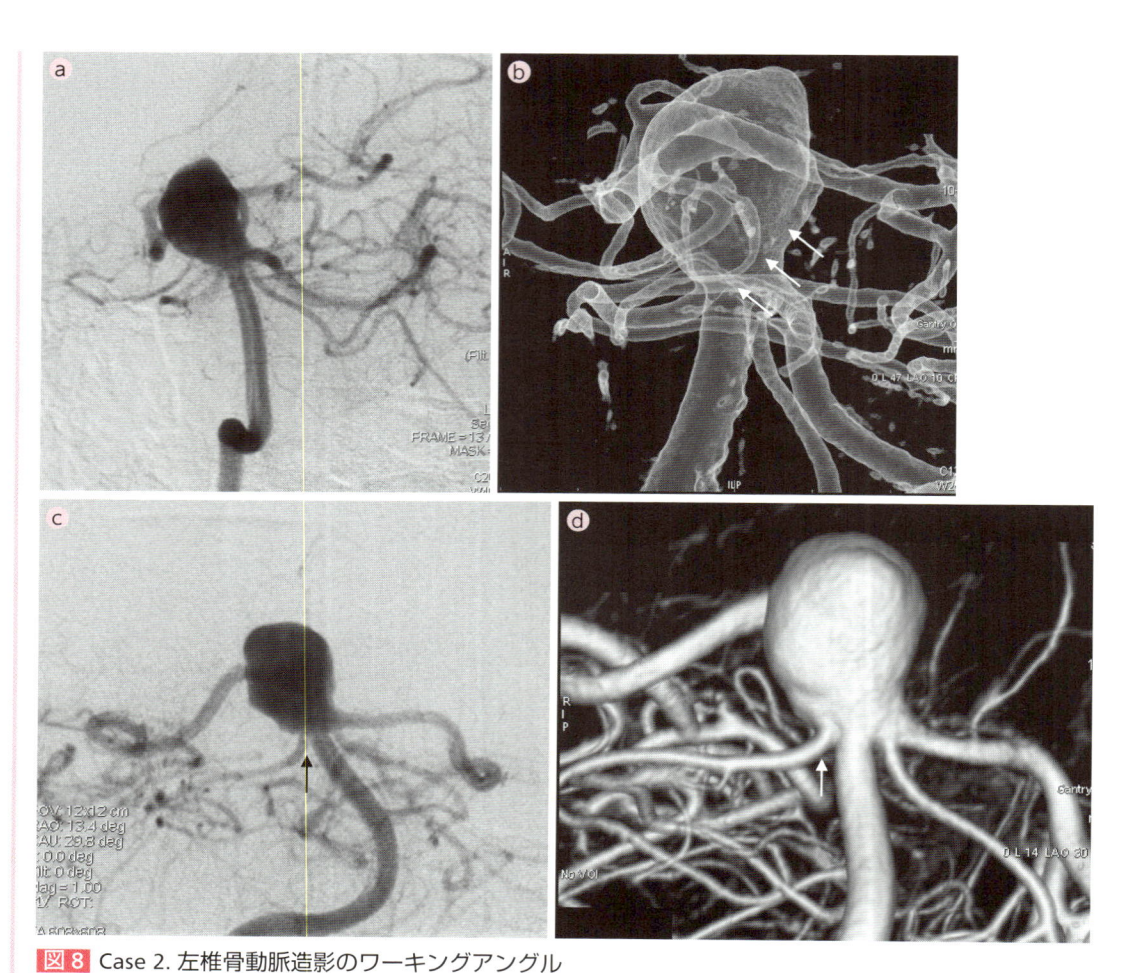

図8 Case 2. 左椎骨動脈造影のワーキングアングル

ⓐ, ⓑ: 脳底動脈−右上小脳動脈分岐部に，上外側に突出する径 11.9×15.2×10.8 mm（頸部 7.0 mm）の不整形動脈瘤を認める．動脈瘤の頸部は，右後大脳動脈に騎乗している（矢印）．ⓒ, ⓓ: 右上小脳動脈は脳動脈瘤から分岐する（矢印）

（V2 部）には 4Fr の Sidewinder を留置し，造影用カテーテルとして使用した．右外頸動脈撮影上，浅側頭動脈から右上小脳動脈が描出され，bypass の開存が確認された．また，左椎骨動脈撮影上，動脈瘤頸部から分岐していた右上小脳動脈は近位部で遮断されていた．術前の計画通り，脳底動脈−右上小脳動脈分岐部動脈瘤は，side-wall 化されていることを確認．Prowler select plus 45°と Neuroute14 を用いて右後大脳動脈への先進を試みたが，選択することができなかった．そこで，SL-10 J shape を over the wire に先進させ，瘤内に留置した．脳底動脈分岐部を避けるように Target XL standard 18 mm×50 cm でフレームを形成し，このフレームを足場として Prowler select plus 45°を右後大脳動脈に先進した．右後大脳動脈（P1 部）から脳底動脈中位にかけて Enterprise2 4.0×39 mm を留置した．引き続き，SL-10 J shape から jailing technique により，合計 10 本の coil を用いて瘤内塞栓を行った．最後の coil 挿入時にマイクロカテーテルが瘤外に逸脱．わずかに

JCOPY 498-32826

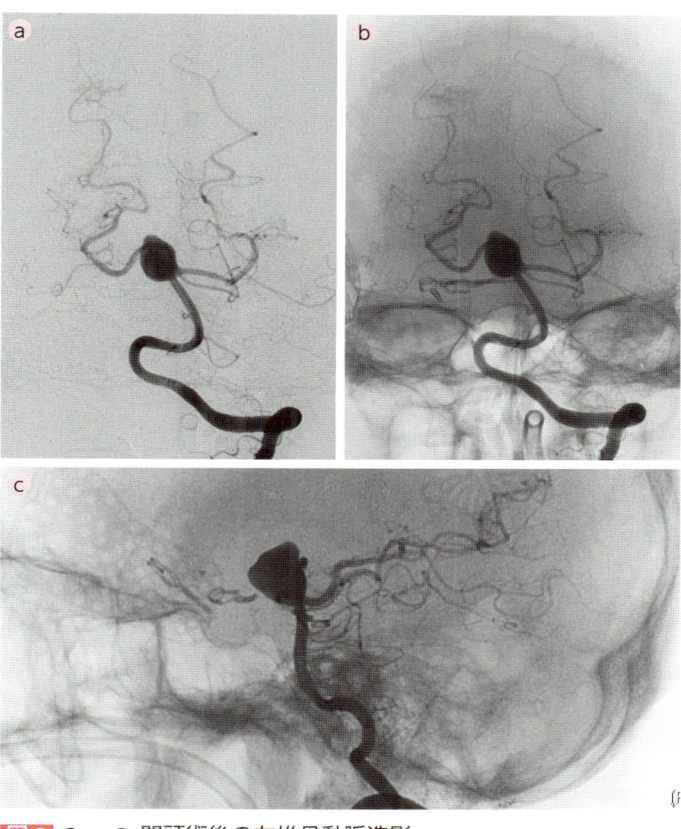

図9 Case 2. 開頭術後の左椎骨動脈造影
右上小脳動脈近位部は遮断され，脳動脈瘤は side-wall 化している．
a，**b**：正面像．**c**：側面像．

Body filling を認めたが，ステント内の視認性が悪く，transcell technique による追加塞栓は危険と判断し，手技を終了した．

　術後経過は良好で，神経学的脱落所見の合併なく経過．瘤内塞栓術後 10 日目に mRS 0 で自宅退院した．

$\mathbb{S}$ IDE MEMO

　大型で複雑な形状を呈する脳底動脈−上小脳動脈分岐部動脈瘤の症例は稀ならず存在し，脳動脈瘤から分岐する上小脳動脈の処置が問題となる．bypass を併用した開頭手術と血管内治療による複合手術が有効な症例もある．

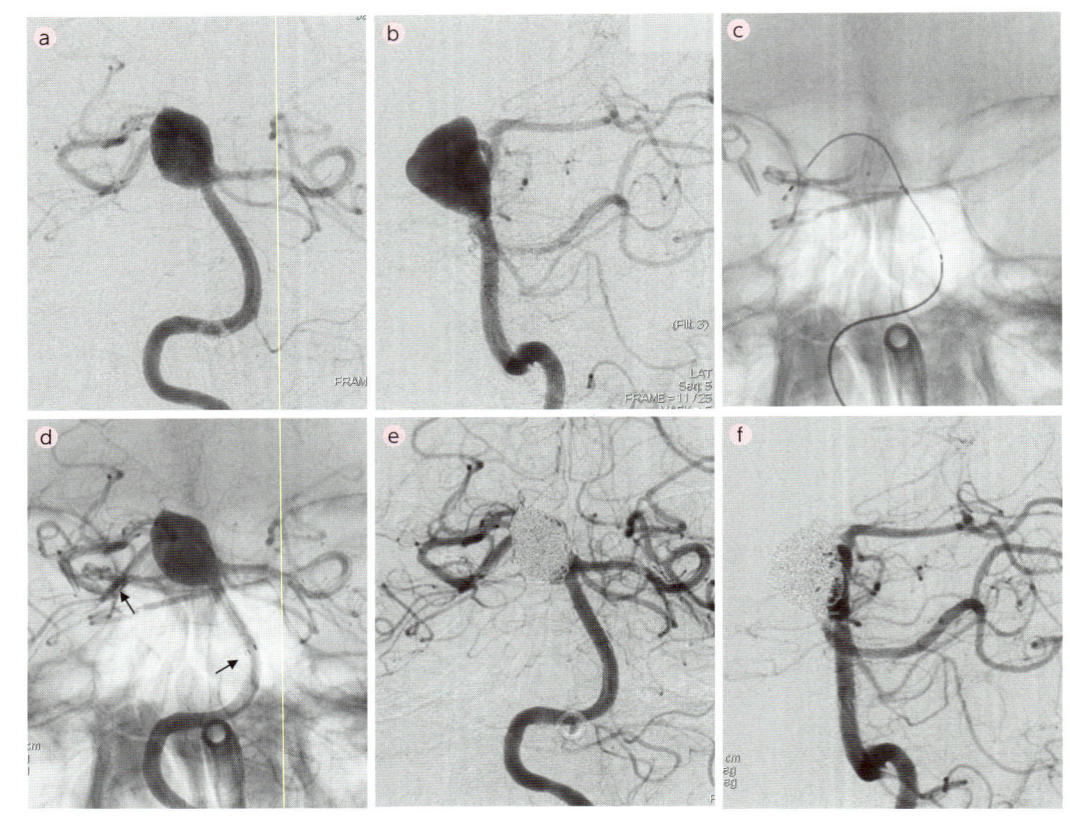

図10 Case 2. 右脳底動脈−上小脳動脈分岐部動脈瘤に対するステント支援下瘤内塞栓術

a，**b**：working angle．**c**：瘤内で coil フレームを形成し，フレームを足場に Prowler select plus 45°を右後大脳動脈に先進，**d**：右後大脳動脈（P1 部）から脳底動脈中位にかけて Enterprise2 4.0×39 mm を留置（矢印），**e**，**f**：最終像

考察

▌A. 脳底動脈・上小脳動脈の解剖学的特徴

　　脳幹部の腹側で一対の ventral longitudinal artery が融合し，1 本の脳底動脈になる[5]．脳底動脈先端部の形状は，ventral longitudinal artery の吻合の程度により，T 字型の cranial fusion type と，Y 字型の caudal fusion type に分かれる．cranial fusion type では脳底動脈から上小脳動脈が直接分岐し，caudal fusion type では上小脳動脈が後大脳動脈から起始する．

　　上小脳動脈は発生学的に必ず存在する動脈で，内頚動脈の caudal division に属する．下小脳動脈の分岐位置は様々である一方，上小脳動脈の分岐位置は一定している．1 側の duplication が 28％の症例で認められ，8％に両側の duplication が，2％に trifurcation を認める．上小脳動脈は，anterior pontomesencephalic segment，lateral pontomesencephalic segment，cerebellomesencephalic segment，cortical segment の 4 つの

segment に分類され，脳動脈瘤は anterior pontomesencephalic segment に発生することがほとんどである．同部より direct perforating branch や circumflex branch と呼ばれる穿通枝が分岐する[6]．Direct perforating branch の障害により，小脳・中脳・橋上部・視床下部に梗塞が生じ，麻痺・複視・意識障害・振戦・眼振などの症状が出現する可能性がある．血管内治療を行う際にも，この点に留意が必要と思われる．

Kim らの検討では，脳底動脈−上小脳動脈分岐部動脈瘤のうち，54.7%は脳底動脈−上小脳動脈分岐部直上に頚部が存在し，28.3%は上小脳動脈側に，17.0%は脳底動脈側に頚部が騎乗すると報告されている[4]．また，脳底動脈と上小脳動脈の織りなす角度についての検討では，動脈瘤側は124.8°と鈍角であり，反対側では44.8°と鋭角であった．分岐血管の角度が大きいほど，動脈瘤の形成や破裂が促されるとの報告もあり，caudal fusion type であることが同部動脈瘤の形成・破裂に関与している可能性が示唆される．

┃ B. 血管内治療の戦略

ガイディングカテーテルの留置側は，椎骨動脈の発達程度と椎骨動脈近位部の蛇行の程度から判断する．上記2点の条件がほぼ同様であれば，動脈瘤側からアプローチしたほうがマイクロカテーテルの安定性が良好であると考えられる．他の部位の脳動脈瘤と同様に，脳動脈瘤の条件（頚部の状態，動脈瘤サイズ，動脈瘤の形状，破裂の有無など）を考慮して，simple technique，balloon assist technique，ダブルカテーテルテクニック，stent assist technique を使い分けて治療を行う．

脳底動脈−上小脳動脈分岐部動脈瘤において，マイクロカテーテルのシェイピングは重要である[4]．マイクロカテーテルの通過する椎骨・脳底動脈の曲率を参考にして，シェイピングを決定することになる．脳動脈瘤側の椎骨動脈からアプローチする場合，preshaped の45°/90°/J 字状のマイクロカテーテルなどを選択することが多い．一方，脳動脈瘤の反対側の椎骨動脈からアプローチする場合，steam shaping した S 字状のマイクロカテーテルが，瘤内でのカテーテル安定性に寄与すると思われる．当然ながら，脳底動脈に複数の屈曲を認める症例では，上記の戦略は通用しない．手技前に行った血管撮影情報の詳細な検討により，シェイピングを決定する必要がある．

Case Report 1 では，優位側であり，近位部の蛇行が軽度である左椎骨動脈にガイディングカテーテルを留置した．動脈瘤側からのアプローチではあるが，脳底動脈中位に屈曲を認めたため，S 字状にシェイピングしたマイクロカテーテルを使用した．小型の動脈瘤であったが，マイクロカテーテルの形状が動脈瘤と親動脈に合致していたため，安定した coil 塞栓を行うことができた．また，バルーンカテーテルを使用してマイクロカテーテルのキックバックを防ぐことで，より安定した coil 塞栓が可能となった．

┃ C. 複雑な形状の脳動脈瘤に対する治療戦略

動脈瘤から上小脳動脈が起始するような複雑な形状の広頚動脈瘤に対しては，通常の瘤内塞栓術では上小脳動脈の処置に難渋する．このように難治な動脈瘤に対して，Y-configured stenting による瘤内塞栓術の有効性が報告されている[7]．1本目のステント

を一方の分岐血管に留置してから interstices を通過して 2 本目のステントを留置する crossing technique，両分岐動脈から流入動脈に平行に 2 本が留置される kissing technique 等が挙げられる．しかし，手技が頻雑であること，血栓性合併症のリスクが高いこと，破裂瘤に施行が困難である等の欠点もある．したがってそれぞれの症例をよく検討した上で，適応と選択を慎重に判断すべきであろう．

他の治療戦略として，bypass を併用した開頭手術と血管内治療の複合手術が考えられる．温存すべき血管にあらかじめ bypass を施行することで分岐血管の問題が解決され，瘤内塞栓術を安全に行うことが可能となる．広南病院における 44 例の複合手術の経験では，82.9％で動脈瘤の完全閉塞が得られ，94.3％で bypass の開存が確認された[8]．また，脳動脈瘤に関連した合併症は 13.6％で，死亡率は 6.8％であり，適切に症例を選択することができれば，複合手術は有効な治療法と考えられた．Case Report 2 では，脳動脈瘤から分岐した上小脳動脈に浅側頭動脈を吻合し，上小脳動脈近位部を遮断した．その後，side-wall 化した動脈瘤に対して，通常の stent assist technique にて治療を行うことが可能となった．

KEY POINT

- ☑ 親血管の走行や親血管と脳動脈瘤の位置関係から，マイクロカテーテルに適切なシェイピングを行うことが重要である．
- ☑ 複雑な形状の難治な脳底動脈 − 上小脳動脈分岐部動脈に対しては，bypass 併用の複合手術や Y-configured stenting を検討する．

〈参考文献〉

1) 北澤和夫，田中雄一郎，村岡紳介，他．脳底動脈上小脳動脈分岐部動脈瘤 58 手術例の検討．脳卒中の外科．2001; 29: 47-52.

2) Rodríguez-Hernández A, Walcott BP, Birk H, et al. The superior cerebellar artery aneurysm: A posterior circulation aneurysm with favorable microsurgical outcomes. Neurosurgery. 2017; 80: 908-16.

3) Peluso JP, van Rooij WJ, Sluzewski M, et al. Superior cerebellar artery aneurysms: incidence, clinical presentation and midterm outcome of endovascular treatment. Neuroradiology. 2007; 49: 747-51.

4) Kim CH, Cho YD, Jung SC, et al. Endovascular treatment for superior cerebellar artery aneurysms: morphological features, technique, and outcome. Neuroradiology. 2014; 56: 647-54.

5) 小宮山雅樹．脳脊髄血管の機能解剖．2 版．大阪: メディカ出版；2012.

6) 宜保浩彦，外間政信，大沢道彦，他．臨床のための局所解剖学．東京: 中外医学社；2002.

7) Yavuz K, Geyik S, Cekirge S, et al. Double stent-assisted coil embolization treatment for bifurcation aneurysms: immediate treatment results and long-term angiographic outcome. AJNR Am J Neuroradiol. 2013; 34: 1778-84.

8) Sato K, Endo H, Fujimura M, et al. Endovascular treatments in combination with extracranial-intracranial bypass for complex intracranial aneurysms. World Neurosurg. 2018; 113: e747-60.

2 頭蓋内脳動脈瘤

11 脳底動脈先端部動脈瘤

概論

　脳底動脈先端部はいずれの方向からも深部に位置することから，開頭手術では到達が困難で，穿通枝障害をはじめとする手術合併症が問題となり，morbidity 10.5% [1]，穿通枝損傷 10% [2] と報告されている．

　一方で，血管内治療を行う際は，深部に位置しても他の部位の動脈瘤と同様に治療可能である．ただし，脳底動脈先端部動脈瘤は両側後大脳動脈，両側上小脳動脈が関与して複雑な形状であり，特に動脈瘤サイズが大きいほど，simple technique でこれらを温存しての塞栓は困難となる．また動脈瘤サイズが大きい場合や部分血栓化動脈瘤の場合にはさらに再開通が多く，15〜30 mm の大型脳底動脈先端部動脈瘤に対する血管内治療を行った報告で [3]，41 例中（観察期間中央値 1.9 年）19 例で 2 回目の血管内治療，5 例で 4 回目の血管内治療，2 例で 5 回目の血管内治療を行ったとされている．再治療を必要とした症例の大部分は血栓化部分への coil の compaction や逸脱だった．

　分岐血管を温存して瘤内塞栓術を行うためにバルーンやステントを使用する adjunctive technique を必要とする場合もあるが，ステントを使用する際には，手技中および術後の血栓塞栓性合併症を予防するために，抗血小板療法が必要となる．そのため破裂急性期にステント支援下瘤内塞栓術を行うかどうかは個々の症例毎に検討を要する．破裂急性期には再破裂予防に十分な，破裂点付近にとどめた coil 塞栓を行い，後日，ステント支援下の coil 塞栓術を行うという選択もある．

　後大脳動脈，上小脳動脈の分岐による複雑な形状を，温存するべき血管に bypass を併用することによって，動脈瘤と分岐血管の構造の単純化を図った上で瘤内塞栓術を行う場合もある [4]．破裂急性期か未破裂か，再開通に対する治療か，様々な状況を考慮して，広南病院では開頭チームと血管内チームがともに治療方針を検討している．

【 C A S E　R E P O R T 】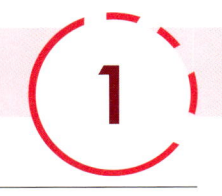

現病歴

　45 歳，女性．クモ膜下出血にて発症，Hunt & Kosnik（H&K）grade 4．BA bifurcation に後上方に突出し bleb を伴う動脈瘤を認めた．

CT

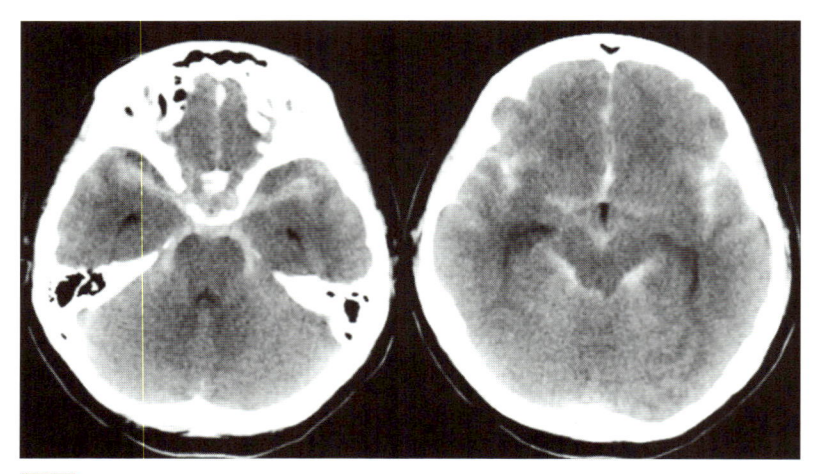

図1 CT

脳底槽に厚く，明らかな左右差のない SAH.

DSA

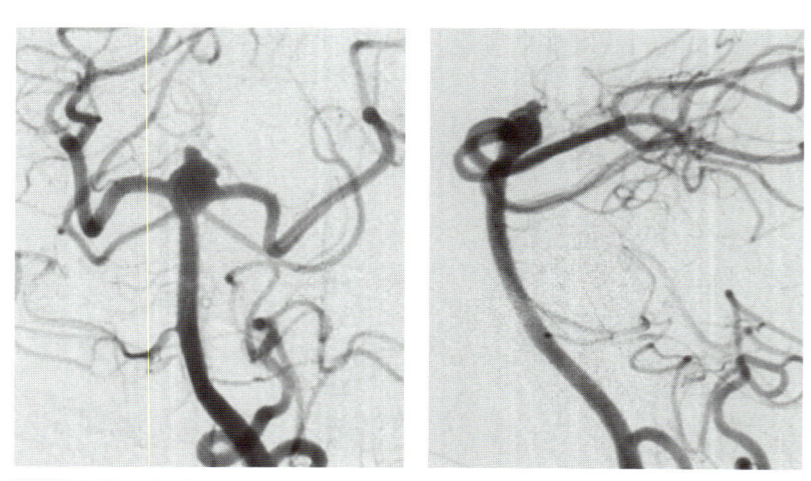

図2 左椎骨動脈撮影

BA bifurcation は cranial fusion type で後上方に突出する 6.2×5.7×6.9 mm，neck 6.2 mm の円錐状の動脈瘤を認め，頂点に bleb を伴う．両側 PCA 起始部に動脈瘤が騎乗し，膨隆は両側 SCA 起始部まで含む．

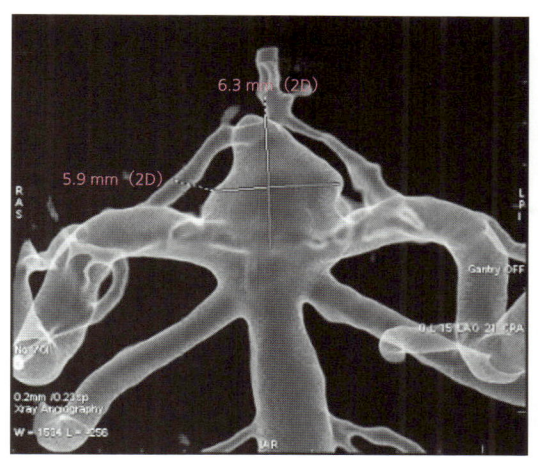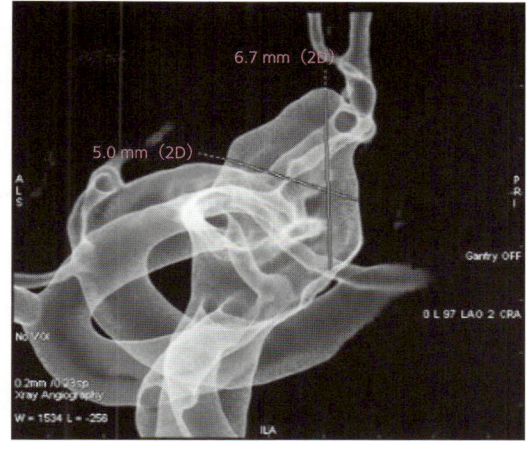

図3 左椎骨動脈撮影

BA bifurcation は cranial fusion type で後上方に突出する 6.2×5.7×6.9 mm, neck 6.2 mm の円錐状の動脈瘤を認め, 頂点に bleb を伴う. 両側 PCA 起始部に動脈瘤が騎乗し, 膨隆は両側 SCA 起始部まで含む.

II．治療

　全身麻酔下に, 右大腿動脈に 6F ロングシース, 左大腿動脈に 5F ロングシースを留置し全身へパリン化した.

　右椎骨動脈 V2 segment に 5F Launcher ST, 左椎骨動脈 V2 segment に 6F Road-master ST を留置した. 両側 PCA P1-BA の balloon neck remodeling (kissing balloon technique) を企図した. 緊急時のステント使用に備えて, 右 PCA P1-BA には Scepter C 4 mm×10 mm を NEUROUTE14 にて留置した. 左 PCA P1-BA には Hyperglide 4

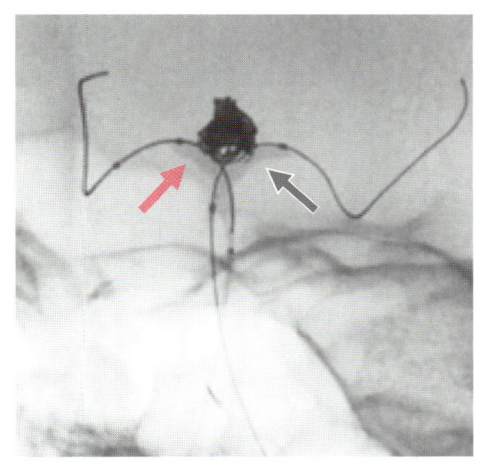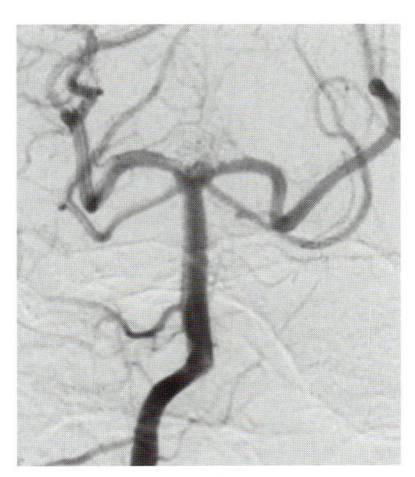

図4 Kissing balloon technique
➡: Scepter C 4 mm x 10 mm
➡: Hyperglide 4 mm x 10 mm

図5 動脈瘤 neck 近傍の body filling

mm x 10 mm を X-pedion にて留置した．SL–10 45°を NEUROUTE14 にて瘤内に留置した．2つの balloon を inflation して両側 PCA P1 を protection しながら，Micrusphere10 5 mm×9.7 cm で frame を形成し，balloon を deflate しても coil が安定していることを確認してから detach した．Balloon inflation して coil 挿入，balloon deflation して coil の安定性を確認して coil detach，を繰り返し，計8本の coil を塞栓した．最終撮影で neck 近傍の Body filling で終了した．

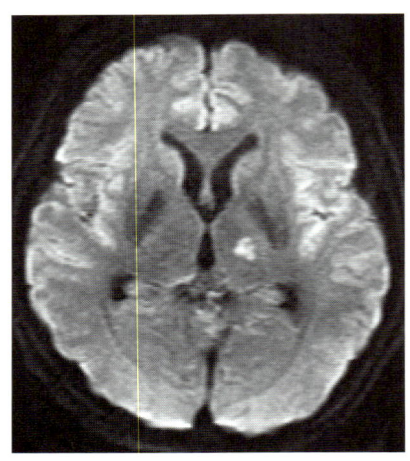

図6 術翌日 MRI DWI
左視床に高信号域を認めたが無症状であった．

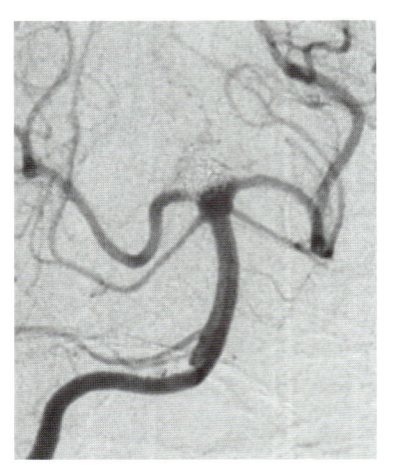

図7 治療6カ月後 DSA
左視床に高信号域を認めたが無症状であった．

SIDE MEMO

　術前に十分な治療戦略を立てることは当然であるが，balloon neck remodeling が難しければマイクロカテーテルを誘導してみて stent assisted に変更，balloon の予定だが緊急時にステント留置が可能な Scepter を使用，など，当初の治療方針が困難だった場合に備え，次の手まで考えておくことが重要．

JCOPY 498-32826

【CASE REPORT】②

現病歴

　59 歳，女性．頭痛の精査目的の MRI で多発脳動脈瘤を指摘された．BA bifurcation AN が最大径 8 mm，その他，右 BA-SCA AN（径 4 mm），左 IC-PC AN（径 2.5 mm），右 IC-Ach AN（径 2 mm）．

I．術前画像

DSA

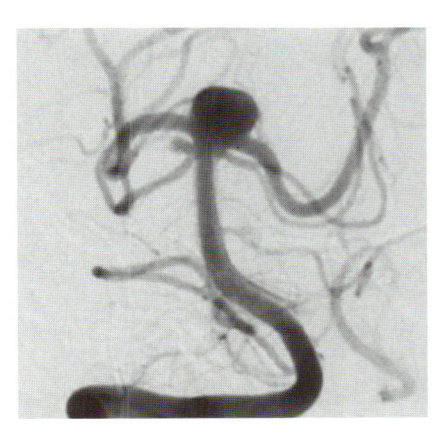
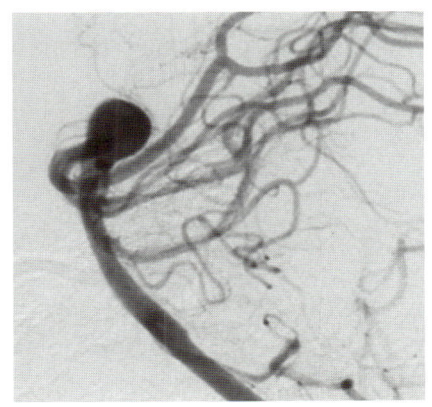

図8 右椎骨動脈撮影

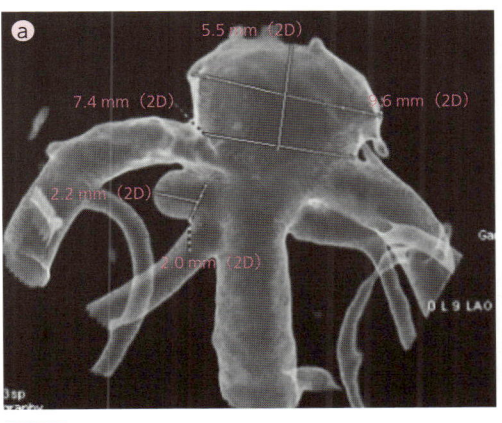
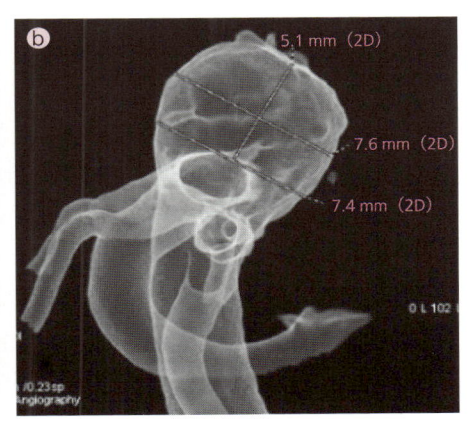

図9 3DDSA の transluceut image

a BA bifurcation に上向きに突出する径 9.6x8.1x5.5 mm，neck 7.4 mm の動脈瘤を認め，動脈瘤 dome より両側 PCA P1 が分岐する．

b SCA 分岐部に右向きに突出する径 2.7x2.0x2.0 mm，neck 2.0 mm の動脈瘤を認める．

写真は示していないが，総頚動脈圧迫下にも右椎骨動脈撮影を施行し，両側の PcomA は細いことを確認した．

II．治療

　全身麻酔下に右大腿動脈に 6F ロングシース，左大腿動脈に 5F ロングシースを挿入し，全身ヘパリン化した．優位側右 VA V2 segment に 6F FUBUKI ST，左 VA V2 segment に 5F Launcher ST を留置した．当初，右 PCA-BA に Enterprise 4.5×28 mm を待機し，half jailing technique で，左 PCA P1 は balloon で protection する方針とした．右 VA 6F FUBUKI と同軸に Prowler select plus 45°を右 PCA に，NEURODEO 45°を瘤内に，それぞれ NEUROUTE14 を用いて誘導した．しかし，左 PCA P1 に Transform 4×7 mm を誘導しようとしたが，balloon 部分が左 PCA P1 に向かわず瘤内に入ってしまうため，左 PCA-BA にも stent を留置する kissing Y stent technique を用いる方針に変更した．瘤内に留置していた NEURODEO 45°を一旦抜去した．

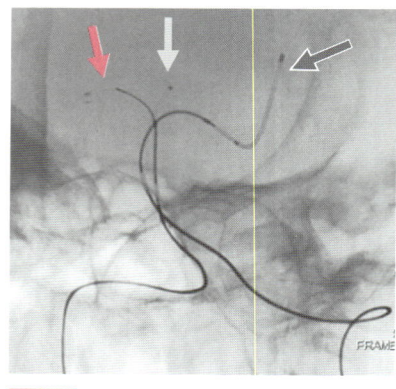 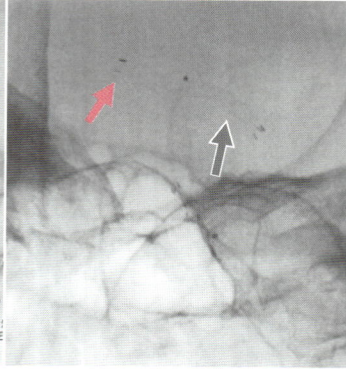 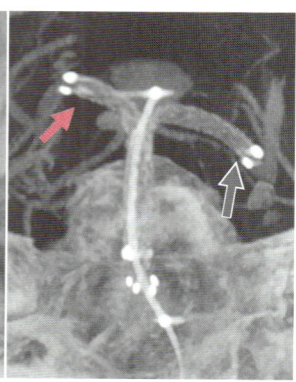

図 10 ステント留置用のマイクロカテーテルを誘導
➡：Prowler select plus から誘導した Enterprise を先端のみ展開
➡：SL-10
➡：Prowler select plus

図 11 ステント留置
➡：右 P1-BA に Enterprise
➡：左 P1-BA に Enterprise
2 本の Enterprise の近位端の位置がそろうように展開．

図 12 Cone-beam CT
➡：右 P1-BA に Enterprise
➡：左 P1-BA に Enterprise
2 本の Enterprise の近位端の位置がそろうように展開．

　左 VA 5F Launcher と同軸に SL-10 straight を NEUROUTE14 を用いて左 PCA P2b に誘導し，Transcend14 300 cm soft-Tip を用いて Prowler select plus に exchange した．右 VA 6F FUBUKI と同軸に SL-10 straight を NEUROUTE14 を用いて瘤内に誘導した．左 PCA P2a より Enterprise 4.5×28 cm を，右 PCA-BA の Enterprise と近位端をそろえるように，同時に展開した．Cone-beam CT でステントの良好な展開を確認した．引き続き，瘤内塞栓を施行．Axium 3D 8 mm×20 cm で frame 形成し，計 8 本の coil を塞栓した．最終撮影にて動脈瘤は造影されず complete obliteration を確認した．

JCOPY 498-32826

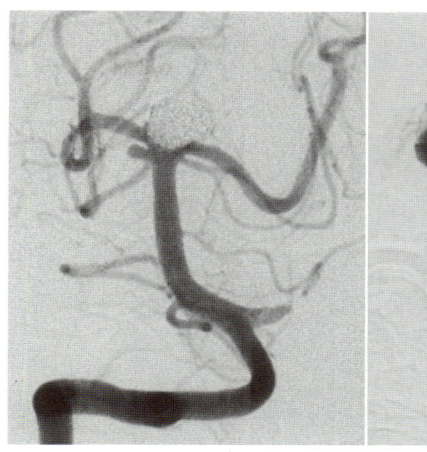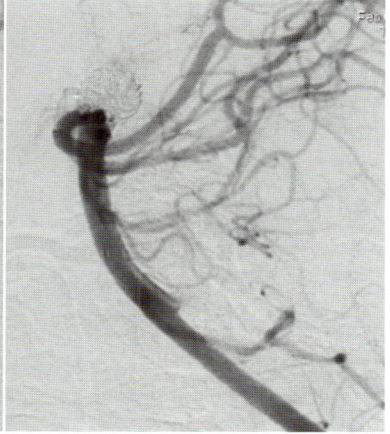

図13 治療終了時
Complete obliteration.

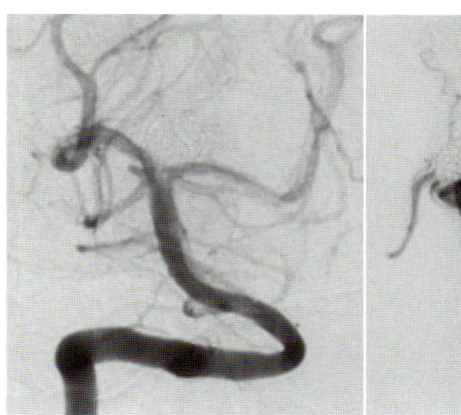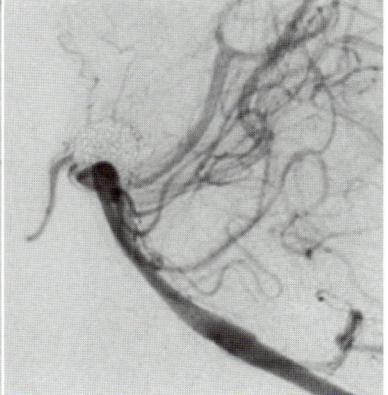

図14 治療1年後の右椎骨動脈撮影
Complete obliteration を維持している.

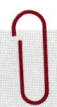

SIDE MEMO

　脳底動脈先端部で Kissing-Y stenting を行う際，2本のステントを同時に展開して両方のステントがともに拡張不良にならないように注意する．そのためには，ステント展開のスピードや位置のコントロールが可能な術者が2人必要である．

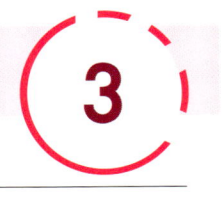

【 C A S E   R E P O R T 】 3

現病歴

　65歳，女性．半年前にクモ膜下出血にて発症，H&K grade 3，BA bifurcation AN に対して，day 0 で瘤内塞栓術施行．破裂急性期であり，simple technique で塞栓し，右PCA，両側 SCA 起始部を温存して body filling で治療終了した．半年後の follow DSAで body filling の拡大を認め，再治療を行った．

Ⅰ．術前画像

DSA

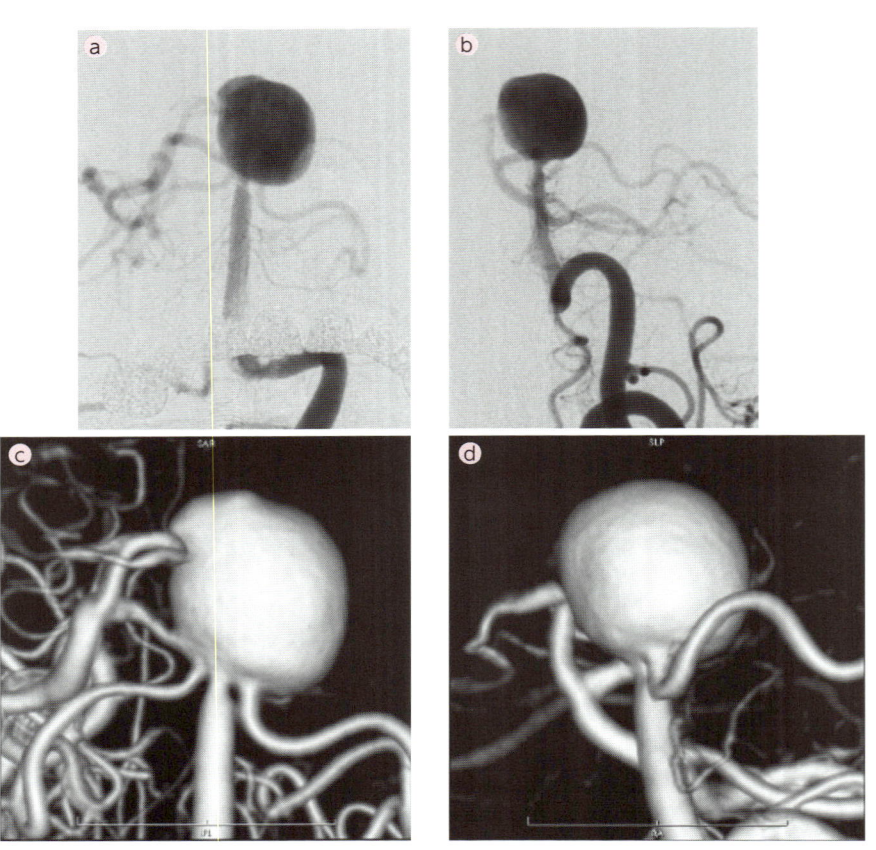

図15 初回治療前血管撮影

BA bifurcation に上向きに突出し，右上方向きの bleb を伴う動脈瘤を認める．大きさは 14.6×12.6×17.6 mm，neck 10.7 mm であり，動脈瘤 dome 下面から右 PCA，両側 SCA が分岐する．動脈瘤 neck 直前の BA に軽度狭窄を認める．

JCOPY 498-32826

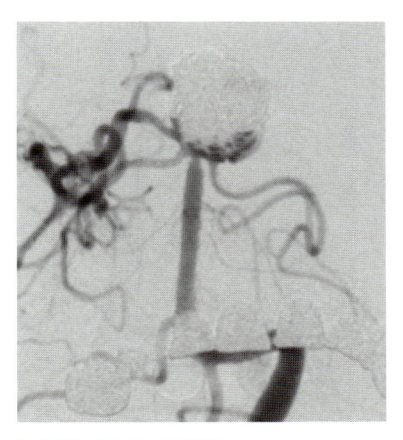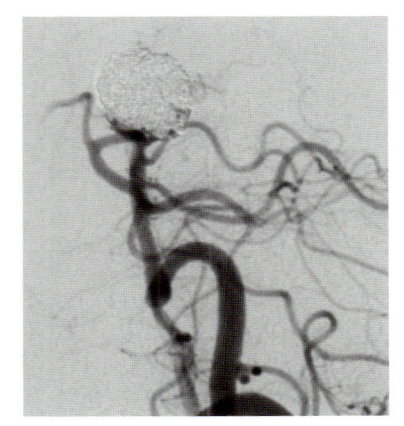

図16 初回治療直後
右 PCA，両側 SCA を温存して動脈瘤 neck 付近の body filling で終了．

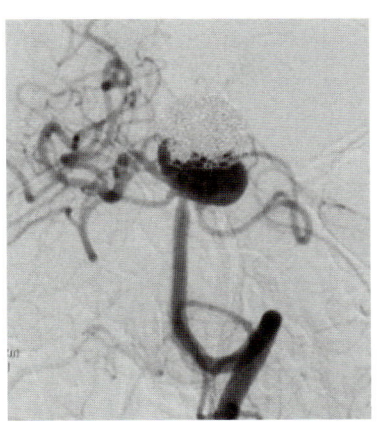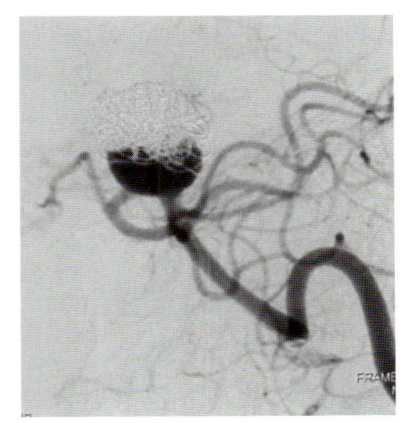

図17 初回治療 6 カ月後
初回治療直後と比較して coil mass が compaction を生じ body filling が増大している．
動脈瘤下面から右 PCA，両側 SCA が分岐している．

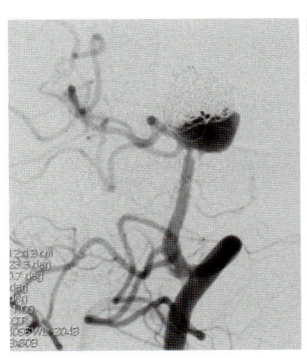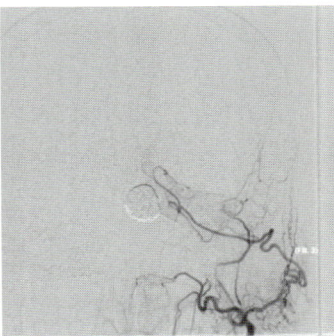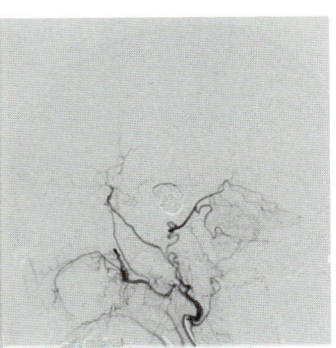

図18 左 STA-SCA bypass と，クリップによる左 SCA 近位閉塞後の左外頚動脈撮影
右 SCA 起始部はわずかに faint filling される．左 SCA が左 STA から造影される．

　右 PCA は径 2.5 mm で BA からの角度もステント留置可能と予想した．また，右 PCA–BA のステントにより右 SCA は温存される．左 SCA は径 1.3 mm と細く，BA からの角度を考慮すると，ステント，バルーンを用いて左 SCA を温存しながら瘤内塞栓することは難しいと判断し，瘤内塞栓術に先立って，左 SCA–STA 吻合術および左 SCA 近位 clipping を行う方針とした．

　開頭手術の 1 週間後に全身麻酔下に瘤内塞栓術施行．右大腿動脈に 6F ロングシースを留置し，全身ヘパリン化した．左 VA V2 segment に 6F FUBUKI ST を留置した．

　まず，CHIKAI black 14 で Prowler select Plus 45°を右 PCA P1 に留置しようと試みたが，ガイドワイヤーが安定せず，Marathon 1.5F+CHIKAI10 で瘤内を旋回して右 PCA P1 を選択することも困難だった．そこで，Prowler select plus 45°を動脈瘤 neck 付近に右 PCA P1 へ向けた状態で待機させ，NEURODEO10 90°を動脈瘤内で左側に向けて留置し，同部に coil 塞栓を行った．Coil mass によって，右 PCA P1 を選択しやすくなり，CHIKAI black 14 で Prowler select plus を右 PCA P1 から P2 に進め **図 19**，Enterprise 4.5×28 mm を右 PCA P1–Pcom junction から mid BA に展開した **図 20**．Cone-beam CT にてステントの開存が良好であることを確認し，NEURODEO10 90°から動脈瘤残存部の塞栓を行った．計 14 本の coil を塞栓し，最終撮影では動脈瘤 neck 付近のわずかな neck remnant となった．

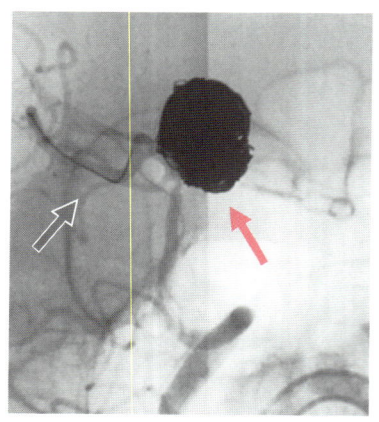

図 19 ステント留置用のマイクロカテーテルを誘導
動脈瘤左側部分に coil 塞栓（➡）を行ってから，coil mass を支えとして，CHIKAI black 14 を用いて右 PCA に Prowler select plus 45°（➡）を進めた．

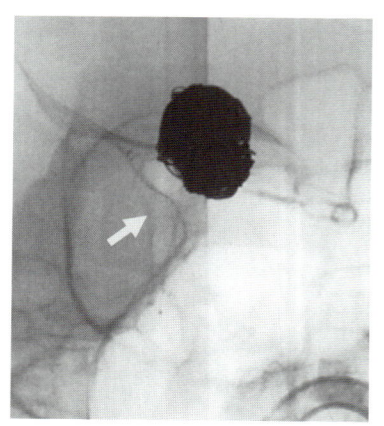

図 20 ステント留置
右 PCA P1–BA に Enterprise を展開（➡）．

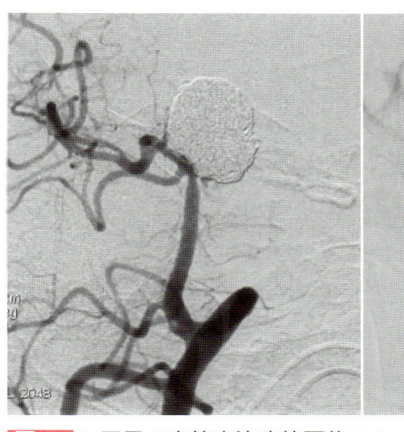
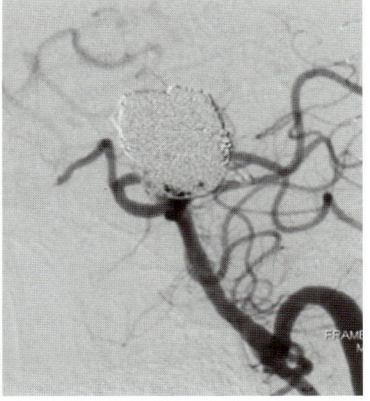

図21 2回目の血管内治療終了後 DSA

2回目の血管内治療終了時，動脈瘤は neck 付近のわずかな neck remnant.

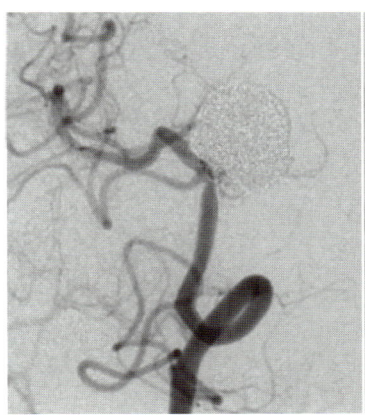
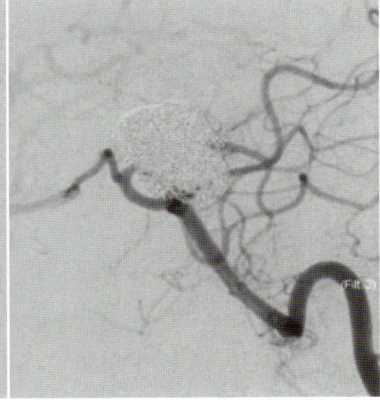

図22 2回目の血管内治療から2年半後の DSA

Neck remnant の増大なし.

SIDE MEMO

　開頭チームとの協力体制が重要．開頭単独，血管内単独よりも，それぞれの手技が容易となる．術後の脳挫傷からの出血，軟部組織の血腫にも注意をはらって抗血小板薬を開始し，血管内治療に備える．

考察

　脳底動脈先端部は動脈瘤ネック付近から後大脳動脈，上小脳動脈，穿通枝が分岐する．また，dome/neck 比が低い broad neck のものも多い．このような形態的特徴のため，動脈瘤ネックまで密に coil 塞栓を行うことはしばしば困難であり，バルーンによる neck remodeling やステント支援下での瘤内塞栓術が必要となる．

　simple technique で治療困難な場合，血栓塞栓性合併症の点から，まずバルーンアシストでの coil 塞栓が可能かを検討するが，脳底動脈からの分岐血管の角度や細さによって，バルーンを誘導可能かが左右される．動脈瘤が片側の後大脳動脈に騎乗していれば片側の後大脳動脈−脳底動脈への留置，両側の後大脳動脈に騎乗していれば両側各々の後大脳動脈−脳底動脈にバルーンを留置する kissing balloon（Case Report 1），その他，片側の後大脳動脈−脳底動脈にはステントを留置し，対側の後大脳動脈−脳底動脈にバルーンを留置して塞栓術を行う場合がある．緊急時のステント留置に備え，シングルルーメンのコンプライアントバルーンではなくダブルルーメンのバルーンの使用も考慮する（Case Report 1 では Scepter を使用）．balloon assist での塞栓術を企図していても，バルーンを誘導できない場合や不安定な状況では，stent assist に切り替えることも考慮する．

　ステント併用で coil 塞栓術を行う場合は，血栓塞栓症予防のために抗血小板薬 2 剤併用が必要となるため，破裂急性期にやむを得ず行う場合に備え，当科では全身麻酔導入後に経鼻胃管を挿入し，必要時に速やかに loading dose を投与できるように血管撮影室にバイアスピリン®，クロピドグレルを準備している．

　ステントも同様に片側の PCA−BA に留置する場合と，2 本のステントを両側 PCA-BA にかけて留置する場合がある．片側の PCA-BA にステントを留置する場合，動脈瘤ネックに herniation させるようにステントを展開することで，対側の PCA，SCA をある程度 protection できる場合がある．

　stent assist で両側の後大脳動脈に騎乗する動脈瘤を塞栓する場合，親動脈，分岐血管の方向や血管径によって様々なステント留置の方法が行われている．あらかじめ片方のステントを展開後に trans-cell で対側の後大脳動脈から脳底動脈にステントを留置する crossing-Y stent と，両側の後大脳動脈から同時に脳底動脈にかけて展開させる kissing-Y stent がある．また，PcomA を経由して脳底動脈先端から対側 PCA までステントを留置する horizontal stenting もある．

　balloon assist ではステント使用で必要となる抗血小板薬 2 剤併用を避けられる長所がある．一方，ステントアシストでは，coil 塞栓手技中に分枝血管に coil loop が突出することを避ける役割以外に，ステントストラットによる Flow diversion 効果，さらに血管走行を変化させて動脈瘤に流入する血流を変化させる効果がある．Y configuration stent は両側 PCA のなす角度を小さくする効果があり，crossing-Y stent[5]，kissing-Y stent[6] のいずれも報告されている．両側 PCA のなす角度が小さくなると，動脈瘤の血流が変化することが，CFD（computational fluid dynamics）を用いた WSS，pressure の解析で示されている[5]．また，長径 7 mm を超える未破裂脳動脈瘤（脳底動脈先端部に限らない）に対

JCOPY 498-32826

していきます。

してステント併用で coil 塞栓術を施行した 52 例のうち，治療 12 カ月後の血管撮影でステントを留置した親血管が 20°以上直線化するように変化していた 17 例では 1 例も動脈瘤の再開通を認めず，角度の変化が 20°未満だった 35 例では 5 例（14.3％）との報告もある[7]．

脳底動脈先端部動脈瘤の coil 塞栓術後の再開通予測因子を，CFD を使用した検討[8] では，再開通をきたした群では，脳底動脈先端部動脈瘤に流入する血流量（Q_a）の脳底動脈の血流量（Qb）に対する割合（Q_a/Q_b）が有意に高かった．この検討では coil 充填率 30％未満も再開通因子であったが，独立した有意な因子だった．また，脳底動脈と両側 PCA のなす角度によって Q_a/Q_b は異なり，脳底動脈と両側 PCA の角度が 100°以上のタイプでは Q_a/Q_b が最も低く再開通率も低く，逆に，脳底動脈の両側 PCA の角度が 80°以下もしくは片側の PCA は 80°以下で対側の PCA は 80〜100°のタイプでは Q_a/Q_b が最も高く再開通率も高かった[8]．

開頭手術単独でも，血管内治療で adjunctive technique を用いても，分岐血管を温存した密な coil 塞栓術が困難な場合の手段として，STA-SCA bypass や STA-PCA bypass によって分枝の血流を確保し，血管内治療時に protection すべき動脈瘤の分岐血管を減らして単純化した上で瘤内塞栓術を施行する方法も行っている（Case Report[3, 4, 9]．また，BA bifurcation AN に既存の coil mass や石灰化，穿通枝が観察できないなどの理由で neck clipping 困難な場合に BA proximal clipping を企図し，それに先立って PCA に bypass を行った症例も報告もある[10]．深部 bypass の難易度も高く，動脈瘤の治療歴，分岐血管と動脈瘤の構造，PcomA の発達具合も考慮し，症例毎に最適な方法を検討する必要がある．

KEY POINT

- ☑ 分岐血管温存のために様々な adjunctive technique が必要．
- ☑ 治療前の BA bifurcation の角度や，ステント留置による角度の変化が，その後の再開通率に影響する．
- ☑ 血管内治療単独での解決にこだわらず，開頭による bypass や近位閉塞の併用も検討．

〈参考文献〉

1) Sanai N, Tarapore P, Lee AC, et al. The current role of microsurgery for posterior circulation aneurysms: a selective approach in the endovascular era. Neurosurgery. 2008; 62: 1236-49.
2) Jin SC, Ahn JS, Kwun BD, et al. Analysis of Clinical and radiological outcomes in microsurgical and endovascular treatment of basilar apex aneurysms. J Korean Neurosurg Soc. 2009; 45: 224-30.
3) Van Rooij WJ, Sluzewski M. Coiling of very large and giant basilar tip aneurysms: Midterm clinical and angiographic results. AJNR. 2007; 28: 1405-8.
4) Sato K, Endo H, Fujimura M, et al. Endovascular treatments in combination with extracanial-Intracranial bypass for conplex intracranial aneurysms. World Neurosurg. 2018; 113:

e747-e60.

5) Gao B, Baharoglu MI, Cohen AD, et al. Y-stent coiling of basilar bifurcation aneurysms induces a dynamic angular vascular remodeling with alteration of the apical wall shear stress pattern. Neurosurgery. 2013; 72: 617-29.

6) Melber K, Meila D, Draheim P, et al. Vascular angular remodeling by kissing-Y stenting in wide necked intracranial bifurcation aneurysms. J Neurointerv Surg. 2017; 9: 1233-7.

7) Ishii A, Chihara H, Kikuchi T, et al. Contribution of the straightening effect of the parent artery to decreased recanalization in stent-assisted coiling of large aneurysms. J Neurosurg. 2017; 127: 1063-9.

8) Sugiyama S, Niizuma K, Sato K, et al. Blood flow into basilar tip aneurysms: A predictor for recanalization after coil embolization. Stroke. 2016; 47: 2541-7.

9) Ponce FA, Albuquerque FC, McDougall CG, et al. Combined endovascular and microsurgical management of giant and complex unruptured aneurysms. Neurosurg Focus. 2004; 17: E11.

10) Ramanathan D, Ciporen J, Ghodke B, et al. Treatment of coil embolization failed recurrent giant basilar tip aneurysms with bypass and surgical occlusion. J Neurointerv Surg. 2010; 2: 237-41.

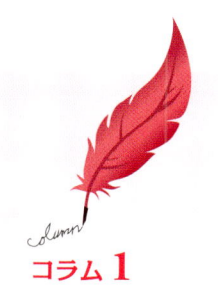

コラム**1**

広南病院の歴史と脳血管内治療

藤原 悟

一般財団法人広南会広南病院病院長

広南病院と私

昭和 51 年（1976 年）に医師となり, 同時に東北大学脳神経外科（故鈴木二郎教授主宰）に入局いたしました. 当時, 以下の理由で医局は広南病院の隣であり, 臨床・研究教育ともに広南病院で叩き込まれました. つまり医師になってすぐ広南病院と関わり, 大学籍の時も含め医師生活 42 年のほとんど広南病院が勉強・修練の場でありました. さらに広南病院常勤医になって 31 年以上経ちます. このように長きに亘って広南病院にはお世話になり, 育てていただきました. 豊富な症例数で, 動脈瘤・くも膜下出血開頭術は他の医療機関で 5 〜 10 年分を 1 年で経験できました. 今その恩返しに新病院移転新築に向けて鋭意準備しております. そのような訳で, 私は広南病院の歴史を述べる立場にあると認識いたしております.

広南病院と長町脳研

広南病院の建物は, 現有施設で 3 代目です. 初代, 2 代目は JR 長町駅近くにありました. 初代は木造で火災消失（昭和 23 年〜 35 年）, 旧広南病院とは 2 代目を指します（昭和 39 年〜 60 年）. 昭和 23 年（1948 年）9 月外来のみの東北大学医学部附属病院長町分院（本院は今の医学部・大学病院のある仙台市中心部の星陵地区で, 長町は仙台の南端にあり, 広瀬川を越えたら仙台でないともいわれていた）の入院施設として誕生（今年で 70 周年, 因みに広南病院とは単に広瀬川の南の病院という安易なネーミング）, 当時は外科・内科・産婦人科などで脳疾患診療科はありませんでした. 昭和 39 年（1964 年）東北大学医学部附属脳疾患研究施設（俗に〝長町脳研〟と呼ばれ, 脳腫瘍・脳循環・脳神経生理・脳微細構造の 4 部門）ができ, 東北の地に初めて脳専門施設が誕生しました. 脳腫瘍部門は実態は脳神経外科で, 東北大学第二外科から分家した形で, 鈴木二郎教授が主宰し, 脳研内に医局を構えました. 外来診療のみから昭和 45 年（1970 年）に隣接広南病院で脳神経外科の入院診療が開始されました. その後昭和 55 年（1980 年）長町分院が本院に統合されたのを期に, 広南病院は外来入院両診療を行う独立病院となり, 脳神経外科, 脳神経内科, リウマチ・膠原病内科が主診療科となり, 脳神経の救急も開始されました. 昭和 60 年（1985 年）仙

台市地下鉄工事ならびに近接道路拡幅による現在地への移転時，脳と循環器の救急病院をめざしました．しかし，種々紆余曲折があり，循環器診療は実現せず，このとき初めて脳神経疾患の専門病院と旗幟鮮明にし，現広南病院への発展の礎となりました．

鈴木二郎教授と脳血管内治療

手術が命のような鈴木教授の主戦場はもちろん広南病院であり，「もやもや病」命名もこの長町が発祥の地です．鈴木教授は昭和 50 年（1975 年）単独術者で脳動脈瘤開頭直達手術 1000 例を成し遂げられながらも（昭和 61 年には 2000 例！），すでに開頭では治療困難な領域への脳血管内治療の必要性を強調されました（T 先生後日談では，このときはまさかご自分の領域の脳動脈瘤は侵されないはずとお考えだったとのこと，ソ連では Serbinenko 医師が，バルーンによる脳動脈瘤塞栓術を施術していた頃です．昭和 55 年（1980 年）初頭に鈴木教授は脳血管内治療研究・臨床担当を誰にするか我々助手以上スタッフに問われ，T，N，O 医師 3 候補のうち，ダントツの新しいもの好き，ねちっこさで T 医師が選任され，旧広南病院の一室で実験犬でのカテ操作から事が始まりました．その後最新血管撮影装置の導入等により，血管内治療が進み始め，現広南病院への移転時期をまたいで独立科の気運が高まり，二代目脳神経外科教授吉本高志先生のご指導のもと平成 3 年（1991 年）国内では他に先んじて血管内脳神経外科として独立，その後病棟・看護単位も独立しました（現在は診療科としては独立，病棟は脳神経外科等と混在）．この間，血管内脳神経外科責任者は，高橋明先生，江面正幸先生そして現在の松本康史先生に引き継がれ発展してきました．

最後に

2021 年には，4 代目の新広南病院が完成し，開頭手術室と血管内治療室（血管撮影室）が完全隣接します．両科・両治療法の更なる協働はもとより，脳血管内治療の恩恵を受ける患者さんは今後さらに増加するでしょうし，さらに低侵襲の治療法・デバイス等が開発されると思われ，広南病院血管内脳神経外科もそれに大いに貢献されることを期待いたします．

以上

JCOPY 498-32826

3

海綿静脈洞部大型内頚動脈瘤

概論

海綿静脈洞部内頚動脈（cavernous carotid aneurysms: CCAs）は全頭蓋内動脈瘤の2～9％を占める．発生原因として感染などによる炎症や外傷が示唆される割合が他部位の脳動脈瘤と比較して高い．破裂してクモ膜下出血をきたすことは稀で，内頚動脈海綿静脈洞瘻（carotid-cavernous fistula）や大量の鼻出血をきたしうる．大型化して眼窩部痛や複視などの mass effect を呈するが，近年では脳 MRA の普及により偶発的に発見される場合も多い[1].

CCAs は大型かつ紡錘状の形態を有することが多く，また頭蓋底骨に囲まれているため，通常の頭蓋内動脈瘤に対して行われる開頭ネック clipping や瘤内 coil 塞栓術では治療困難である．内頚動脈の血流を遮断して動脈瘤を消失させるか，内頚動脈の血流を温存してflow diverter の留置やステント支援下瘤内塞栓術が行われる．内頚動脈の血流を遮断する治療が考慮される場合は事前にバルーンカテーテルを用いた内頚動脈遮断試験（balloon test occlusion: BTO）[2] を行い，内頚動脈遮断時の残存血流の程度に応じて種々の頭蓋内外 bypass 術の併用を考慮する[3].

本項では BTO 施行後に Pipeline™ Flex（Medtronic, Irvine, CA, USA）を用いたflow diversion を施行した一例を呈示する．

〔 C A S E   R E P O R T 〕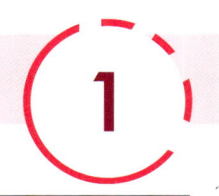

現病歴

63歳，女性．脳ドックにて最大径約 17 mm の左海綿静脈洞部内頚動脈大型動脈瘤を発見されて当院紹介された．来院時明らかな神経脱落症状は認められない．

I．術前検査

DSA 図1

脳血管撮影上，左内頚動脈 clinoid segment から内側後方へ突出する径 17.3×16.5×13.1 mm（ネック径 8.7 mm）の大型動脈瘤を認める．左内頚動脈 cervical segment にredundancy を認める．頭蓋内 MRI 上，明らかな血栓化は認められない．

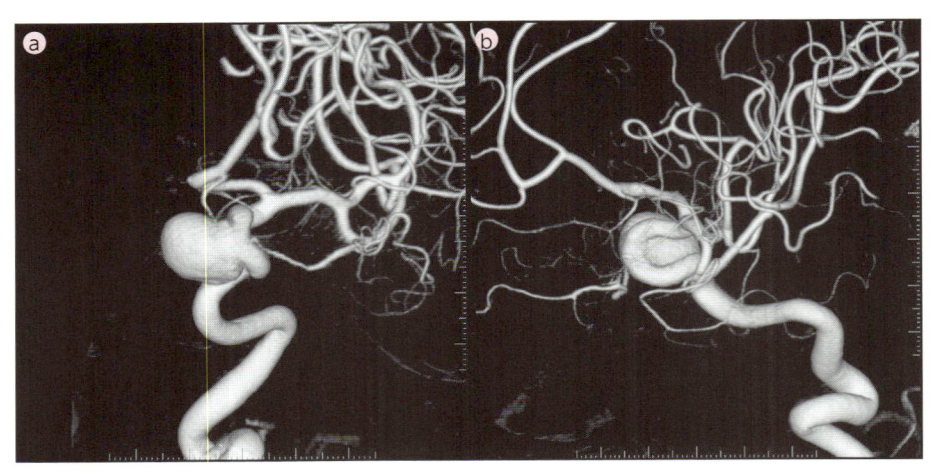

図1 術前画像

a 左内頚動脈正面像，**b** 側面像．最大径約 17 mm の左海綿静脈洞部大型動脈瘤を認める．

BTO **図2**

　脳血管撮影検査に引き続き，BTO を施行した．両側前額部に経皮的 rSO_2 モニタープローブ（INVOS™, Medtronic）を装着．右大腿動脈に 6Fr long sheath，左大腿動脈に 5Fr long sheath を挿入し，全身ヘパリン化を行った．

　右頚部内頚動脈に 5Fr 診断用カテーテルを留置して灌流ラインに接続した．左頚部内頚動脈には 6Fr，ガイディングカテーテルを留置．同軸として 3.3Fr 政宗（富士システムズ）を挿入し，NEUROUTE14（Hirata）を用いて左内頚動脈 horizontal petrous segment まで先進させた．ここで 0.2 cc で政宗バルーンを inflation して左内頚動脈順行性血流を完全に遮断した．左前額部 rSO_2 は baseline と比較して 15 ポイントの低下，政宗のワイヤールーメンより動脈圧（stump pressure）を測定すると体血圧の 53% であった．5Fr 診断カテーテルからの撮影では後交通動脈を介して左内頚動脈が造影されるが，前交通動脈を介する側副血行はほとんど認められなかった．6Fr からの撮影では左眼動脈が中硬膜動脈経由で描出され，逆行性に左内頚動脈の一部が描出された．

　左内頚動脈遮断直後，5 分後，10 分後と神経学的診察を行ったが，10 分後の時点で失語と右上下肢麻痺が出現したため，バルーンを deflation して遮断を解除した．解除後に神経脱落症状は消失した．左前額部 rSO_2 は baseline と比較して 10 ポイントの overshoot を認めた．左内頚動脈遮断耐性なしと判断し，その後に予定していたバルーン遮断下の脳血流 SPECT 検査は中止した．

JCOPY 498-32826

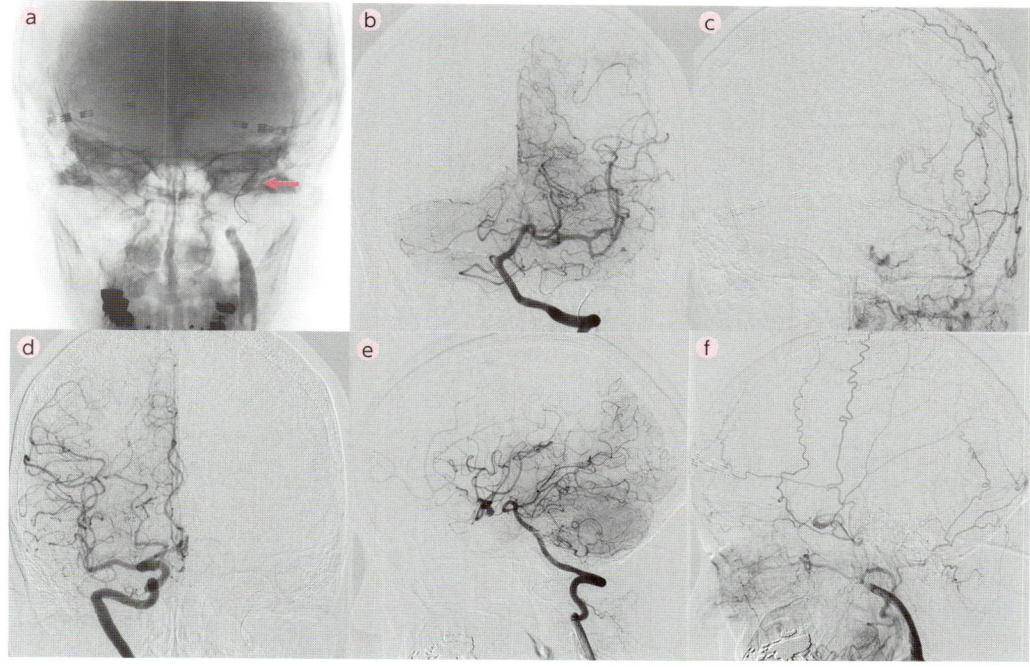

図2 バルーンカテーテルを用いた左内頚動脈遮断試験

ⓐ 左内頚動脈 petrous segment でバルーンを拡張させ（矢印），左内頚動脈を遮断した．造影剤が左内頚動脈 cervical segment で途絶している．ⓑ 左内頚動脈遮断時の左椎骨動脈撮影正面像とⓔ 側面像．左後交通動脈を介して左内頚動脈系が描出される．ⓓ 同遮断時右内頚動脈撮影正面像では前交通動脈を介した側副血行はほとんど認められない．左外頚動脈からは左眼動脈を介して左内頚動脈の一部が描出される（ⓒ 正面像，ⓓ 側面像）．

Ⅲ. 治療 図3-6

治療方針

　無症候であるが大型動脈瘤であり，今後の症状出現のリスクがあることから治療適応ありと判断した．BTO の結果より左内頚動脈遮断耐性は乏しく，親血管閉塞には頭蓋内外動脈間の high-flow bypass の併用が必須であると考えられた．当院における討議の結果，Pipeline™ Flex を用いた flow diversion による治療を行う方針とした．術前4日前よりクロピドグレル 75 mg とバイアスピリン® 100 mg の服用を開始し，手術前日の抗血小板凝集能検査にて，血小板機能が良好に抑制されていることを確認した．

血管内治療

　全身麻酔下にヘパリン化を行った．左内頚動脈の redundancy 直前に 8Fr FUBUKI（Asahi）の先端を留置し，5Fr Navien™ distal support catheter（Medtronic）を左内頚動脈 ascending petrous segment に安定させ，Marksman（Medtronic）を NEUROUTE14

（Hirata）を用いて左中大脳動脈 M2 segment まで進めて tri-axial system とした．

3D DSA による計測上，動脈瘤ネック径は 8.7 mm で landing zone は後交通動脈分岐部よりも近位部から cavernous segment posterior genu 直前までの 20.0 mm に設定，この間の内頚動脈径はいずれも 4.5 mm であったため，Pipeline は 4.5×25 mm を選択した．

左中大脳動脈 M1 segment で Pipeline を先端部分のみを展開して保護スリーブを解除した後，delivery wire をプッシュして Pipeline を展開しつつ system 全体を下ろしていくことで Pipeline が拡張し始めた．Pipeline の distal 端が動脈壁に密着して安定したことを確認し，さらに delivery wire をプッシュすることで Pipeline の展開をすすめた．cavernous segment anterior genu では system を下ろして system を centering した．動脈瘤 orifice 近傍では system 全体をプッシュして Pipeline を短縮させて metal mesh を密にした．目的の landing zone に Pipeline が設置されているのを確認し，完全に展開した．ついで Pipeline 内で Hyperform 7×7 mm を inflation して Pipeline の動脈壁への密着をより確実にした．

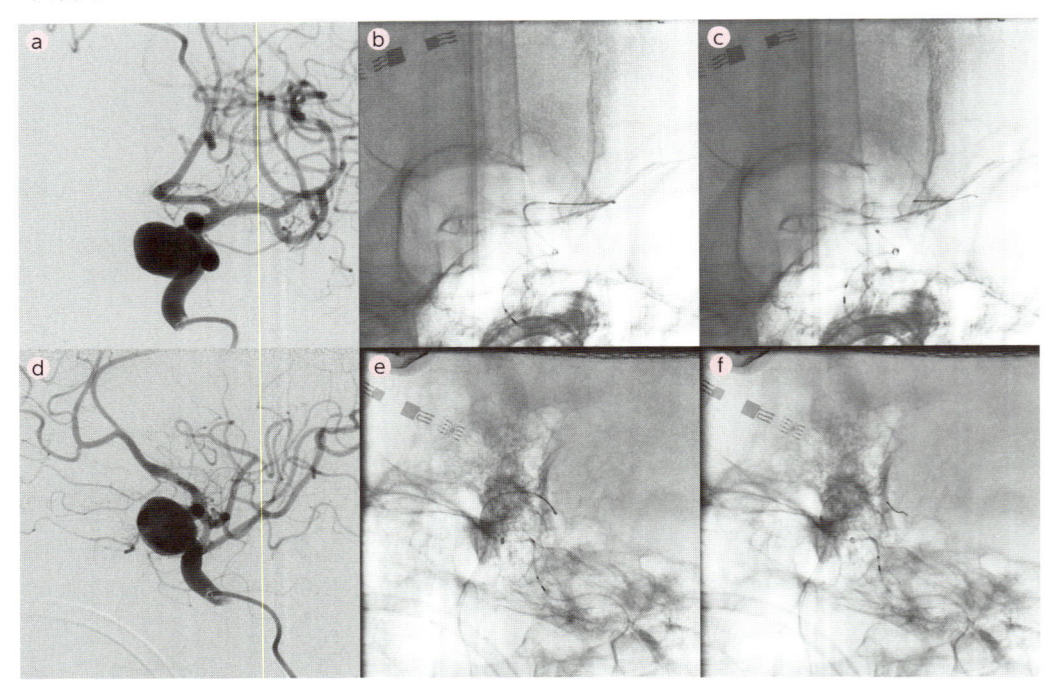

図3 Case1. 治療時画像①

Working angle は動脈瘤 neck を分離する角度（a，b，c）と Pipeline の landing zone 全長が視認できる角度（d，e，f）に設定した．a，d 留置直前画像．左内頚動脈 ascending petrous segment に留置した中間カテーテル（5Fr Navien）からの造影．e，f 左中大脳動脈 M2 segment に留置した Marksman に Pipeline を挿入．c，f wire push で Pipeline をカテーテルより押し出し，system push で拡張させて血管壁に密着させる．

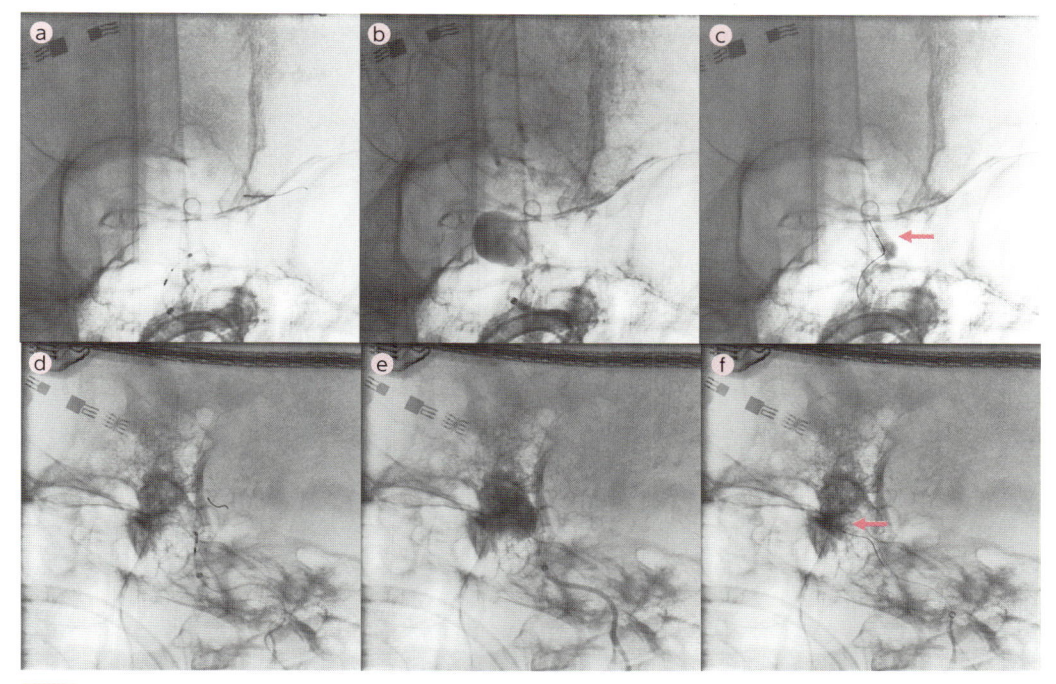

図4 Case 1. 治療時画像②

ⓐ，ⓓ Pipeline が動脈瘤近位部まで展開された．ⓑ，ⓔ：完全展開直後．動脈瘤内に造影剤の停留を認める．
ⓒ，ⓕ：引き続き super-compliant balloon（矢印）を用いて Pipeline の動脈壁への密着をより強固にした．

　Cone-beam CT angiography を施行し，Pipeline が目的位置で良好に展開されていることを確認した．最終撮影にて動脈瘤内造影剤滞留像（eclipse sign）を認めた．主幹動脈，分枝に明らかな異常所見が認められないことを確認して手技を終了した．ヘパリンはナチュラルリバースとし，穿刺部は用手圧迫にて止血した．

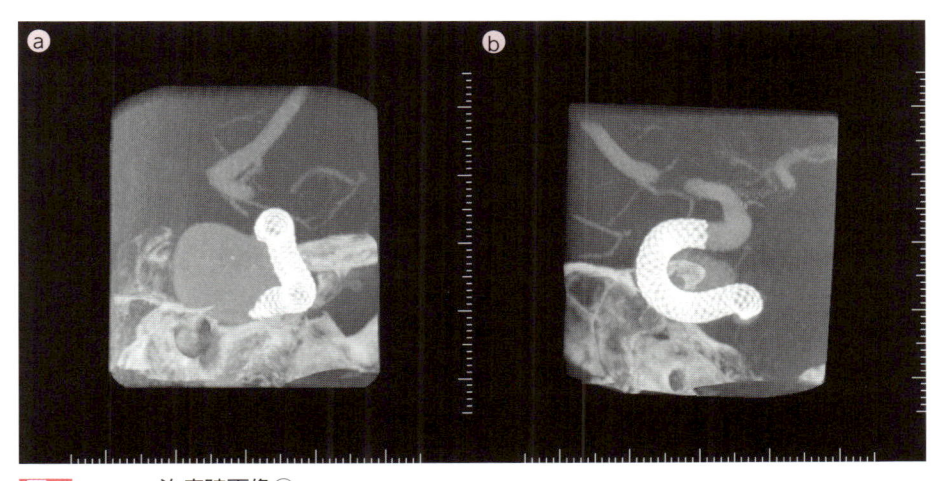

図5 Case 1. 治療時画像③

ⓐ，ⓑ：Cone-beam CT angiography にて Pipeline の良好な留置状態を確認した．

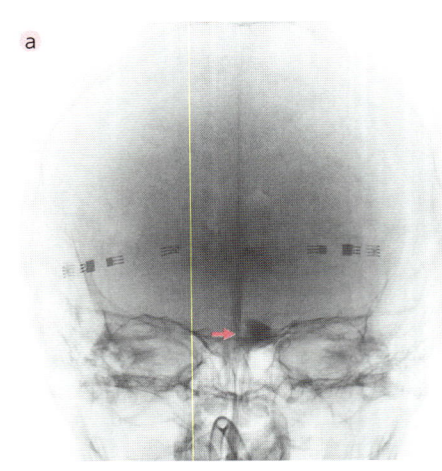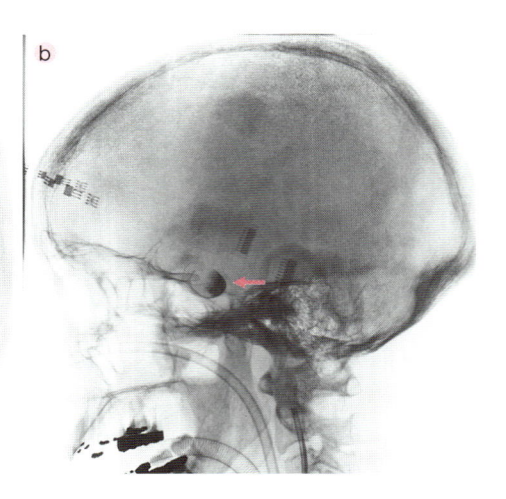

図6 Case 1. 治療時画像④
最終単純撮影正面像 a と側面像 b ．動脈瘤内に造影剤停留像（eclipse sign, 矢印）を認める．

Ⅳ. 術後経過

　麻酔覚醒後，新たな神経脱落症状の出現は認めなかった．頭部 MRI 画像では動脈瘤内血流信号の消失を認めた．明らかな新規脳梗塞巣の出現は認められなかった．術後 7 日目に合併症なく自宅退院した．クロピドグレル 75 mg とバイアスピリン® 100 mg の内服は術後半年目の定期検査まで継続する予定である．

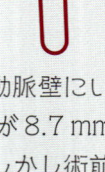

SIDE MEMO

　Pipeline を用いた脳動脈瘤の治療は，動脈瘤 orifice を中心とした動脈壁にいかに Pipeline を密着させるかが重要である．本症例では動脈瘤ネック径が 8.7 mm であり，Pipeline 留置想定範囲には眼動脈の起始部が含まれていた．しかし術前 BTO にて眼動脈は外頚動脈系からの側副血行を有していることが判明したため，Pipeline 留置が患側眼症状をきたすことはないと判断することができた．文献上約 3% にこのような外頚動脈系から眼動脈へ至る側副血行を有さない症例が存在するが，その場合は留置後に網膜中心動脈血栓症や，虚血性眼症が後遺する可能性がある．

考察

A. 手術適応

　海綿静脈洞部内頸動脈瘤は，頭蓋内脳動脈瘤と比較して良性の経過をたどることが多い．しかしながら，bypass 術を併用した親血管閉塞術やステント支援下瘤内塞栓術といった従来の外科治療は合併症率が高く，再発例も散見されることから手術適応が制限されてきた[1]．しかし近年 Flow diverter が登場し，その良好な治療成績が次々と発表されて以降，海綿静脈洞部内頸動脈瘤の治療適応は変化している[4]．当院でも従来では，複視や痛み，出血（内頸動脈海綿静脈洞瘻）などの症候性動脈瘤のみを治療適応ありと判断していたが，2015年に Pipeline Flex が本邦でも使用可能となって以来，脳血管撮影上最大径 10 mm 以上の動脈瘤に対しては Pipeline を用いた外科的治療の適応ありと判断している．Pipeline 留置が困難な症候性動脈瘤症例では，bypass 術を併用した親血管閉塞術の施行を検討する．ステント支援下瘤内塞栓術は原則として行っていない．

B. BTO

　海綿静脈洞部内頸動脈瘤症例における術前評価では，脳血管撮影時に BTO を追加する．治療方針として親血管閉塞が選択された場合に併用する bypass 手術の決定はもとより，順行性血流を温存する Flow diversion などの血管内治療が選択された場合にも行う．後者の場合でも guiding catheter が内頸動脈に wedge した状態で治療を進める必要があることがあるからである．BTO は最も古い脳血管カテーテル手技の一つであり，罹患動脈を閉塞した状態での虚血耐性を評価する．通常はもう一本の診断カテーテルからの造影による側副血行路と，遮断時の神経学的脱落症状の有無を検討する．体性感覚誘導電位や脳波，経皮的 rSO_2 モニタリングや stump pressure の測定，脳血流 SPECT を併用することで，無症候であるが潜在的脳虚血状態を検出することが可能である．遮断時間を延長したり，降圧負荷をかけることもあり，そのプロトコールや解釈は施設毎に異なっており，データを普遍化することが難しい．

　当院では，側副血行と神経脱落症状出現の有無に加えて，経皮的 rSO_2 モニタリングと stump pressure の測定を行っている．政宗カテーテルなどの double lumen タイプのバルーンカテーテルを使用することにより遮断時に wire lumen から動脈圧（stump pressure）を測定することが可能である．約 10 分間の遮断で神経脱落症状の出現や，rSO_2 が基準値から 10 ポイント低下，stump pressure が対血圧の 60%未満となった場合は虚血耐性なしと判断する．これらの所見をクリアした場合，deflation した balloon カテーテルを内頸動脈に留置した状態で SPECT 室に移動し，カテーテルの動脈圧モニター波形を指標にして SPECT 室で再度バルーンを遮断し ^{123}I-IMP を用いた脳血流 SPECT を行う．ARG法を用いて脳血流量を定量的に評価し，対側血流比を用いて遮断耐性を階層化している[3]．SPECT 室へ移動時の安全性を考え，バルーンカテーテルによる閉塞位置は内頸動脈 petrous segment で統一している．

内頚動脈遮断時の側副血行路の評価は重要である．前交通動脈や後交通動脈を介する側副血行を primary collateral route，外頚動脈から眼動脈を介する route や leptomeningeal anastomosis は secondary collateral route と分けて評価すると，secondary collateral route は primary collateral route が不十分なときに顕在化しやすく，BTO 時に secondary collateral route が顕在化する大脳半球では虚血耐性が十分でないことが多い[5]．また半球の虚血耐性を脳血管撮影所見にて評価する場合は，大脳半球皮質静脈描出の左右差に着目する．BTO 時の大脳皮質静脈描出の左右差（半球造影剤循環時間の左右差）は SPECT 上の脳血流の左右比と相関する[2]．この知見は破裂動脈瘤症例や全身麻酔手術時などの緊急時で SPECT 検査が施行できない状況で有用である．

C.　Pipeline を用いた flow diversion

　2015 年 4 月に Pipeline Flex が本邦で薬事承認され，特定の実施医療機関，実施医による使用が可能となった．適応は後交通動脈分岐部より近位の内頚動脈に位置する最大径 10 mm 以上のワイドネック型動脈瘤（破裂急性期を除く）と薬事承認条件で定められた．Pipeline をはじめとする flow diverter はすでに欧米を中心に多くの国で使用されており，臨床成績が報告されている．Brinjikji ら[6] による flow diverter を用いた血管内治療の meta-analysis では，半年後の動脈瘤閉塞率は 76％で，手技に伴う合併症率 5％，死亡率 4％，治療後クモ膜下出血は 3％，頭蓋内出血は 3％と報告された．Becske ら[7] は 107 例 109 個の治療困難な内頚動脈瘤を対象にした PUFS 研究の長期成績を報告している．それによると動脈瘤閉塞率は半年で 73.6％，1 年で 86.8％，3 年で 93.4％，5 年で 95.2％であった．96.3％の患者さんが治療後 5 年時点で日常生活が自立していた．治療後半年までは虚血性合併症，出血性合併症が前記の頻度で起こりうるが，虚血性眼症も含めて治療後 6 カ月以降は新たな治療関連の神経脱落症状は認められなかった．5 年間の観察中，完全閉塞した動脈瘤が再開通した症例は認められなかったとしている．Flow diverter の登場により，内頚動脈近位部大型動脈瘤に対する血管内治療成績は向上したといえる．

　しかし Pipeline の使用にはいくつかのピットフォールがある．第一にデバイスが堅く挿入，展開時にはかなり力を要する．長いもの太いものほど操作が困難である．無理押しして血管損傷をきたしたり，動脈瘤内にデバイスが逸脱しないように注意が必要である．周術期虚血性合併症の多くは Pipeline 留置時の血栓性塞栓症であろう．動脈瘤に対して flow diversion 効果を得，Pipeline 内の有効な順行性血流を保つためには Pipeline の良好な動脈壁への密着が得なければならない．当院では Pipeline 展開後に留置部で compliant balloon を拡張させる手技をルーチン化している．動脈壁への密着が不良な Pipeline では動脈瘤閉塞が得られないだけでなく，順行性血流不全による慢性期虚血性合併症の原因ともなる．Pipeline によって拘束される分枝が虚血症状を呈することは比較的稀であるとされる．前脈絡叢動脈などの終末枝は Pipeline のメッシュを介して順行性血流が温存されるのに対して，側副血行が発達している眼動脈や後交通動脈は閉塞しても症状を呈することは稀だからである[8]．逆に側副血行路が発達している分枝が neck や dome から起始する動脈瘤では，flow diverter 効果が得られにくい[9]．

JCOPY 498-32826

　Flow diversion を企図した動脈瘤の再増大や遅発性破裂は重篤な合併症につながる．動脈屈曲部の大弯側に派生した動脈瘤が故に動脈瘤 orifice に有効な metal density が得られず，動脈瘤流入血流よりも流出血流が制限されての動脈瘤内圧の上昇，あるいは動脈瘤内血流変化による wall shear stress の増悪，血栓化動脈瘤内の vasa vasorum の破綻などのメカニズムが考察されているが詳細は不明である[10]．動脈瘤近位部の狭窄や遠位部の屈曲が悪影響を及ぼす可能性もある[11]．当院では頭蓋内動脈瘤に対して Pipeline による flow diversion を企図する場合は原則として瘤内に coil を留置することとしているが，海綿静脈洞部では不要と考えている．幸い当院では遅発性出血は経験していないが，術後数日間の強い頭痛や神経脱落症状（多くは眼症状の悪化），画像上動脈瘤周囲浮腫の増悪を認めることがある．症候性動脈瘤や，術後にこのような変化が予想される症例では術前よりステロイド薬の静脈投与を行うことで症状の改善を得ている．

　抗血小板療法は flow diversion による動脈瘤治療に必須である．当院では術前約 4 日前より 2 剤投与を開始し，術前日に血小板凝集能を評価する．低反応性であれば術後 1 週間は倍量投与する．2 剤併用は原則術後半年までとし，術後 2 年間は半年ごとに脳血管撮影による follow-up を行い，動脈瘤内造影剤漏出が認められる症例では単剤投与を継続する．完全閉塞が得られた時点で抗血小板薬投与は終了している．

　以上のように flow diversion による動脈瘤治療は画期的な治療であるが，その効果発生メカニズムには不明な点も多く，その適応決定にはいまだ熟慮を要する．

KEY POINT

☑ 海綿静脈洞部内頚動脈瘤の治療適応は，頭蓋内脳動脈瘤とは異なる．

☑ バルーンカテーテルを用いた内頚動脈遮断試験を施行することで虚血耐性を評価する．

☑ Flow diversion は画期的な治療であるが，まだ十分な知見が得られているとはいえず，その適応決定には熟慮を要する．

〈参考文献〉

1) Eddleman CS, Hurley MC, Bendok BR, et al. Cavernous carotid aneurysms: to treat or not to treat? Neurosurg Focus. 2009; 26: E4.

2) Sato K, Shimizu H, Inoue T, et al. Angiographic circulation time and cerebral blood flow during balloon test occlusion of the internal carotid artery. J Cereb Blood Flow Metab. 2014; 34: 136-43.

3) Shimizu H, Matsumoto Y, Tominaga T. Parent artery occlusion with bypass surgery for the treatment of internal carotid artery aneurysms: clinical and hemodynamic results. Clin Neurol Neurosurg. 2010; 112: 32-9.

4) Tanweer O, Raz E, Brunswick A, et al. Cavernous carotid aneurysms in the era of flow diversion: a need to revisit treatment paradigms. AJNR. 2014; 35: 2334-40.

5) Henderson RD, Eliasziw M, Fox AJ, et al: North American Symptomatic Carotid Endarterectomy Trial (NASCET) Group. Angiographically defined collateral circulation and risk of

stroke in patients with severe carotid artery stenosis. Stroke. 2013; 31, 128-32.

6) Brinjikji W, Murad MH, Lanzino G, et al. Endovascular treatment of intracranial aneurysms with flow diverters. A meta-analysis. Stroke. 2013; 44: 442-7.

7) Becske T, Brinjikji W, Potts MB, et al. Long-term clinical and angiographic outcomes following pipeline embolization device treatment of complex internal carotid artery aneurysms: five-year results of the Pipeline for Uncoilable or Failed Aneurysms Trial. Neurosurgery. 2017; 80, 40-8.

8) Rangel-Castilla L, Munich SA, Jaleel N, et al. Patency of anterior circulation branch vessels after Pipeline embolization: longer-term results from 82 aneurysm cases. J Neurosurg. 2017; 126, 1064-69.

9) Kan P, Srinivasan VM, Mbabuike N, et al. Aneurysms with persistent patency after treatment with the Pipeline embolization device. J Neurosurg. 2017; 126, 1894-8.

10) Shapiro M, Becske T, Nelson PK. Learning from failure: persistence of aneurysms following pipeline embolization. J Neurosurg. 2017; 126, 578-85.

11) Cebral JR, Mut F, Raschi M, et al. Aneurysmal rupture following treatment with flow-diverting stents: computational hemodynamics analysis of treatment. AJNR. 2011; 32: 27-33.

JCOPY 498-32826

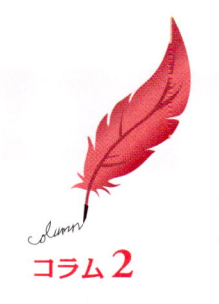

広南病院での脳血管内治療
黎明期について

コラム **2**

高橋　明

東北大学名誉教授

　私は 1978 年（昭和 53 年）東北大学医学部医学科卒業．卒後 2 年間，関東エリアで外科系ローテート研修（麻酔，小児外科，一般外科，心臓血管外科，脳外科）後に入局した．その過程でセルジンガー法を経験．仙台では脳動脈瘤の急性期にも総頚動脈直接穿刺のバンバン（単発 2 枚撮り）が普通で，セルジンガー法での脳血管撮影は特別な検査だった．畢竟，私が当時東北大学の脳外科の本拠だった長町脳疾患研究施設（脳研），広南病院でのセルジンガー係みたいになってしまった．セルジンガーはもやもや病の患者さんにはルーチンで行う検査になっていたので，それを生かして，学位はもやもや病の脳血管撮影でのフォローアップという仕事をさせていただいた．

　セルビネンコの論文（「離脱型バルーンの臨床応用」J Neurosurg）が 1974 年．当時，脳動脈瘤の急性期開頭手術で，飛ぶ鳥も落とす勢いだった，私の師，鈴木二郎先生（1924 年 10 月 2 日：生 -1990 年 6 月 9 日：没）は，脳動静脈奇形（AVM）の術前塞栓療法を使えるものにしたいと考えていた．独自の動物的勘で，シラノ・ド・ベルジュラックの赤鼻から思いついたという，エストロゲンを用いた化学的な液体塞栓療法（外頚動脈から持続動注の形で硬膜動静脈シャントの治療に既に応用していた）を，頭蓋内の AVM に使いたかったのが大きな動機であったと思う．私の名前の明（あきら）を音読みにして，「ミン」「ミン」と呼ばれ，かわいがっていただいた．たしか 1980 年ころから動物などでのバルーンカテーテルの操作を独学で勉強しはじめ，1983 年から臨床応用を開始．最初の症例は 3 歳女児，外頚動脈領域の先天的動静脈瘻の離脱型バルーンによる根治例で，Debrun のバルーンを用いた（表はそれ以来を記録した手術台帳の 1 ページ目，第一例は表の 4，昭和 58 年 11 月 12 日）．

　鈴木先生はご自身の領域，特に脳外科手術については，絶大の自信をもっていたから，後学の人間が，先生の眼の届く範囲で，先生と違うことをするのは，至難の業だった．しかし，脳血管内治療については，以下の二つの理由から全く干渉されなかったのである．私が脳血管撮影室で，最初の症例の治療をして以来，脳血管内治療をしている現場には一度も足を運ばれなかった．これは，初学の私に余計なプレッシャーを与えまいとする師の配慮だったと

本当に感謝している．勿論，術前・術後には（特に合併症が起こった場合には），とても厳しい議論と，叱責，説教があったのは言うまでも無い．特に1985年のアメリカ，ヨーロッパへの3週間の研修に際して，エストロゲンの頭蓋内AVMへの持続動注を辞めたいと申し出た時には，当時の吉本高志助教授に間を執り成していただく大騒ぎになってしまった．二つの理由に戻ると，第一に脳血管内治療は自分の領域外と考えていたこと．第二に脳外科手術の補助（脳動脈瘤を血管内治療で根治はあり得ない）と思っていたことの二点である．

　奇しくも，今年は鈴木先生が65歳でご逝去された年齢に私も達した．改めて感謝申し上げる次第である．

No.	Name	Diag	date	technique	result.	case No.
1		AVM	58.8.22	angio		①
2		AVM	58.9.28	angio		②
3		Neck IC-AN	58.10.4	angio	detach はずをも入らず ③	③
4		EC-AVF	58.11.12	detachable ① occlusion	cured	④
5		Cerebellar-AVM	58.11.2	angio		⑤
6		Cerebellar-AVM	58.11.14	intra cpe ① temporary occlusion Rt. AICA + B.Atop.	total resection ↓ follow good	⑥
⑦		recurrent BT	58.11.22	ACNU-superselective	symptom improve.	⑥
8		AVM	58.11.30	Angio		⑦
⑨		AVM	58.12.10	Premalin one shot ①	unchanged	⑦
⑩		AVM	58.12.26	Premalin one shot ②	unchanged	⑦
⑪		recurrent BT	58.12.27	ACNU- superselective + adriamycin. ②	post- occlusion ↓ ↑	⑥

4

椎骨動脈解離

概論

　椎骨脳底動脈系，いわゆる後方循環は前方循環と比較して脳動脈解離が起きやすいことが知られている．後方循環における脳動脈解離の好発部位は頭蓋内椎骨動脈（vertebral artery: VA）であり，SCADS-Japan のデータでは 78％，当院のデータでも 85％が頭蓋内椎骨動脈に生じている[2]．脳動脈解離では，発症形式によって適切な治療戦略を選択する必要がある．出血発症の場合には急性期に外科治療を行うことが多い．脳卒中治療ガイドライン 2015 によると，「出血性頭蓋内動脈解離では，発症後再出血をきたすことが多く早期の診断および治療が望ましい（グレード C1）」と記載されている[1]．椎骨脳底動脈系解離における出血発症の割合は SCADS-Japan のデータでは 31％[2]，当院のデータでは 33％であり，これらの大部分が外科治療の対象になりうる．外科治療方法として，最近では血管内治療が選択されることが多く，当院でも可及的早期に血管内治療による介入を行っている．以下，椎骨動脈解離（vertebral artery dissection：VAD）に対する当院の血管内治療について，3 つのパターンに分けて症例報告を行い，考察を行う．

〔 C A S E　R E P O R T 〕 ①

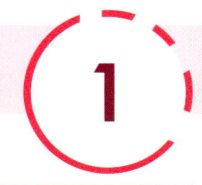

現病歴

　post-PICA type 図1．45 歳，男性．左 VAD によるクモ膜下出血（subarachnoid hemorrhage：SAH）（Hunt & Kosnik（H&K）grade 3）．起床時から頭痛があったが出勤．12 時半頃に職場で意識消失をきたし，当院に救急搬送．来院時意識は Japan coma scale（JCS）10，明らかな四肢麻痺は認めなかった．

Ⅰ．術前検査

　CT で SAH 確認後，MRI で左 VA に紡錘状動脈瘤を認め，VAD による SAH と診断した．

Ⅱ．治療

　早期治療を優先するために局所麻酔下に治療を開始した．右大腿動脈に 6Fr long sheath を留置し，ヘパリン 5000 単位の経静脈的投与を行った．activating clotting time（ACT）は前値 115，後値 246 であった．治療に先立った診断造影の結果は以下の通りであった．

左椎骨動脈撮影

　VA の太さは右が太く，左椎骨動脈は非優位側であった．左 VA は V4 segment で左後下小脳動脈（posterior inferior cerebellar artery：PICA）を分枝したのちに狭窄し，その遠位部の VA が紡錘状拡張を呈していた **図1 ⓐ**．拡張部の最大径は 4.7 mm，長さは 5.5 mm，再狭窄部は 1.4 mm であった．VA の壁不整は union までは及ばず，union 手前の正常左 V4 部分から lateral medullary artery が分岐していた．

　以上の所見より，拡張部位の遠位に起始する穿通枝を温存するように拡張部位の trapping を行う方針とした．6Fr Fubuki を左 VA に留置し，NEUROUTE 14 を使用し

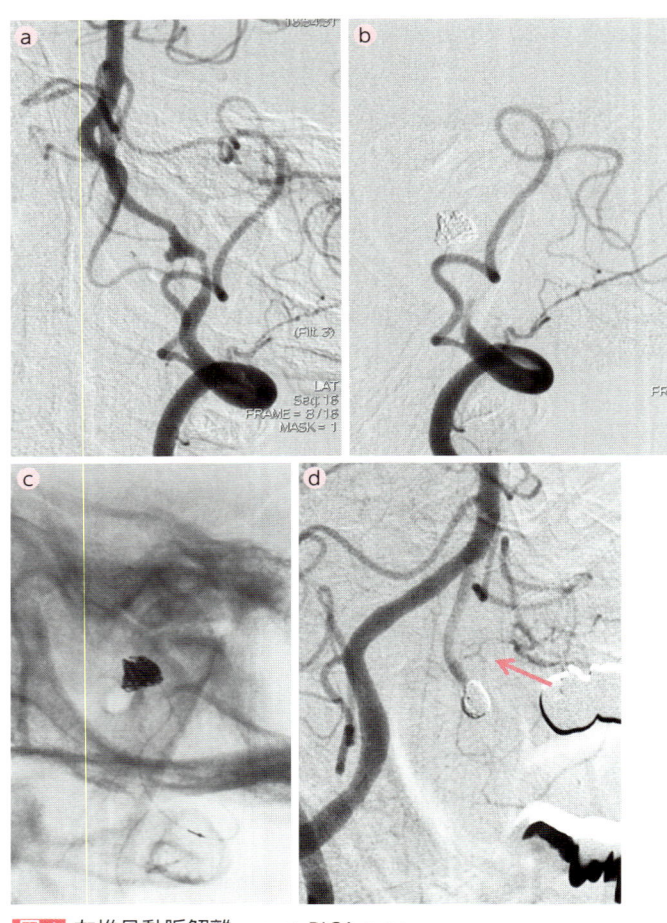

図1 左椎骨動脈解離，post-PICA type

　ⓐ PICA 分岐後の左 V4 segment に解離と思われる紡錘状動脈瘤を認める．　ⓑ 紡錘状拡張部に限定した short segment の trapping を行った．　ⓒ trapping に使用した coil 塊．　ⓓ trapping 後の右椎骨動脈撮影では，解離部遠位に起始する穿通枝の描出が確認できた（矢印）．

て SL10 を病変部まで誘導した．以下の coil を使用して internal trapping を行った．
① AXIUM PRIME SOFT 3D 5 mm×8 cm
② AXIUM PRIME EXTRASOFT 3D 3.5 mm×6 cm
③ AXIUM PRIME EXTRASOFT 3D 3.5 mm×6 cm
④ AXIUM PRIME EXTRASOFT 3D 2.5 mm×4 cm
⑤ AXIUM PRIME EXTRASOFT 3D 2.5 mm×4 cm
⑥ Taregt 360 ULTRA 2 mm×3 cm
⑦ Target HELICAL ULTRA 2 mm×3 cm
⑧ Target HELICAL ULTRA 2 mm×3 cm

マイクロカテーテルを引き戻しつつ上記 coil を充填．最終 coil を充填した時点で coil 塊からマイクロカテーテル先端が押し戻されてきたことが確認できた．確認造影で，親動脈閉塞が達成されていることを確認した 図1ⓑ，ⓒ．また，右 VA 撮影において温存すべき穿通枝が造影されることを確認し 図1ⓓ，手技を終了とした．ヘパリンはナチュラルリバースとし，シースを抜去して用手圧迫止血を行った．術後経過は良好で，虚血性合併症なく経過し，自宅退院となった．

⑤IDE MEMO

　　診断の椎骨動脈撮影で確認すべきポイントは，両側 VA の発達度，PICA 起始部の位置，穿通枝起始部の位置である．本症例は，非優位側 VA，PICA 分岐後の病変であり，いわゆる post-PICA type の解離である．シンプルに internal trapping が可能な病変であるが，最大のポイントは穿通枝である lateral medullary artery の存在を意識的に確認し，温存することである．AICA が PICA 領域を灌流する AICA-PICA 共通幹や，硬膜外に PICA が起始する本症例のような場合には，lateral medullary artery が V4 segment に起始することが多い．

〔 C A S E 　 R E P O R T 〕 ②

現病歴

PICA involved type 図2．51 歳，女性．SAH（H&K grade 3）．右 VAD．
突然の頭痛および意識障害で発症．救急隊現着時，JCS 300 であった．他院脳神経外科に搬送され，頭部 CT で SAH を確認．脳血管撮影により PICA involved type の右 VAD の診断となった．当院紹介となり，搬送時には意識は JCS 10 まで改善し，明らかな四肢麻痺は認めなかった．

Ⅰ. 治療

　PICA involved type の VAD であり，trapping 前に occipital artery（OA）-PICA bypass を先行した．開頭手術後に全身麻酔を継続し，血管撮影室に移動の上，internal trapping を行う方針とした．sheath は前医にて左大腿動脈に挿入されていた 6F を使用した．6F Launcher（straight）を右 VA に留置し，診断 DSA を施行した．

右椎骨動脈撮影

　V4 segment に 16 mm にわたって最大径 5.2 mm の紡錘状動脈瘤を認めた．紡錘状拡張部から右 PICA が分岐している **図2 ⓐ, ⓑ**.

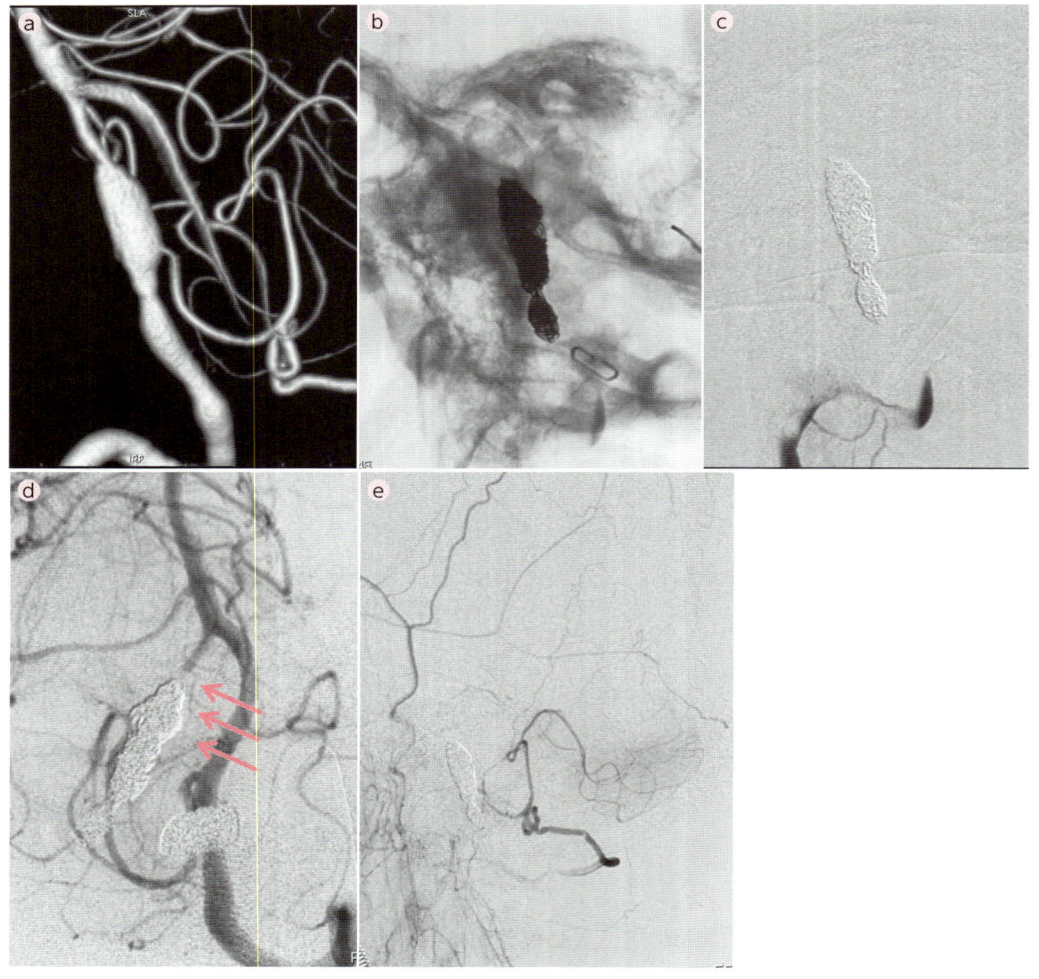

図2 右椎骨動脈解離，PICA-involved type
ⓐ 右椎骨動脈に解離と思われる紡錘状動脈瘤を認め，拡張部から太い PICA が起始していた．ⓑ trapping に使用した coil 塊．ⓒ trapping 後の右椎骨動脈撮影．ⓓ trapping 後の左椎骨動脈撮影では解離部遠位端に起始する anterior spinal artery の描出が確認された（矢印）．ⓔ 最後に OA-PICA bypass の血流を確認．

JCOPY 498-32826

SL10（45°）を Synchro2 にて over the wire に解離部に誘導し，以下の coil を使用して internal trapping を行った．

① Microsphere10　6 mm×11.9 cm
② Microsphere10　5 mm×9.7 cm
③ Microsphere10　4 mm×7.5 cm
④ Ultipaq10　4 mm×8 cm
⑤ Ultipaq10　3 mm×8 cm
⑥ TruFill-Orbit　6 mm×9 cm
⑦ GDC 2D soft　7 mm×15 cm
⑧ GDC 2D soft　7 mm×15 cm
⑨ GDC 2D soft　7 mm×15 cm
⑩ GDC 2D soft　6 mm×10 cm
⑪ GDC 2D soft　6 mm×10 cm
⑫ GDC 2D soft　6 mm×8 cm
⑬ GDC 2D soft　6 mm×8 cm
⑭ GDC 2D soft　7 mm×10 cm
⑮ GDC 2D soft　6 mm×8 cm
⑯ GDC 2D soft　5 mm×8 cm
⑰ TruFill-Orbit　5 mm×5 cm
⑱ TruFill-Orbit　5 mm×5 cm
⑲ TruFill-Orbit　4 mm×7 cm
⑳ TruFill-Orbit　3 mm×4 cm
㉑ TruFill-Orbit　3 mm×6 cm
㉒ CERECYTE ultipaq　2.5 mm×8 cm

正常血管径に復する部分まで紡錘状拡張部を塞栓し，親動脈閉塞を達成した 図2 ©，ⓓ．左 VA 撮影にて，VA union を介して左 V4 から分岐する anterior spindal artery（ASA）が描出された 図2 ⓔ．最後に右外頚動脈撮影において，bypass 血管の開存を確認して手技を終了した 図2 ⓕ．術翌日の拡散強調画像で橋正中部に無症候性の小さな高信号領域を認めものの，その後の経過は良好で神経脱落所見なく自宅退院となった．

SIDE MEMO

　　PICA involved type の VAD では，本症例のように OA-PICA bypass（開頭術）と internal trapping（血管内手術）との複合治療も治療選択肢のひとつである．開頭術野での clip を用いた trapping が可能な場合もあるが，本症例のように解離が union 付近まで及んでいる場合，術野深部に clip を留置するのが困難な可能性もある．複合治療を行った場合，PICA 近位部に起始する穿通枝は bypass 経由の血流で灌流されることとなる．Internal trapping を行った coil mass に起因した血栓・塞栓性合併症を防ぐため，bypass 後に PICA 起始部を clip 閉塞することがポイントである．

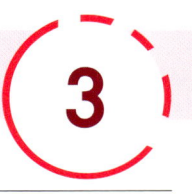
現病歴

　対側 VA 未発達例. 図3. 60 歳, 女性, SAH (H&K grade 3), 左 VAD. 頭痛で発症し, 他院に救急搬送. 他院脳神経外科に搬送され, 頭部 CT で SAH を確認. 3D-CT angiography にて, 左 VAD の診断となった. 右 VAD が描出されないため, trapping のリスクが高いと判断され, 当院紹介となった.

Ⅰ. 治療

　血管撮影上, 右 VA は非常に細いことが確認された. 同血管から脳底動脈がごく淡く造影された. 左 VA 撮影において, 紡錘状拡張部の最大径は 4.8 mm で前方に突出する小さな bleb を有し, 同部位が出血源と想定された. 紡錘状拡張部からは, 延髄左外側に向かう太い lateral medullary artery が分岐していた 図3ⓐ. Internal trapping もしくは stent assisted coiling を行った場合には, 延髄梗塞による重篤な morbidity をきたすことが危惧された. したがって, 再破裂予防と穿通枝温存の両立を企図して, overlap stent を行うこととした. 万が一再破裂をきたした場合には, 虚血性合併症を覚悟して internal trapping に方針変更することとした. 全身麻酔導入後にクロピドグレル 300 mg, アスピリン 200 mg を経鼻胃管より投与. 80 IU/kg でヘパリンを投与し, ACT を 120 から 280 まで延長させた. 左大腿動脈に 7Fr sheath を留置. 4.2Fr Fubuki を左 VA の C2 レベルまで誘導し, これに追随させて 6Fr Fubuki を左 VA に誘導した. Headway 21 を mid-BA まで先進させ, 造影にて真腔を確保していることを確認した. 膨隆近位の狭窄部まで含めた病変長は 20 mm であり, LVIS Blue 3.5 mm×22 mm を選択した. 同ステントを, 病変全長を含むように, union より近位の正常血管と思われる VA から, PICA より遠位の正常血管まで留置した. 確認撮影では蛇行していた血管走行が直線化し, 狭窄部の拡張も達成できた. 続いて, 2 本目も同じ LVIS Blue 3.5 mm×22 mm を 1 本目とほぼ同じ位置に留置した 図3ⓑ. 確認撮影で stent 内の狭窄や血栓形成は認めず, 狭窄部のさらなる拡張所見を確認できた 図3ⓒ. ヘパリンはナチュラルリバースして手術手技を終了とした. 術後経過は良好で, 虚血性合併症は認めず, 再出血することなく経過した. 術後 7 日目の血管撮影では, 紡錘状拡張部の正常化が確認され, 穿通枝も淡く描出された 図3ⓓ.

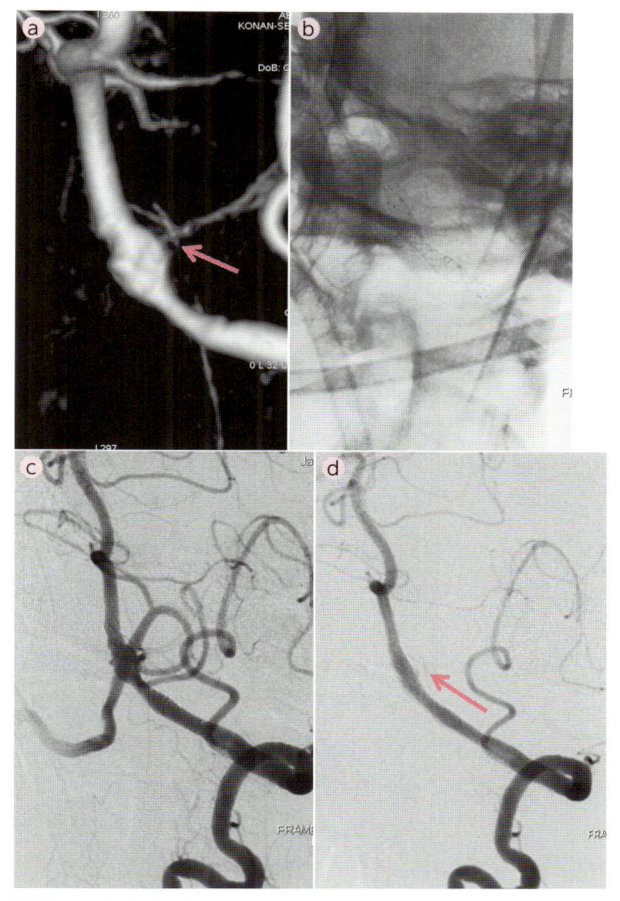

図3 左椎骨動脈解離，穿通枝分岐例

ⓐ 左椎骨動脈に解離と思われる紡錘状動脈瘤を認めた．紡錘状拡張部から lateral medullary artery が起始していた．ⓑ LVIS による overlapping stent．ⓒ stent 留置後，紡錘状動脈瘤の形態に大きな変化は認めなかった．ⓓ 1週間後に紡錘状拡張部は滑らかとなった．穿通枝の温存が確認された（矢印）.

SIDE MEMO

　　対側 VA が低形成である場合や，解離部に穿通枝が起始する場合には，順行性血流を温存したステント治療も選択肢となる．出血急性期のステントは血栓・塞栓性合併症のリスクが高いため，抗血小板薬の急速飽和と十分な抗凝固療法が必要である．抗血小板薬投与に備えて，治療前に経鼻胃管を挿入することが望ましい.

A. 椎骨動脈解離に対する internal trapping 図4ⓐ, ⓑ

脳動脈解離に対する外科的根治術は trapping である[3, 4]. 血管内治療の発展に伴い, 近年では coil を使用した internal trapping を第一選択とする施設が多い. 椎骨動脈解離の外科治療戦略で考慮すべきポイントは, ①対側椎骨動脈の発達度, ② PICA 起始部の位置, ③解離部周辺に起始する穿通枝起始部の位置である. PICA が解離部に含まれる場合には, Case report 2 のように PICA に対する血行再建を行った上で解離部の trapping を行うことが理想的である. しかし, 再出血を繰り返して搬送される重症クモ膜下出血で, 患者の状態が悪い場合には急性期の血行再建が現実的ではない場合もあり, 血行再建を併用せずに trapping を選択せざるを得ない場合もある. このような症例では, PICA 領域の小脳皮質梗塞のみならず, 椎骨動脈や PICA 近位部に起始する穿通枝が閉塞することによる延髄梗塞を合併し, SAH による primary brain damage も強いことから転帰不良な経過をたどることが多い.

対側 VA の発達が良好であり, PICA も解離に含まれない場合, 単純な trapping が可能である. しかし, 解離部周辺に穿通枝が起始し, trapping に伴って穿通枝梗塞を合併した場合には転帰不良となる可能性がある[5]. 延髄外側部を灌流する細い lateral medullary artery の場合には, たとえ閉塞しても小型の延髄外側梗塞で済むことから転帰への影響は少ない. しかし, 太い lateral medullary artery の場合, 閉塞により large inferodorso-lateral type や hemimedullary type の延髄梗塞を合併し, 転帰不良となることがある[5]. さらに, 椎骨動脈遠位部 (union 付近) からは延髄内側部を灌流する穿通枝が起始し[6], 閉塞によって延髄内側症候群を呈する可能性があることには注意が必要である.

筆者らは出血発症の頭蓋内 VA 解離に対して internal trapping を行った連続 38 治療例における術後の延髄梗塞について報告した[5]. 38 例中, PICA よりも解離が遠位部にあるものは 14 例 (36.8%), PICA 起始部を解離が巻き込むものが 9 例 (23.7%), PICA よりも近位部に解離が存在するものが 7 例 (18.4%), 明らかな PICA を認めないものが 8 例 (21.1%) であった. 入院から 24 時間以内に internal trapping を行い, 全例で解離部の完全閉塞を確認した. 解離が PICA 起始部を巻き込む 9 例中 5 例に OA-PICAbypass 術を施行した. 残り 4 例のうち 2 例では解離部の margin から PICA が分岐していたために, bypass を行わずに解離部の閉塞が可能であった. 残り 2 例では, PICA が細く, 灌流域が小さいため, PICA ごと解離部を塞栓した.

VA の internal trapping の結果として, 18 例 (47.4%) に画像上の延髄梗塞を認めた. OA-PICA bypass を施行した症例でも 3 例 (60%) で穿通枝領域の梗塞を生じていた. つまり, OA-PICA bypass は小脳皮質領域の血流を担保可能であるが, 穿通枝梗塞の予防には必ずしもならない. 延髄梗塞を合併した群では, 梗塞を合併しなかった群と比較して trapping を行った VA の範囲が長かった. したがって, 解離部はなるべく短く塞栓を行うことが重要であり, 特に血管撮影で穿通枝が認識されるような症例では, complete な

trapping にかかわらず穿通枝の温存を優先すべきである．可能であれば，術前に全身麻酔下に motion artifact を極力排除した 3D-rotational angiography を撮影し，解離周辺に穿通枝が起始していないかどうかを確認することが望ましい．volume rendering のみならず，maximum intensity projection を確認することで，穿通枝の起始部のみならず穿通枝の灌流領域を把握することが可能な場合もある．延髄表面で穿通枝同士の吻合が存在する可能性もあるが[7]，少なくとも血管撮影で認識されるような太い穿通枝の温存は必須であると考える．

B. 椎骨動脈解離に対するステント治療 図4©, ⓓ

前述したように，椎骨動脈解離では対側椎骨動脈の発達が良好で，PICA も解離部に含まれず，Case Report 1 のように単純な trapping で治療可能な症例が多い．しかし，対側椎骨動脈が無（低）形成の場合や両側性解離の場合には，balloon test occlusion を行い，対側椎骨動脈・後交通動脈・小脳皮質動脈軟膜吻合などからの側副血行路を確認した上で治療方法を選択する必要がある．側副血行路が未発達の症例において，trapping や近位閉塞を行う場合の VA に対する血行再建方法として，V3-radial artery-V4 bypass[8] や VA-radial artery-PCA bypass[9] などの方法が報告されている．これらの血行再建術は，再出血予防効果の強い trapping を補助する手段として有効であるが，技術的難易度が高く，手術侵襲も大きいことから，汎用性に欠ける点は否めない．

最近では，ステントを使用し，椎骨動脈の順行性血流を温存した根治方法の報告もなされ

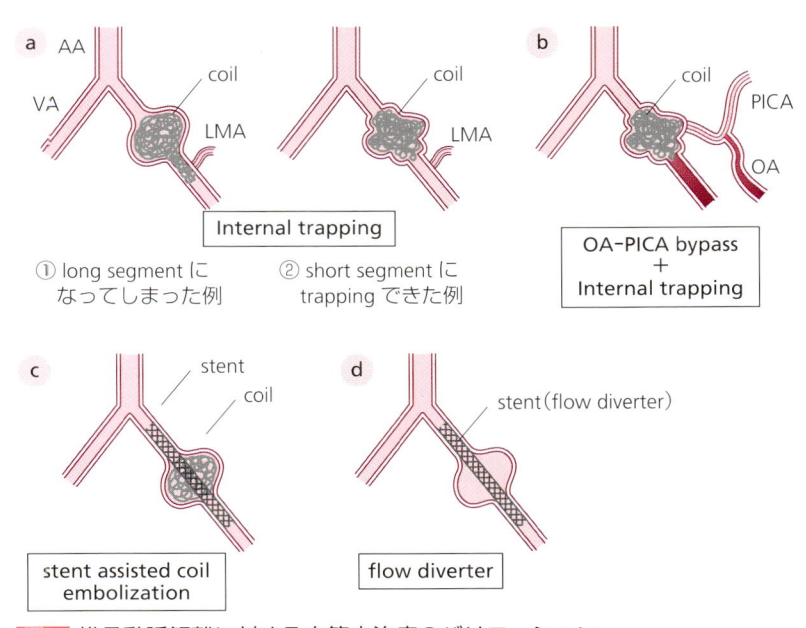

図4 椎骨動脈解離に対する血管内治療のバリエーション

ⓐ Internal trapping ①long segment の塞栓となり，穿通枝に coil がかかった例 ②short segment で塞栓を行い，穿通枝が温存された例．ⓑ OA-PICA bypass と internal trapping の複合治療，ⓒ ステント支援下 coil 塞栓術，ⓓ ステント単独治療

ている[10]．ステント支援下 coil 塞栓術のみならず，flow diverter を使用したステント単独治療も試みられている[11]．また，単一のステントでは整流効果が弱いため，複数のステントを重ねて留置することで整流効果を高め，VAD を根治したとの報告もなされている[12]．今回の Case Report 3 では，LVIS Blue を overlap させることで整流効果を高め，再出血予防効果を得た．ステント治療による長期的な出血予防効果があるかどうか，今後のフォローアップが必要である．

KEY POINT

☑ Internal trapping においては，穿通枝閉塞による合併症を起こさないことが重要である．

☑ PICA involved type の VAD に対する internal trapping において，OA-PICA bypass は小脳皮質の血流は担保するが，穿通枝梗塞の予防には必ずしもならない．

☑ VA の順行性血流温存が必須の場合や，解離部から穿通枝が起始する場合には，ステント単独治療の選択肢があるが，その有効性は今後検討が必要である．

〈参考文献〉

1) 頭蓋内・外動脈解離の外科的治療，In 脳卒中ガイドライン委員会．編．脳卒中治療ガイドライン 2015. 2015, p.242-3

2) 松岡秀樹．3．脳動脈解離の現状 ②本邦の実態．in 松岡秀樹，編．脳動脈解離診療の手引き．p.8-14

3) Iihara K, Sakai N, Murao K, et al. Dissecting aneurysms of the vertebral artery: a management strategy. J Neurosurg. 2002; 97: 259-67.

4) Kai Y, Nishi T, Watanabe M, et al. Strategy for treating unruptured vertebral artery dissecting aneurysms. Neurosurgery. 2011; 69: 1085-91; discussion. 1091-2.

5) Endo H, Matsumoto Y, Kondo R, et al. Medullary infarction as a poor prognostic factor after internal coil trapping of a ruptured vertebral artery dissection. J Neurosurg. 2013; 118: 131-9.

6) Mahmood A, Dujovny M, Torche M, et al. Microvascular anatomy of foramen caecum medullae oblongatae. J Neurosurg. 1991; 75: 299-304

7) Mercier PH, Brassier G, Fournier HD, et al. Vascular microanatomy of the pontomedullary junction, posterior inferior cerebellar arteries, and the lateral spinal arteries. Interv Neuroradiol. 2008; 14: 49-58.

8) Inoue T, Tamura A, Saito I. Trapping and V3-radial artery graft-V4 bypass for ruptured dissecting aneurysm of the vertebral artery. Neurosurg Focus. 2015; 38: Video1

9) Hamada J, Kai Y, Morioka M, et al. Multimodal treatment of ruptured dissecting aneurysms of the vertebral artery during the acute stage. J Neurosurg. 2003; 99: 960-6.

10) Sonmez O, Brinjikji W, Murad MH, et al. Deconstructive and reconstructive techniques in treatment of vertebrobasilar dissecting aneurysms: A systematic review and meta-analysis. AJNR Am J Neuroradiol. 2015; 36: 1293-8.

11) Cerejo R, Bain M, Moore N, et al. Flow diverter treatment of intracranial vertebral artery dissecting pseudoaneurysms. J Neurointerv Surg. 2017; 9: 1064-8.

12) Chung Y, Lee SH, Choi SK, et al. Triple stent therapy for the treatment of vertebral dissecting aneurysms: efficacy and safety. World Neurosurg. 2017; 99: 79-88.

わたしの虎の穴「広南病院」と
脳神経血管内治療黎明期

鈴木倫保

山口大学脳神経外科教授

コラム**3**

　小生の入局は 1979 年，旧脳研・広南病院は木造モルタル 2 階建ての戦前の建屋らしかった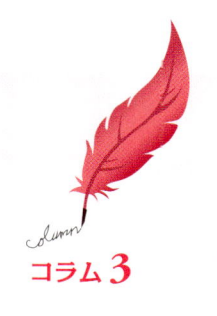．医局には中 2 階（蚕棚……若い方はイメージできるだろうか？）が有り，疲れ果てたペーペー医師達はいつもそこで眠りこけていた．小生の机はその蚕棚に上がる脚立の真裏にあり，毎晩多くの医局員が私の背中を通り上っていった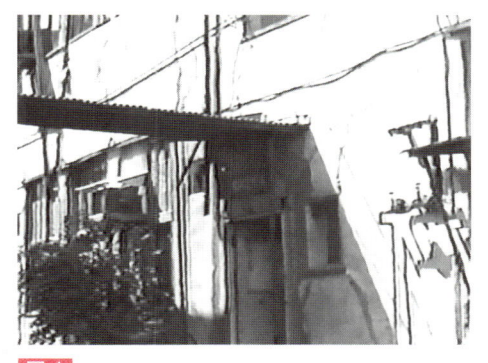．ある晩，教授回診前のカルテ整理に手間取り憔悴しきって上にのぼると，蚕棚は超満杯で寝る隙間は無く車で 30 分のアパートに戻る羽目になった．勤勉だけで大事は成らず，「才覚」も必須と覚った晩だった．

図1

図2

　当時の広南病院は鈴木二郎先生図3が率いる鉄の軍団で，東北地方を中心に全国からの入局者や見学者であふれた正に虎の穴であり，回診も後ろからのぞき見るのが精一杯だった時もあった図4．二郎先生は，菊池晴彦先生とともに日本で最も早く脳神経血管内治療の有効性を認識された方であり，医局でも様々な治療の開発に取り組んでいた．しかし，黎明期とて合併症も多く，主治医泣かせの治療法でもあった．ある日，チーフレジデントが思い余って，血管内治療術者に面と向かって「人体実験はやめてください」と叫び，周囲が心底凍り付いた．本稿執筆中にその修羅場が突然フラッシュバックした．時は連綿と流れるが，その断面には多くの事物が凝縮されていることを改めて噛みしめている．

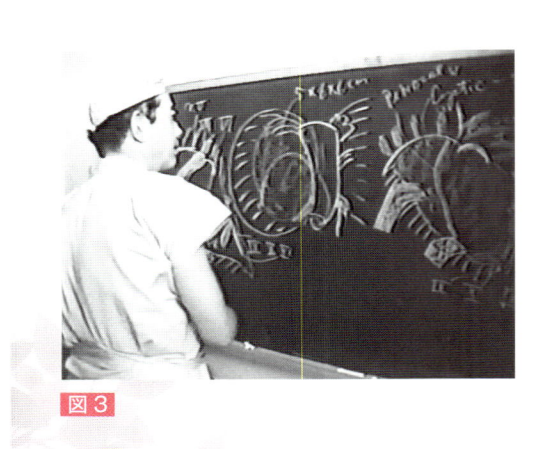

図3

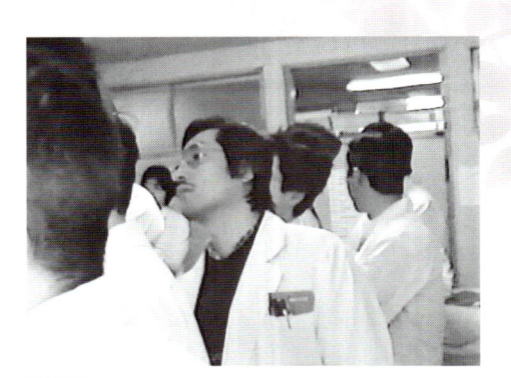

図4

JCOPY 498-32826

5

脳動静脈奇形

概論

　脳動静脈奇形（cerebral arteriovenous malformation: AVM）に対する外科的治療の主目的は（再）出血の予防である．永続的な（再）出血予防効果は AVM の完全閉塞にて得られる．血管内治療単独での AVM 完全閉塞率は 6〜40％であり[1,2]，治療の多くは摘出術または定位放射線治療との組み合わせにて行われる[3,4]．集学的治療において，血管内治療は他の modality よりも先行することが多く，血管内治療単独での治療成績や安全性を評価することが難しい．故に，治療を開始する前に集学的治療の中での血管内治療の役割 表1 を明確にし，また役割によって塞栓方法 表2 を決定すべきである．一方で完全閉塞が困難な AVM に対しては，症候を呈する血管構築を選択的に塞栓する target embolization を行うことがある[5]．当グループでは開頭チーム，ガンマナイフチーム，血管内治療チームが一堂に会する AVM board を定期開催し，関連施設等から紹介される AVM 症例の治療方針を決定している 表3．

　本項では摘出術前塞栓術を施行した症例（Case Report 1）と，根治困難な AVM に対して target embolization を施行した症例（Case Report 2）を提示する．

表1 AVM に対する血管内治療の役割

1. **摘出術前塞栓術**
   - ・AVM 全体の血流を低下（nidus embolization）
   - ・アプローチ困難な Feeder を閉塞（feeder occlusion）
2. **定位放射線治療前後の塞栓術**
   - ・Nidus 容積を減少（nidus embolization）
   - ・放射線治療抵抗性血管構築を閉塞（target embolization）
3. **根治的塞栓術**
   - ・血管内治療単独で完全閉塞をめざす（nidus embolization）
4. **姑息的塞栓術**
   - ・症候性となった血管構築を閉塞（target embolization）

表2 塞栓方法

1. **Nidus embolization**
   - ・N dus 内を塞栓することで AVM の容積を減少させる
2. **Target embolization**
   - ・Feeder AN や intranidal AN などの脆弱な血管構築を閉塞する
   - ・Nidus 内の High flow shunt（AV fistula）を塞栓する
3. **Feeder occlusion**
   - ・Nidus を栄養する artery を閉塞する
   - ・開頭手術中に処置困難な feeding artery を処置する

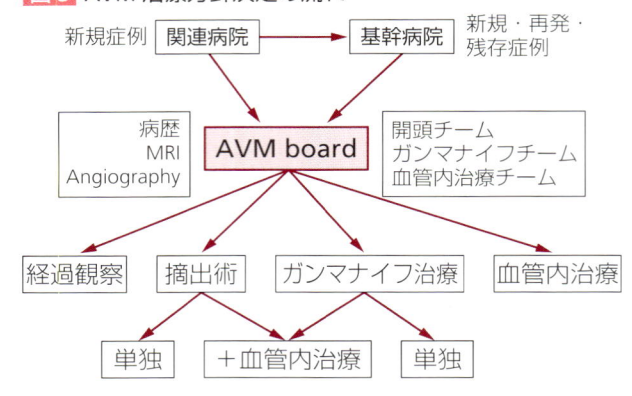

図3 AVM 治療方針決定の流れ

新規症例 → 関連病院 → 基幹病院 ← 新規・再発・残存症例

病歴
MRI
Angiography → **AVM board** ← 開頭チーム
ガンマナイフチーム
血管内治療チーム

AVM board →
経過観察 | 摘出術 | ガンマナイフ治療 | 血管内治療

摘出術 → 単独 | ＋血管内治療
ガンマナイフ治療 → 単独

〔 C A S E R E P O R T 〕 ①

現病歴

13 歳男児．運動時に増強する左後頭部痛の原因精査にて発見された．意識清明，明らかな神経脱落症状は認められない．

I. 術前検査

MRI 図1

左後頭葉円蓋部に径約 4 cm の flow void の集簇を認める．周囲との境界は鮮明である．周囲脳実質に明らかな信号変化は認められない．

DSA 図2

左後頭葉外側に AVM を認める．Feeder は左中大脳動脈 lower trunk の分枝 2 本で，拡張した左側頭後頭動脈と左後側頭動脈である．前者は nidus 直前で内側枝と外側枝とに分岐し，いずれも上外側から nidus へ feeding する．後者は細い 1 本の小枝が nidus 前方より，他は nidus 下方で細かい小枝に分岐した後 nidus 下面より

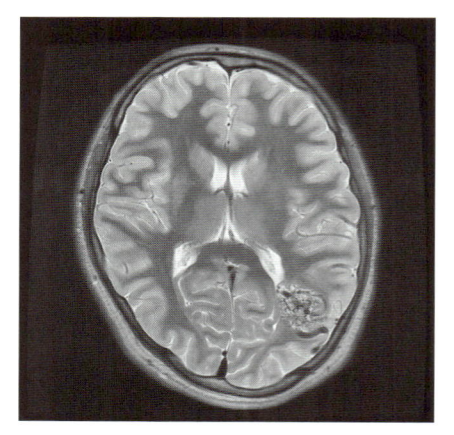

図1 Case 1. 術前 MRI 画像
左後頭葉外側に径約 4 cm の AVM を認める．

feeding する．nidus は compact type で，3-D 計測上最大径 40.1 mm であった．3 つの draining route を有し，main drainer は nidus 後方から後頭葉円蓋部を下行して左 transverse sinus に流出する皮質静脈である．Sinus 合流部に狭窄を有し，途中で前方の皮

JCOPY 498-32826

質静脈へ逆流する．他の2本も表在皮質静脈で，nidus上方より流出して円蓋部を上行し頭頂部でsuperior sagittal sinusに合流する．以上よりSpetzler & Martin grade 2（S2 D0E0）と診断した．

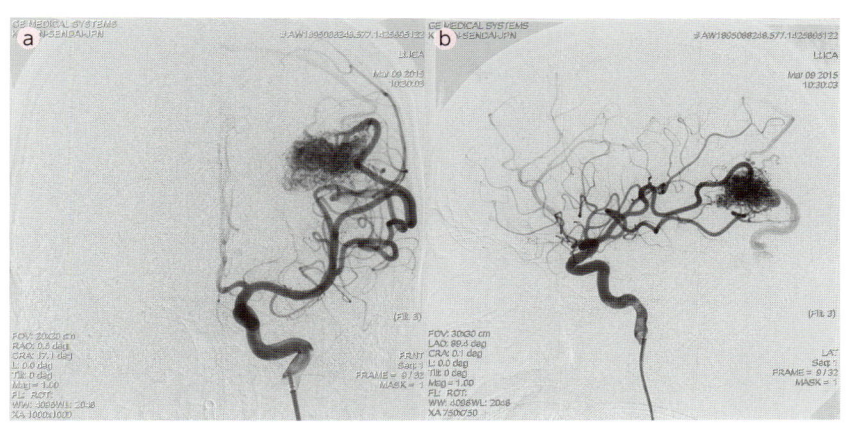

図2 Case 1. 術前画像
a 左内頚動脈撮影正面像，**b** 側面像．左後頭葉 AVM を認める．

II. 治療

治療方針

非出血発症であるが，main drainer の狭窄に伴う皮質静脈逆流を有していることから nidus 圧の上昇や痙攣を誘発する可能性があると考え，塞栓術を組み合わせた摘出術の方針とした．左視放線は nidus の上下に近接して走行している可能性が高く，剥離操作の際の脳牽引には注意が必要と考えられた．摘出術前塞栓術では，nidus の剥離が安全かつ容易に行えるよう Onyx®（Medtronic, Irvine, CA, USA）を用いた nidus embolization を企図した．

血管内治療

全身麻酔下にヘパリン化を行った．先端を steam shape した Cerulean 6Fr を左内頚動脈に留置した．先端を軽く shape した Marathon 1.5Fr を main feeder である左側頭後頭動脈に誘導した．Nidus に合流する直前で2本に分岐するため，Onyx 塞栓術は内側枝，外側枝，および共通幹と3回に分けて行った．

内側枝 図3

Onyx34 0.45cc, Onyx18 2.77cc を総注入時間40分5秒で plug & push 法にて注入した．

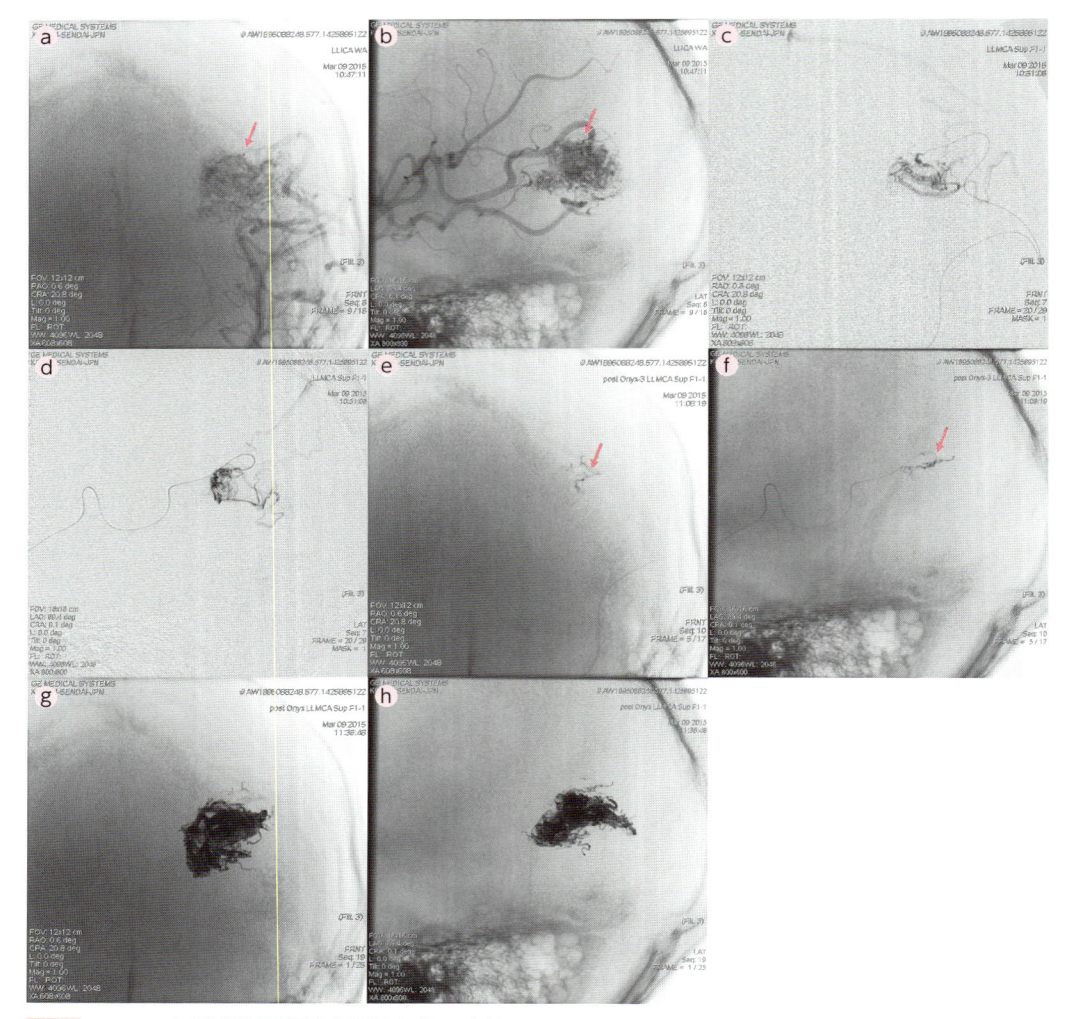

図3 Case 1. 左側頭後頭動脈内側枝からの塞栓

a 左内頸動脈撮影正面像，b 側面像．矢印は Marathon カテーテルの先端マーカーを示す．Marathon カテーテルからの超選択造影（c 正面像，d 側面像）にて造影される nidus の範囲を視認すると同時に，正常脳動脈が分岐していないことを確認する．Onyx 注入ではまず plug を作成し（e 正面像，f 側面像，矢印は Onyx Plug を示す），plug & push 法にて nidus 内に Onyx を注入した（g 正面像，h 側面像）．

外側枝 図4

　Onyx34 0.32cc, Onyx18 3.75cc を総注入時間 50 分 56 秒で plug & push 法にて注入した．

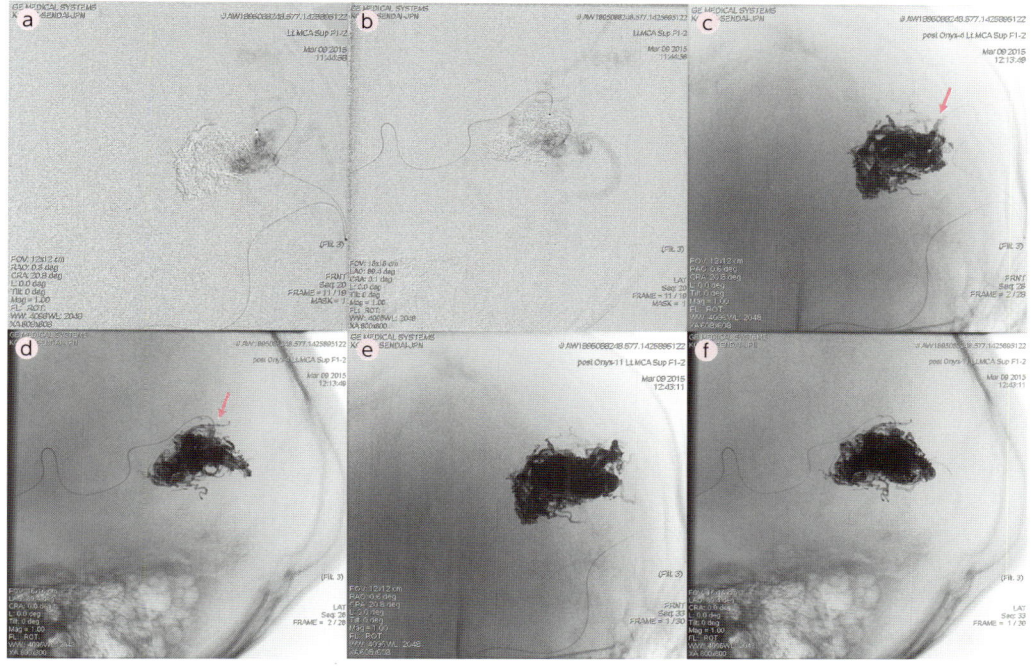

図4 Case 1. 左側頭後頭動脈外側枝からの塞栓

Marathon カテーテルからの超選択造影（ **a** 正面像，**b** 側面像）．Nidus の外側成分が描出される．カテーテル先端に Onyx plug を作成し（ **c** 正面像，**d** 側面像，矢印は Onyx Plug を示す），plug & push 法にて nidus 外側成分に Onyx を注入した（ **e** 正面像，**f** 側面像）．

共通幹

　main feeder の閉塞を確実に行うため，Onyx34 0.35cc を simple push 法にて注入した．

　確認造影にて AVM 閉塞を確認した **図4**．

　左内頚動脈撮影 **図5** では左側頭後頭動脈からの feeding は消失，左後側頭動脈から分岐する無数の小枝から nidus 下面が僅かに造影された．Draining system は正常脳静脈相で描出される状態となった．左後側頭動脈からの feeding は開頭術野からのコントロールが可能であると判断し手技を終了した．

　硫酸プロタミンを投与してヘパリンをリバースし，穿刺部は用手圧迫にて止血した．術後頭部 CT では明らかな出血性病変は認められなかった．全身麻酔による鎮静管理を継続し，翌日に開頭摘出術を施行した．

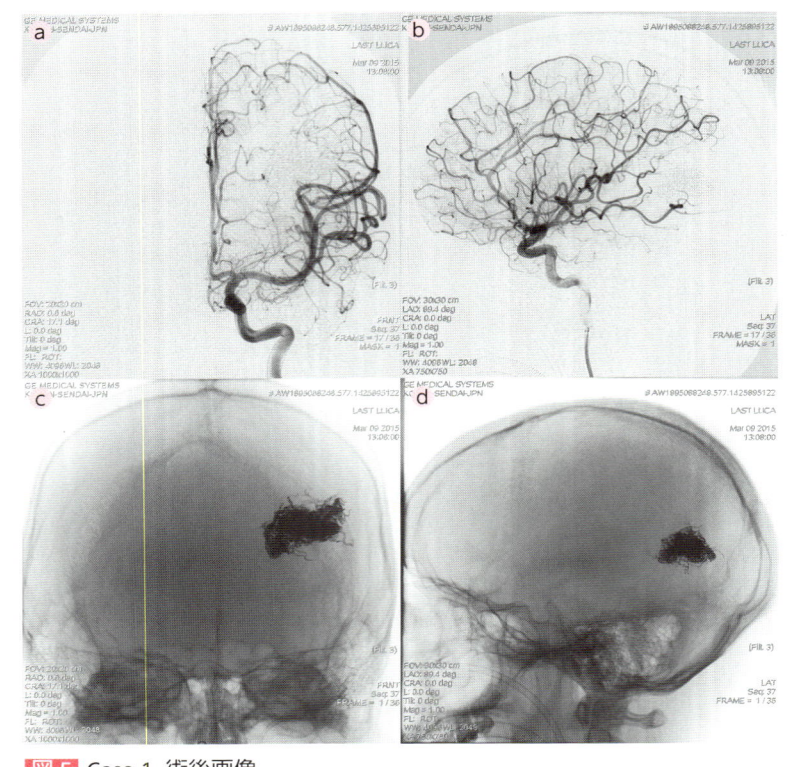

図5 Case 1. 術後画像

ⓐ 左内頚動脈撮影正面像，ⓑ 側面像．Nidus の描出は消失し，main feeder である左側頭後頭動脈の造影は AVM まで到達しない．ⓒ 頭蓋単純撮影正面像，ⓓ 側面像．Onyx cast を示す．

III. 術後経過

開頭摘出術では脳表面で後側頭動脈を同定し，temporary clip にて遮断しつつ nidus の

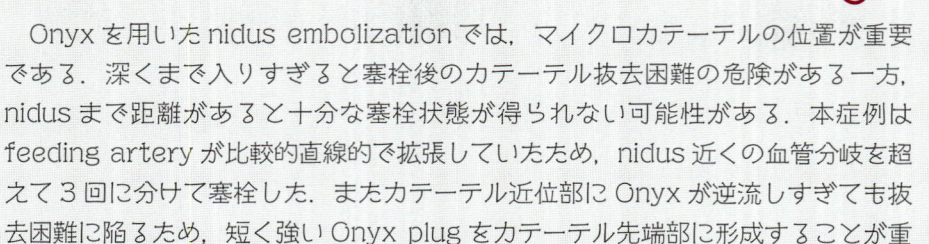

SIDE MEMO

　Onyx を用いた nidus embolization では，マイクロカテーテルの位置が重要である．深くまで入りすぎると塞栓後のカテーテル抜去困難の危険がある一方，nidus まで距離があると十分な塞栓状態が得られない可能性がある．本症例は feeding artery が比較的直線的で拡張していたため，nidus 近くの血管分岐を超えて 3 回に分けて塞栓した．またカテーテル近位部に Onyx が逆流しすぎても抜去困難に陥るため，短く強い Onyx plug をカテーテル先端部に形成することが重要である．本症例では一本の feeding artery から 3 回の分割塞栓を行うことで Onyx plug の冗長を回避した．

剥離を行った．Nidus 前面と下面では一部 viable な nidus component が認められたが，他面では周囲脳との境界は鮮明であった．最終的に nidus を一塊にして摘出した．術後後遺症は認められなかった．術後半年目の脳血管撮影にて AVM の完全消失を確認した．

〔 C A S E   R E P O R T 〕②

現病歴

　11 歳男児．生来右弱視，右前額部母斑あり．低身長低体重であるが，明らかな発達遅滞はなく，小学校普通学級に通学している．数週間前からの間欠的頭痛，嘔気および左側の見えにくさを主訴に近医受診．MRI にて AVM を疑われ当院紹介．

　入院時，意識清明，軽度左上下肢麻痺，左同名半盲．嘔気を伴う強い頭痛を認めた．頭痛は入院後も増強したため，高浸透圧脳圧降下剤の持続投与を要した．

Ⅰ．術前検査

MRI 図6

　右前頭葉底部から右中脳被蓋にかけて連続する異常 flow void の集簇を認める．周囲脳組織との境界は不鮮明である．前方には内部に血栓化を伴う腫瘤を認め，周囲に浮腫を伴う．

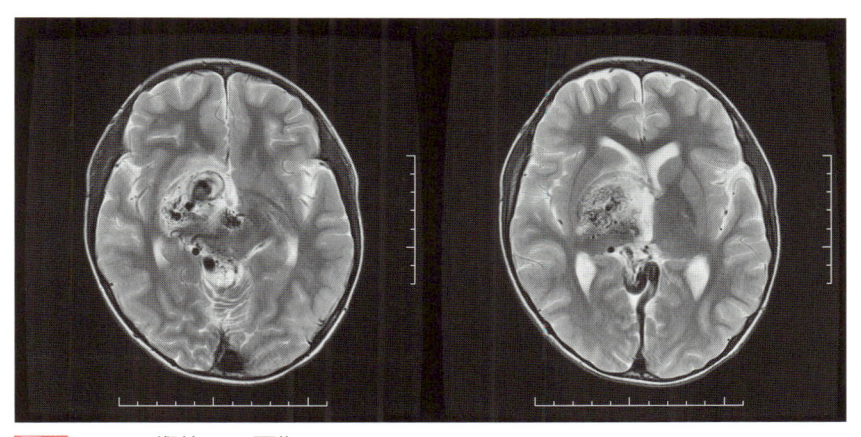

図6 Case 2. 術前 MRI 画像
右基底核部から中脳被蓋にかけて連続する異常 flow void の集簇を認める．周囲脳組織との境界は不鮮明である．前方には内部に血栓化を伴う腫瘤を認め，周囲に浮腫を伴う．

DSA

　右内頚動脈撮影および椎骨動脈撮影にて MRI で描出された AVM が造影される．そのうち右内頚動脈撮影では後交通動脈，前大脳動脈，前脈絡叢動脈，前大脳動脈，中大脳動脈から上方に分岐する無数の拡張した穿通枝群である．Nidus は diffusive であり，主座は右視

床上外側に位置する．Main drainer は nidus 内側から起始し，前方に血栓を伴う varix を形成しつつ後方に向かう，拡張蛇行した basal vein である．

Ⅱ．治療

治療方針

　周囲浮腫を伴う varix が症候を呈していると判断．外科的摘出，定位放射線治療のいずれでも治療困難であることから，nidus 内を可及的に塞栓することで nidus shunt flow reduction による varix の安定化を目指すこととした．

血管内治療

　全身麻酔下にヘパリン化を行った．6F FUBUKI を dilator を用いて大腿動脈から直接挿入し，右内頚動脈遠位に留置した．先端を僅かに steam shape した Magic 1.2Fr を Mirage 0.08 にて over the wire に，あるいは flow-guided に feeding artery を選択した．マイクロカテーテルからの造影所見にて塞栓するか否かを決定するが，基準として①正常脳血管が描出されないこと，② varix が描出されること，③塞栓物質が nidus 内に到達できることとした．

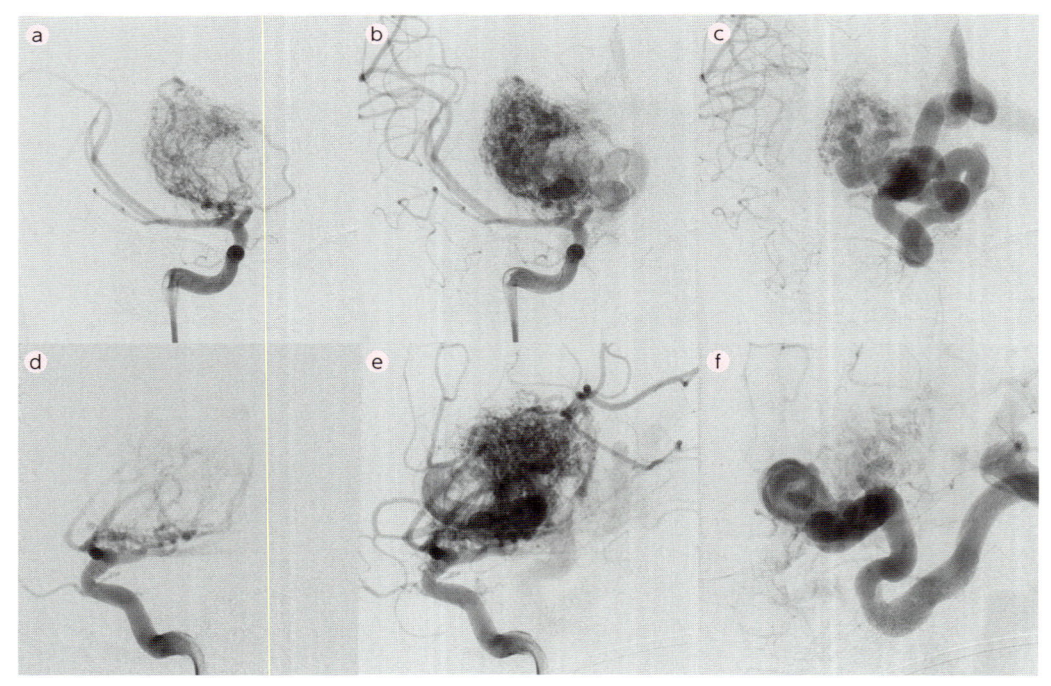

図7 Case 2. 術前右内頚動脈撮影正面像（ａ，ｂ，ｃ），側面像（ｄ，ｅ，ｆ）の動脈相早期（ａ，ｄ），動脈相後期（ｂ，ｆ），毛細管相（ｃ，ｆ）
右基底核部 AVM を認める．無数の拡張した穿通枝から feeding される nidus 中心部から varix を伴う drainer が描出される．

JCOPY 498-32826

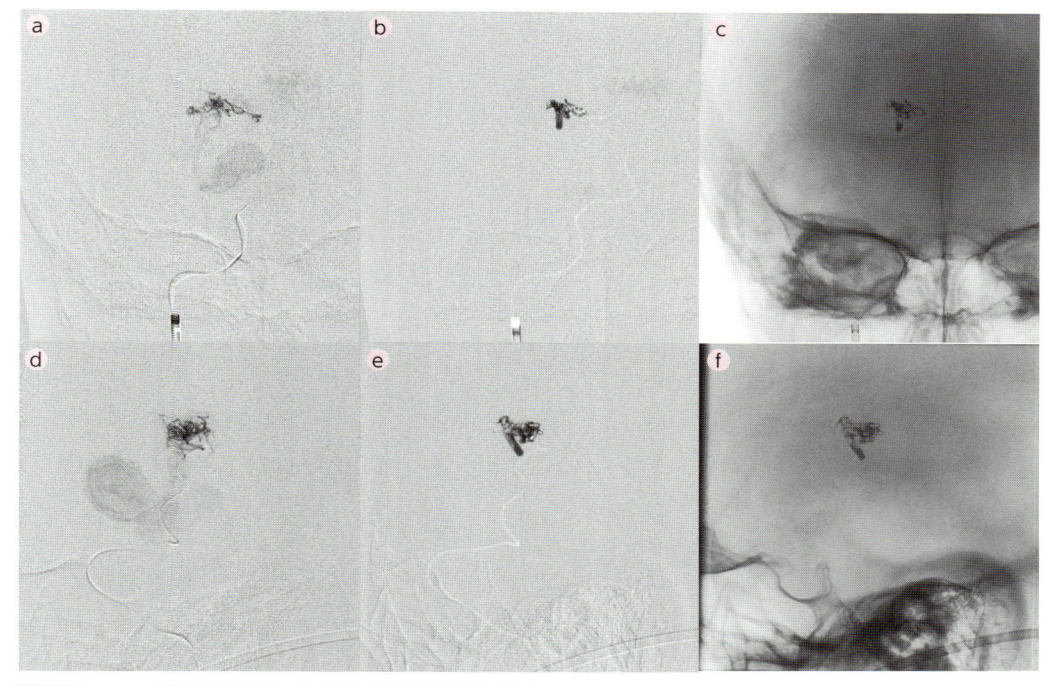

図8 Case 2. 後交通動脈から分岐する穿通枝からの nidus embolization

正面像（**a**，**b**，**c**）および側面像（**d**，**e**，**f**）．マイクロカテーテルからの超選択的撮影（**a**，**d**）．nidus 上内側部分が造影され，main drainer および varix が描出される．20% NBCA による nidus embolization（**b**，**e**）と Glue cast（**c**，**f**）を示す．

後交通動脈と前脈絡叢動脈からの 4 本の feeding artery から 15〜20％の NBCA を nidus 内に注入し nidus は partial embolization された．Main drainer は描出されるが，varix は造影欠損部が増大しており，有効な shunt flow reduction が得られた．放射線量，

SIDE MEMO

本症例は同側の前額部母斑，弱視，上顎部の動静脈奇形，視覚路に沿った脳 AVM の存在から cerebrofacial arteriovenous metameric syndrome の一種である Wyburn-Mason syndrome と考えられた．画像上 nidus は右基底核から中脳に及び，かつ内部は sparse で境界は diffuse な血管構築であり nidus 内部に脳実質組織が介在している可能性が示唆された．このため，摘出術はおろか，ガンマナイフ治療も照射範囲が広すぎること，高率に照射後症候性脳浮腫をきたす可能性が高いことから不可能と判断された．そこで症候性 varix へ draining している shunt flow を減弱させる目的で target embolization を行った．このような arteriovenous metameric syndrome の一表現系としての脳 AVM に対する根治的治療は重篤な合併症をきたすことがあるため，症例の随伴症状の有無に注意をはらうべきである．

5

脳動静脈奇形

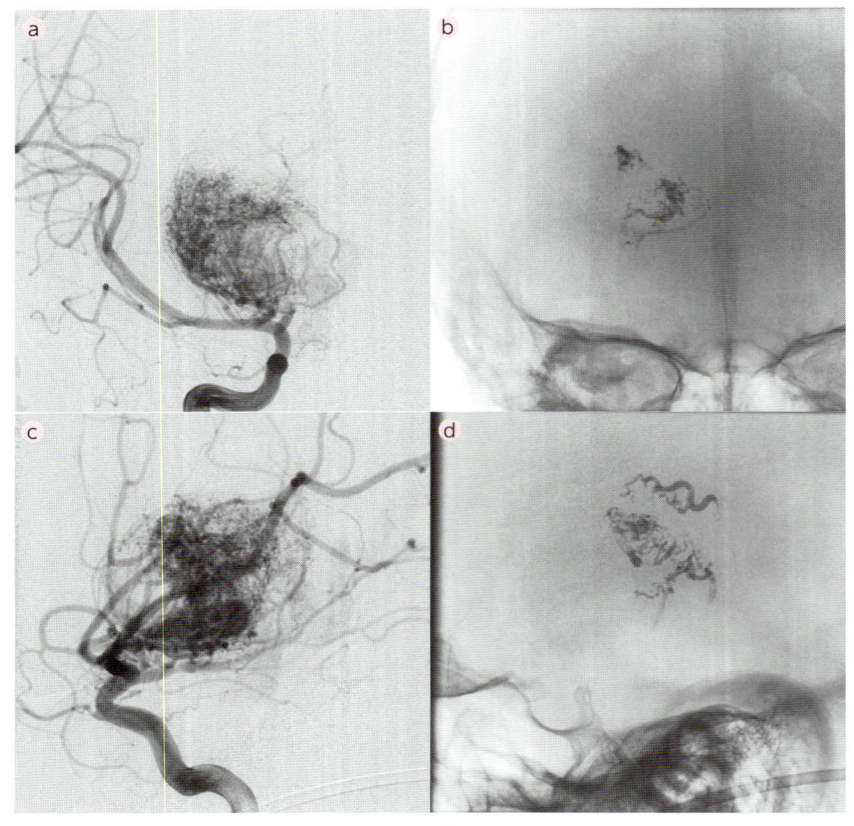

図9 Case 2. 最終右内頚動脈撮影（a，c）と Glue cast（b，d）の正面像（a，b）と側面像（c，d）

nidus flow reduction により正常脳血管の描出が鮮明となり，AVM 内の造影剤循環時間が遅くなった．

造影剤量の制約もありこれにて血管内手技を終了した．ヘパリンはリバースし，穿刺部圧迫止血完成後に麻酔から覚醒させた．

III. 術後経過

術後頭痛は消失した．左麻痺，同名半盲は独歩外出が可能な程度に改善し，外来リハビリテーションは継続しつつ自宅退院した．今後は画像観察を行い，症状が再燃した際には残存する nidus に対する塞栓術を行い shunt flow reduction を企図する予定とした．

考察

A. 塞栓術の適応と術前評価

塞栓術の適応や戦略を決定する際に重要なことは病変の血管構築の詳細な把握であり，当方では原則として必ず術前に診断脳血管撮影検査を行う．

JCOPY 498-32826

アクセスルートの評価では，feeding artery が nidus に対して direct（proper）feeding するのか，en passage するのかが重要である．前者は salcal type nidus に多く，有効な nidus embolization が可能であるが，後者は塞栓術には向いていない．たとえ non-eloquent area であっても，nidus への血流を減弱する目的で正常脳血管を閉塞することはない[1]．脳血管撮影ではこの feeder と nidus との関係を二次元的に視認できる angle を frame rate を上げて（7 frame/sec 程度）撮像するとわかりやすい．AVM はあくまで「血液の流れ方」の病気という側面もあるので，3-D DSA による形態評価だけでなく，動画の image も重要である．

nidus 内の血管構築の読影も重要である．nidus は大抵 1-2 本の intranidal pathological vein の周囲を網状血管塊が取り囲む形をとることが多い．大きな nidus ではこの intranidal pathological vein に high flow AV fistula を有することがある．そしてこの intranidal pathological vein から数本のいわゆる draining vein が nidus 外へ流出する．nidus embolization の primary target はこの intranidal pathological vein の閉塞にある．経動脈的アプローチで intranidal pathological vein の完全閉塞を成し遂げるには相当に強固な plug が必要で，塞栓終了時のカテーテル抜去困難のリスクを伴う．一方小さな nidus に対しては経静脈的アプローチによってこの intranidal pathological vein を閉塞する方法があるが，ここでもカテーテル抜去困難は必発で，detachable tip microcatheter が必要となる[6]．逆にこの intranidal pathological vein が閉塞する前に feeding が残った状態で draining vein が先に閉塞すると AVM の premature rupture をきたす．

出血発症の AVM における合併動脈瘤の評価も重要である．AVM への血流に関与しない脳血管領域の未破裂動脈瘤は通常の動脈瘤の治療適応に準ずるが，proximal flow-related 動脈瘤では積極的に coil 塞栓術を考慮する．Distal flow-related 動脈瘤や intranidal 動脈瘤でも feeder に近い部位では，液体塞栓物質を用いて周辺 nidus や feeding artery の遠位部ごと塞栓することが多い．Nidus 内の仮性動脈瘤や未破裂でも周囲に T2WI high intensity を伴う動脈瘤や hemosiderin 沈着を伴う nidus は（再）出血のリスクが高く，target embolization よりもむしろ根治的 AVM 治療の適応と判断することが多い[7]．

Draining vein については varix や狭窄が出血リスクと，皮質静脈逆流が痙攣発症とそれぞれ相関するという報告もあるが，賛否両論である．現在は「深部静脈への draining」が唯一出血発症リスクとの関連が示唆される[8]．Draining vein の状態が塞栓術適応判断の根拠になることは少ないが，前述の如く draining vein の走行や描出状態は nidus embolization 時の drainer occlusion による premature rupture を回避する目的で把握しておかなければならない．

B. 塞栓方法と塞栓物質

（A）Nidus embolization

Plug & push 法を用いた Onyx 塞栓術を第一選択としている．Onyx によって効果的に塞栓された nidus は，摘出術時には周囲 gliosis は柔らかく nidus との境界が鮮明でとな

り，nidus 内圧が下がるといわゆる「赤虫血管」の処置も容易となる．また nidus 全体がスポンジ状となり扱いやすい．NBCA で塞栓した nidus は全体的に硬く周囲脳組織と癒着する傾向がある．

　塞栓術中の Onyx の動向は nidus の血管構築の中の圧勾配に従うと考えられる．よって double lumen balloon catheter や compliant-balloon catheter, balloon guiding catheter を併用した flow control や 2 本の microcatheter からの同時注入が有効な場合がある [9]．注入中は Onyx の逆流や正常動脈への迷入，draining vein への流出の有無などに十分注意する必要がある．複数の施行医がそれぞれの視認範囲を役割分担することが重要である．

　このようにして main draining vein の描出が消退するほどの高い閉塞率が得られた nidus でも，術野でみると一部 viable な領域が残存していることがある．また塞栓術後画像では認識できない程度の脳出血を nidus 周囲に伴っていることがある（Onyx の metal artifact により塞栓術後 CT 画像は有用ではない）．これらは塞栓術中あるいは術後画像評価では認識困難であり，重篤な術後合併症の危険を伴うと考えている．したがって当方における nidus embolization は摘出術前塞栓術を基本とし，「main draining vein の血流を温存しつつ可能な限りの nidus の描出消失」を血管内治療の到達目標としている．塞栓術単独や定位放射線治療前の根治的 nidus embolization は原則として行っていない．

（B）Target embolization

　Case Report 2 のように NBCA を用いることが多い．病変に応じて濃度調節が可能であること，限られた範囲での確実な塞栓が得られること，使用可能 catheter の制限がないことが理由である．Onyx の simple push 法は血管壁に沿った Onyx 沈着が先行し内腔の完全閉塞が得られないこと，血流が速い場合は cast のコントロールに難渋することなどの理由で当方ではほとんど行わない．Proximal flow-related 動脈瘤では coil 塞栓術を行うこともある．いずれにしても術前画像診断から「Target」を明確にして必要十分な治療に終止することが肝要と考えている．

（C）Feeder occlusion

　正常脳動脈を閉塞することは原則としてないが，硬膜動脈からの feeding を塞栓することは開頭術時の硬膜展開を容易にしたり，定位放射線治療と組み合わせることで有用なことがある．硬膜動脈からの feeding は硬膜面に接している draining vein に AV shunt を形成していることが多く，AV shunt を越えて draining vein まで cast を到達させることは premature rupture の危険を生じる．硬膜動脈の feeder occlusion では容易に側副血行路が発達するため，NBCA や coil ではなく Onyx を用いて AV shunt 近傍の動脈をある程度の範囲を持って塞栓することが多い．

C. 合併症の予防

出血性合併症としてはカテーテル抜去時のクモ膜下出血と，AVM drainer occlusion による premature rupture がある．前者はヘパリンをリバースして経過観察可能なことが多い．カテーテル抜去困難が予想される場合は中間カテーテルを使用する．後者は残存 nidus が viable である限り重篤な大出血となり得る．鎮静や降圧などの内科管理の強化だけではコントロール困難であり feeder occlusion を含む完全塞栓術を目指すか，緊急開頭手術によって残存 nidus を摘出するしかない．

虚血性合併症としては，カテーテル手技による血栓症や正常脳動脈への塞栓物質の迷入が挙げられる．後者に関しては血管撮影所見の読影と塞栓術中の cast 動向の視認が重要である．AVM 塞栓術における provocation test の有用性は賛否両論ある．当方では全身麻酔下に明瞭な脳血管撮影を行い，脳血管の機能解剖学的見地から虚血性合併症を回避することを基本としている[1]．

KEY POINT

- ☑ 塞栓術前に AVM の血管構築を詳細に把握し，治療方針を決定する．
- ☑ 治療方針に基づき，塞栓術の治療目標を設定する．
- ☑ AVM 治療における塞栓術は補助的役割を担うことが多いため，合併症の回避に最大限の注意をはらう．

〈参考文献〉

1) Valavanis A, Yasargil MG. The endovascular treatment of brain arteriovenous malformations. Adv Tech Stand Neurosurg. 1998; 24: 131-214.

2) Wikholm G, Lundqvist C, Svendsen P. The Goteborg cohort of embolized cerebral arteriovenous malformations: a 6-year follow-up. Neurosurgery. 2001; 49, 799-806.

3) Spetzler RF, Martin NA, Carter LP, et al. Surgical management of large AVM's by staged embolization and operative excision. J Neurosurg. 1987; 67: 17-28.

4) Henkes H, Nahser HC, Berg-Dammer E, et al. Endovascular therapy of brain AVMs prior to radiosurgery. Neurol Res. 1998; 20: 479-2.

5) Krings T, Hans FJ, Terbrugge K. Partial "targeted" embolization of brain arteriovenous malformations. Eur Radiol. 2010; 20, 2723-31.

6) Mendes GAC, Iosif C, Silveira EP, et al. Transvenous embolization in pediatric plexiform arteriovenous malformations. Neurosurgery. 2016; 78; 458-65.

7) Guo Y, Saunders T, Su H, et al. Silent intralesional microhemorrhage as a risk factor for brain arteriovenous malformation rupture. Stroke. 2012; 43: 1240-6.

8) Alexander MD, Cooke DL, Nelson J, et al. Association between venous angioarchitectural features of sporadic brain arteriovenous malformations and intracranial hemorrhage. AJNR Am J Neuroradiol. 2015; 36: 949-52.

9) Jagadeesan BD, Grigoryan M, Hassan AE, et al. Endovascular balloon-assisted embolization

of intracranial and cervical arteriovenous malformations using dual-lumen coaxial balloon microcatheters and Onyx: Initial experience. Neurosurgery. 2013; 73, ons238-ons243.

JCOPY 498-32826

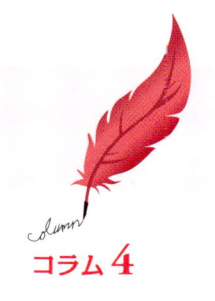

広南病院の思い出

木内博之

山梨大学医学部脳神経外科教授

コラム 4

◆ 昭和の思い出

東北大学脳神経外科は，長町分院の東北大学医学部附属脳疾患研究施設の脳腫瘍部門として始まり，隣接した広南病院で，臨床ならびに研究をおこなっておりました．星陵地区の大学病院に病棟と外来が設置された後も，鈴木二郎教授をはじめスタッフの多くが広南病院で勤務していました．

広南病院の名は，広瀬川の南に由来し，陸軍幼年学校の廃材を用いた木造 2 階建てで，歩くと廊下がギシギシ音がしたり，冬は窓から粉雪が舞い込むようなところで，別名 "長町番外地" とも呼ばれていました．また手術室はカーテンを開けると窓越しに外が見えるような部屋で，手術ベッドが 3 台設置されておりました．医局奥の天井には，工事現場でよく見られる鉄パイプ製の梯子を伝って出入りする蚕棚と呼ばれる仮眠室があり，主治医の多くが毎日のように寝泊まりしていました．

当時は，近隣県からも患者が搬送され，年間 500 件ぐらいの手術があったと記憶しています．それを，助手（助教）1 名，専門医試験受験生の病棟チーフ 1 名さらに主治医 2 － 3 名で構成されるチーム 2 つで受け持っていました．症例数が多かったため，鈴木先生がおっしゃる "仕事は Rückenmark（脊髄）でするものだ" の通り，診断，患者管理，検査の手技は，先輩のまねをしてすぐに会得できました．治療方針は，教授回診で決定されるため，その前夜に回診対策が行われました．チーム全員で，病状を分析し，問題点を洗い出し，治療方針をたて，最後に，予行演習を行うという徹底したものでした．この回診対策は先輩の考え方を勉強する上でとても役立ったと思っております．

ほぼ毎日手術に入っていたので，開閉頭術は，誰でもあっという間に上達しましたが，頭蓋内の操作はブラックボックスでした．当時，鈴木先生はルーペを着用したマクロの手術を行っておりましたので，左手で脳ベラを引き，右手で吸引管を使って脳を分けるため，第一助手は左手で脳ベラをずっと持っているのが仕事でした．無影灯やスポットライトをあてる照明係は術野を観察できましたが，当の助手（主治医）はなかなか頭蓋内を覗くことができず，術後症例検討会での説明に大変苦労しました．

広南病院には，大学の研究室同様の実験機材も備わっておりました．犬を用いた大型動物用とネズミなどの小型動物用の実験室が完備され，脳波などの生理学的モニターに加えて，生化学分析装置である分光光度計，高速液体クロマトグラフィー，フリーラジカル検出のケミルミネッセンスなども設置されており，私が入局した当時は，脳保護物質仙台カクテルの開発に向けて，吉本高志先生の脳梗塞班を中心に日夜研究が進められていました．視床梗塞モデル犬や脳血流をポンプで調節する全脳虚血灌流モデル犬，さらにはネズミ虚血モデルを

用いた脳循環代謝の研究が行われていました．私も，大学院生として脳梗塞グループに所属し，今泉茂樹先生のご指導のもと病棟の仕事を終えると動物実験室に向かい，深夜遅くまで冨永悌二先生や上ノ原広司先生と脳虚血の研究に没頭していたことを，つい昨日のことのように思い出します．

◆ 平成の思い出

　広南病院は，昭和 60 年に現在の地に移転し，CT，MRI，血管撮影室，術中 CT を備えた神経系診療に特化した最先端の機能を有する病院に生まれ変わりました．そして吉本先生が教授になられ，講座の本体は大学に移され，広南病院は東北大学直属の脳卒中センターとして役割を担い，週に一度の教授回診で御指導を受けるように体制が変わりました．それ以降，ここで，多くの術者が養成されるようになりました．

　私は，1995 年 11 月から 21 カ月間，小笠原邦昭先生と一緒にチーフとして勤務させていただきました．破裂脳動脈瘤や AVM などの出血性病変と頭蓋底外科を含む良性脳腫瘍の責任者として，期間中に約 100 例の破裂動脈瘤を経験しました．その中には，解離性動脈瘤やチマメ状動脈瘤のラップクリッピング術，巨大動脈瘤への high flow bypass，それまで慢性期に行っていた脳底動脈先端部動脈瘤の急性期クリッピング術など，当時としては先進的な治療に関わらせていただきました．故溝井和夫先生が開発した tPA 脳槽洗浄の導入と故佐藤清貴先生の神経麻酔医としての綿密な循環管理のおかげで，遅発性虚血性神経障害の発生も 4.3% にまで低下させることができ，クモ膜下出血の外科治療を一歩前に進めることができたのではないかと思っております．

　また，当時は，血管内治療の草創期で，治療戦略を模索していた時期でもあり，AVM には血管内治療 first の方針がとられていましたので，その後の外科治療を 40 例ほど手術させていただきました．中には，私と小笠原先生，清水宏明先生の 3 人で手術を行い，10 ℓ の輸血と 27 時間を要した S&M grade 5 の症例もあり，ナビゲーションのない時代のオリエンテーションの正確性と止血技術の確実性がいかに重要か勉強させられました．また，AVM に加えて頭蓋頸椎移行部を含む硬膜動静脈瘻の外科治療も相当数担当させていただきましたが，無事に完遂できましたのは，高橋明先生による血管撮影の読影と治療戦略についてのご指導のおかげと深く感謝いたしております．

　私が，チーフとして広南病院で勤務したのは，わずかな期間でしたが，ここで経験できたことが，その後の脳神経外科医としての私の原点となりました．チーフの機会を与えていただいた吉本教授ならびに，ともに悩み，考え，行動したスタッフの皆様に感謝申し上げます．最後に，東北大学の脳血管障害治療の聖地である広南病院の益々の発展を心より祈念いたします．

6

硬膜動静脈瘻

概論

　硬膜動静脈瘻（dural arteriovenous fistula: DAVF）は硬膜上に発生する異常な動静脈短絡を主体とする疾患である．多くは硬膜動脈が流入血管となるが，脳軟膜動脈が関与することもある．動静脈短絡血は静脈洞へ順行性か逆行性に流出するか，皮質静脈に逆流する．皮質静脈逆流は出血発症や非出血性神経脱落症状出現の要因となる．DAVF における流出静脈路の方向や形態変化は，重症度や臨床転帰に関連する．

　皮質静脈逆流を有する DAVF は原則治療適応と考えている．また皮質静脈逆流がなくても，耐えがたい耳鳴りや眼症状，髄液吸収障害による水頭症や頭蓋内圧亢進症状をきたしている場合は外科的治療介入を考慮する．外科的治療には血管内治療，開頭手術，定位放射線治療がなされる．病変発生部位によって多少の差異はあるが，原則として血管内治療医が主体的に治療方針を決定する．

　本項では右眼症状にて発症した右海綿静脈洞部 DAVF 症例（Case Report 1），左側頭葉脳内出血にて発症した左横静脈洞 –S 状静脈洞 DAVF 症例（Case Report 2），および右側頭葉脳内出血にて発症した右テント部 DAVF 症例（Case Report 3）の治療経験を提示する．

〔CASE REPORT〕①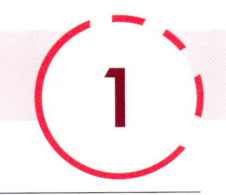

現病歴

　78 歳女性．約 1 カ月前から右結膜充血，眼球突出および右動眼神経麻痺が出現，増悪した．

I．術前検査

DSA 図1

　右海綿状静脈洞部 DAVF を認める．Feeding artery は右中硬膜動脈海綿静脈洞枝，副硬膜動脈，正円孔動脈および両側 meningohypophyseal trunk の分枝である．Shunting zone は右海綿静脈洞 posterior compartment 内側面に存在する．draining route は拡張した右上眼静脈のみで，動静脈短絡血は右顔面静脈へ流出する．右下錐体静脈洞の造影は途

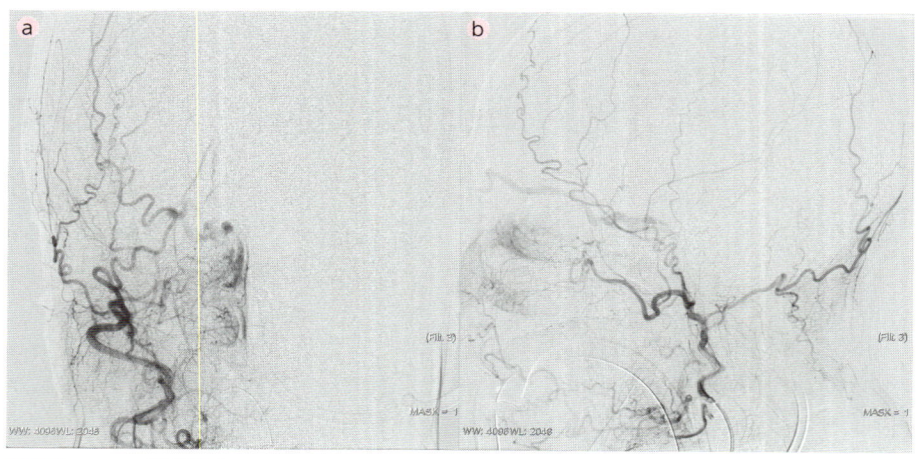

図1 Case 1. 術前画像
a 右外頚動脈撮影正面像，b 側面像．右海綿静脈洞硬膜動静脈瘻を認める．Shunt 血流は拡張した右上眼静脈から流出される．他に明らかな drainage route は認められない．

絶している．右海綿静脈洞部は正常脳静脈還流には寄与しない．

II. 治療 図2, 3

治療方針

　Shunting zone を有する右海綿静脈洞部 posterior compartment へのアプローチは閉塞した右下錐体静脈洞経由か右顔面静脈経由が可能と考えられた．明らかな shunting point は同定されず，右海綿静脈洞は正常脳静脈還流には寄与していないため，coil を用いた sinus packing を行う方針とした．その際，右 posterior compartment に対する tight packing によって外転神経麻痺をきたす可能性があるため，術前よりステロイドを投与した．

血管内治療

　全身麻酔下にヘパリン化を行った．還流ラインに接続した 5F 診断カテーテルをコントロール撮影用に右総頚動脈に留置した．6Fr FUBUKI（朝日インテック）を右大腿静脈から右 jugular bulb に留置し，coaxial とした FUBUKI 043（4.2Fr, 朝日インテック）を 0.035 inch ガイドワイヤーを用いて右下錐体静脈洞へ先進させた．「くるくる法」を用いてガイドワイヤーを先進させ，最終的には右海綿静脈洞内へ進入することができた．ガイドワイヤーを留置した状態で作成した blank roadmap を参考にして Excelsior SL-10 45° preshape（stvxker）を誘導し下回りで anterior compartment から posterior compartment へ海綿静脈洞で loop を描いて shunting zone 近傍に先端を留置した．Posterior compartment → anterior compartment → 上眼静脈起始部 → sphenoparietal sinus 起始部 → posterior compartment 内側部と loop を描いたマイクロカテーテルを引き戻すよう

に順次 coil packing を行った．計 20 本の coil を使用し，最終像にて sinus packing による DAVF の消失を確認した．ヘパリンはナチュラルリバースとし，穿刺部は用手圧迫にて止血して手術終了した．

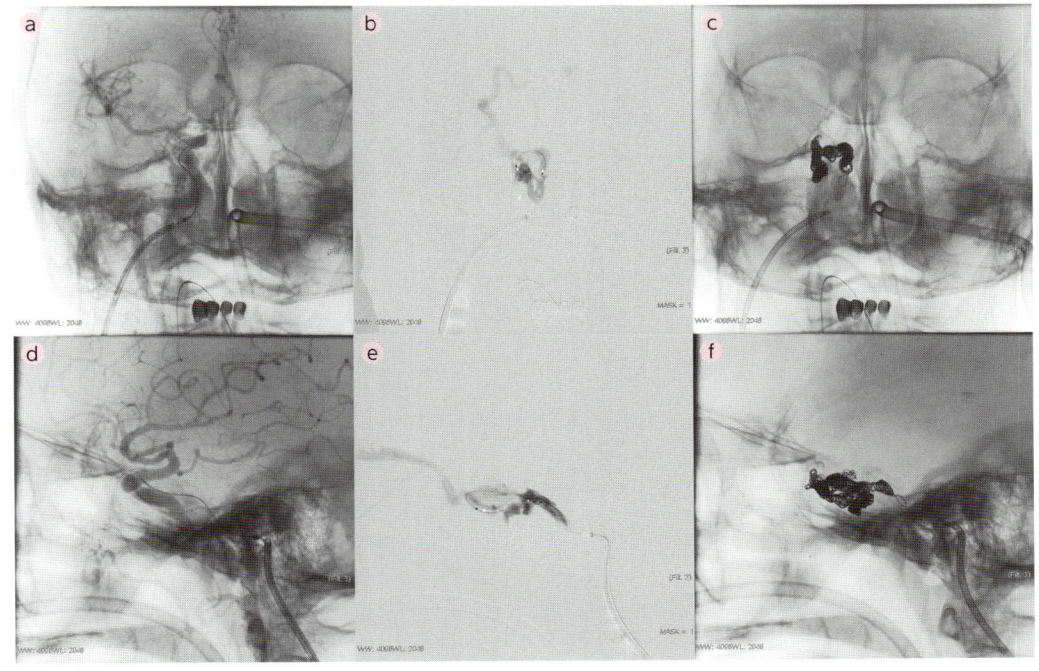

図2 Case 1. 治療画像

正面像（ a b c ）および側面像（ d e f ）．0.035 inch ガイドワイヤーで下錐体静脈洞から海綿静脈洞までのルートを確保し a d，マイクロカテーテルを留置する（マイクロカテーテルからの造影．b e，カテーテルを引き戻すように coil を留置して sinus packing を完成させる）．c f：治療最終単純撮影．Sinus packing した coil mass を示す．

SIDE MEMO

　本症例では DSA にて開存が認められない右下錐体静脈洞より罹患静脈洞（右海綿静脈洞）へアプローチした．この際下錐体静脈洞の走行を，反対側や正常例を参考にして正面像と側面像でイメージすることが大切である．正面像で内側を上行している場合は lateral petroclival vein から脳底静脈叢に達している可能性がある．無理な機械的操作は出血性合併症をきたす可能性があり，適宜選択撮影を行いながら方向を調節する．他の海綿静脈洞へのアプローチルートとしては同側上錐体洞から，対側海綿静脈洞から inter cavernous sinus 経由で，あるいは顔静脈から上顎静脈を経由等が大腿静脈穿刺で可能である．

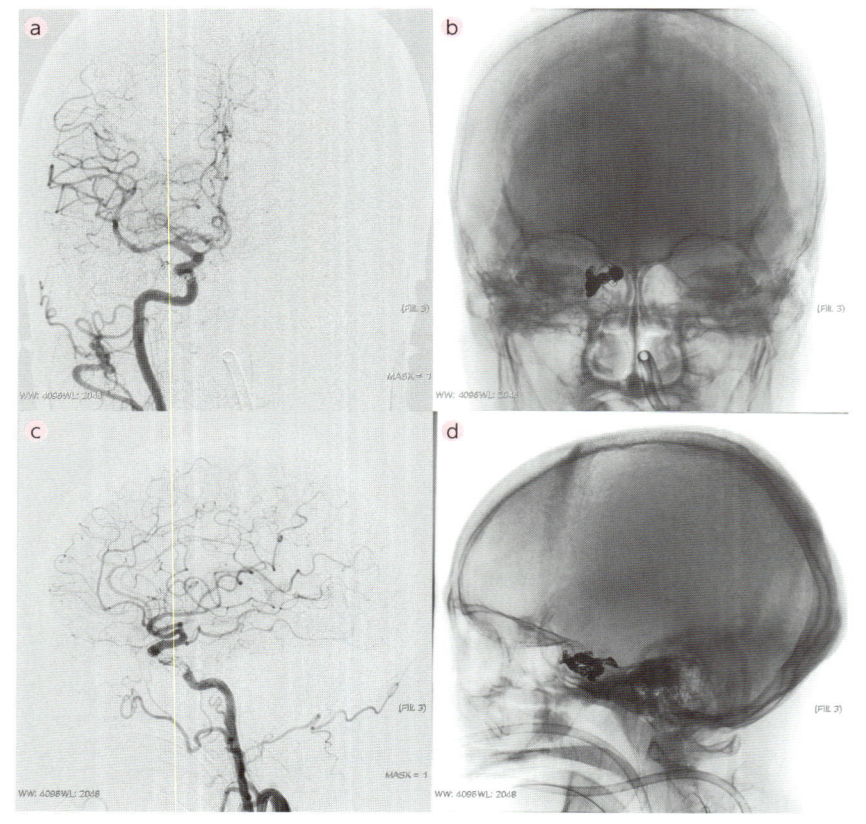

図3 Case 1. 最終画像

ⓐ 右総頚動脈撮影正面像，ⓒ 側面像．硬膜動静脈瘻の消失を確認した．ⓑ，ⓓ は単純撮影．Sinus packing した coil mass を示す．

Ⅲ．術後経過

麻酔覚醒は良好で明らかな合併症は認められなかった．右結膜充血および眼球突出は著明に改善した．術翌日より右外転神経麻痺が出現したが数日で消失した．治療後半年目の診察では右眼球運動障害は消失し，複視は改善した．

【CASE REPORT】 ②

現病歴

66 歳，男性．数日前からの失語症状を主訴に受診．画像上左側頭葉脳内出血と異常血管像を指摘された．

入院時現症：感覚性失語，右空間失認，右同名半盲を認めた．

JCOPY 498-32826

I. 術前検査

MRI 図4

　左側頭葉白質に脳内出血を認める．血腫周囲に広汎な浮腫を伴うが，拡散強調画像で同部位は等信号から低信号を呈しており血管障害性浮腫が疑われた．また左シルビウス裂周囲では右側に比較して血管 flow void signal が目立つ．

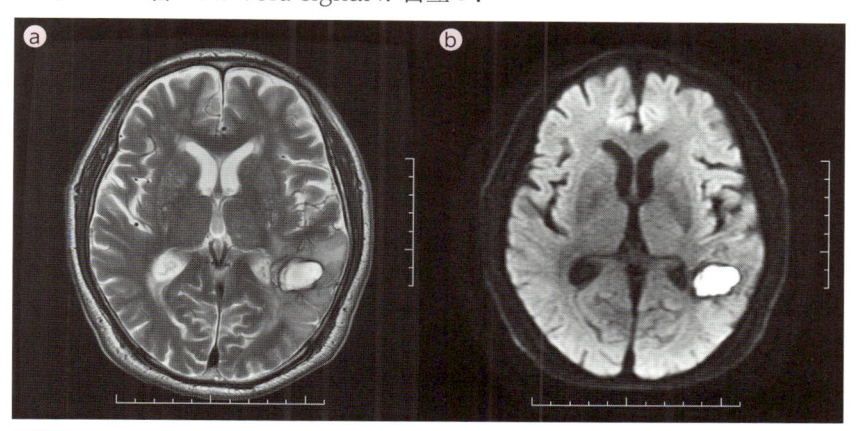

図4 Case 2. 術前 MRI 画像

a T2 強調画像および b 拡散強調画像．左側頭葉白質に脳内出血を認める．血腫周囲に広汎な血管障害性浮腫を認めた．

DSA 図5

　左 S 状静脈洞から横静脈洞にかけて diffuse な DAVF を認める．主な feeding artery は左後頭動脈，前後耳介動脈および中硬膜動脈である．左 S 状静脈洞は近位部で盲端化しており，動静脈短絡血は左横静脈洞を逆流して静脈洞交会を経て右横静脈洞経由で頭蓋外へ流

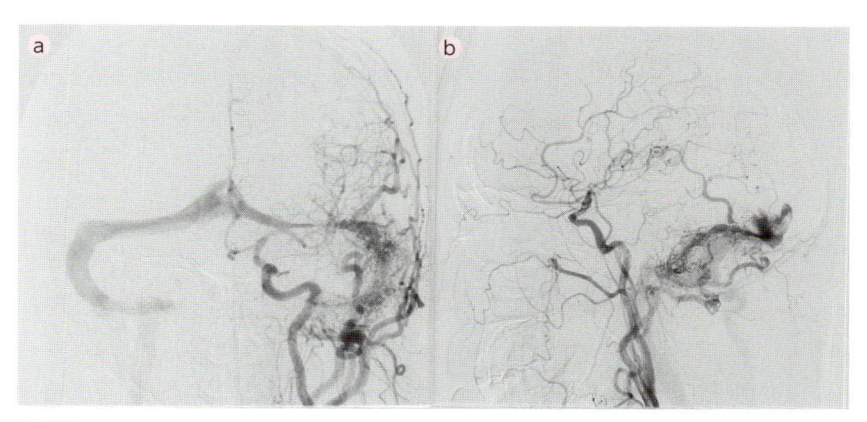

図5 Case 2. 術前脳血管撮影

a 左総頸動脈撮影正面像，b 側面像．左 S 状静脈洞から左横静脈洞に硬膜動静脈瘻を認める．左 S 状静脈洞の心臓側は閉塞しており shunt 血流は左側頭葉皮質静脈への逆流する他，静脈洞交会を介して右横静脈洞より頭蓋外へ流出する．

出する．左横静脈洞から分岐し左側頭葉へ逆流する皮質静脈逆流を認める．また左横静脈洞には狭窄所見を認める．以上より左S状静脈洞 – 横静脈洞DAVF（Cognard type IIa+b）と診断した．

II. 治療

治療方針

　DAVF が左S状静脈洞から横静脈洞にかけて diffuse に存在している可能性があること，同部が正常脳静脈還流に寄与していないことから，coil を用いた affected sinus packing の方針とした．また動静脈短絡血流量が多い可能性が示唆されたため，sinus packing を補助する目的で左後頭動脈からの経動脈的液体塞栓術を先行することとした．

血管内治療手技

　全身麻酔下にヘパリン化を行った．右大腿動脈と大腿静脈よりそれぞれ 6F long sheath を留置した．

（A）経動脈的塞栓術 図6

　6Fr FUBUKI を左後頭動脈起始部に留置，coaxial とした FUBUKI043 を同動脈の遠位に進めた．左後頭動脈からは cutaneous branch, mastoid branch, stylomastoid branch の3つの stem branch より主に feeding されていた．このうち cutaneous branch と mastoid branch に対して Marathon® （Covidien, Irvine, CA）を Tenrou 1014 （Kaneka Medix）にて over the wire に選択し，30％ n-butyl-2-cyanoacrylate （NBCA）を注入した．注入時に FUBUKI043 より5％グルコースを用手的にフラッシュし glue cast をできるだけ遠位に先進させた．術後画像では左後頭動脈からの shunt flow reduction を確認した．

（B）経静脈的塞栓術 図7

　次いで左外頚動脈に 5F 診断カテーテルをコントロール撮影用に留置して，6Fr FUBUKI ＋ FUBUKI043 ＋ 0.035 ガイドワイヤーの組み合わせで右 jugular bulb から confluence を越えて右横静脈洞まで到達．Coaxial とした Rester （Medicos Hirata）を，NEUROUTE14 を用いて over the wire に先進させ左S状静脈洞盲端部まで到達させた．罹患静脈洞内では同静脈短絡血流路が数本に分かれていたため，細かい coil を使用してその各々を coil にて塞栓した．Coil packing を行いつつ confluence 方向へ詰め戻り，逆流する皮質静脈の起始部近傍まで coil mass を延ばした．計41本の coil を使用し，血管撮影にて DAVF の消失を確認した．

III. 術後経過

　術後へパリン持続投与を 3 日間継続した．新たな神経脱落症状は認められず，失語症状と右同名半盲は改善した．右空間失認に対する回復期リハビリテーションを数週間継続し，約 1 カ月後に社会復帰した．半年後の脳血管撮影にて DAVF の再燃がないことを確認した．

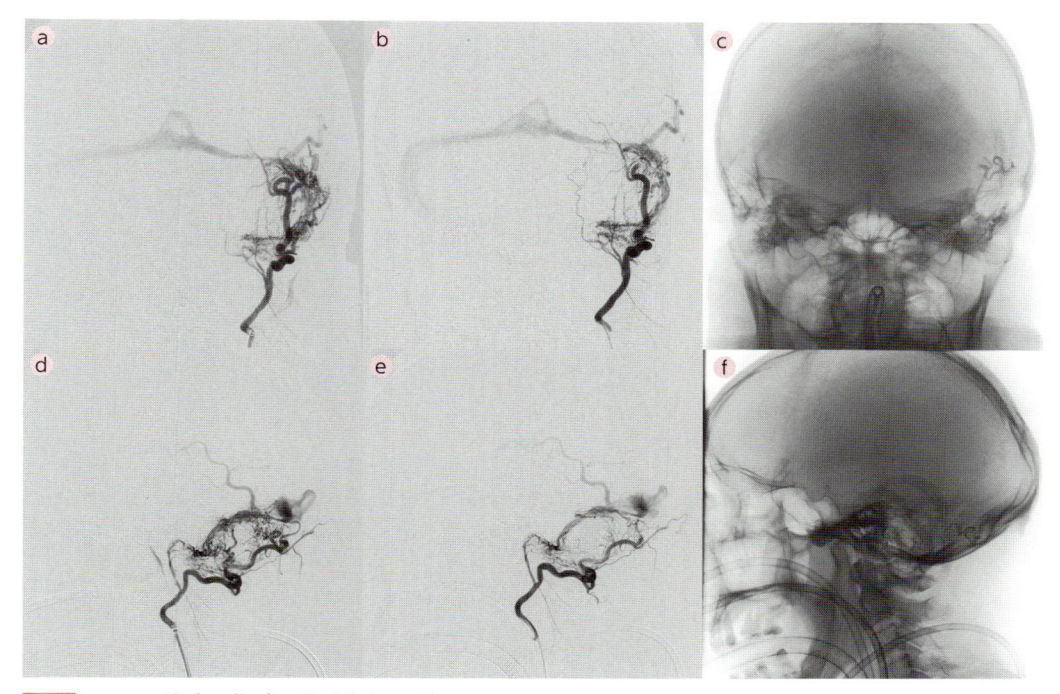

図6 Case 2. 治療画像（経動脈的塞栓術）
正面像（ a b c ）および側面像（ d e f ）．左後頭動脈撮影の治療前（ a d ）と治療後（ b e ），および単純撮影（ c f ）にて glue cast を示す．罹患静脈洞に対する根治的経静脈的塞栓術に先行して左後頭動脈 mastoid branch および cutaneous branch より液体塞栓物質を使用した経動脈的塞栓術を施行した．

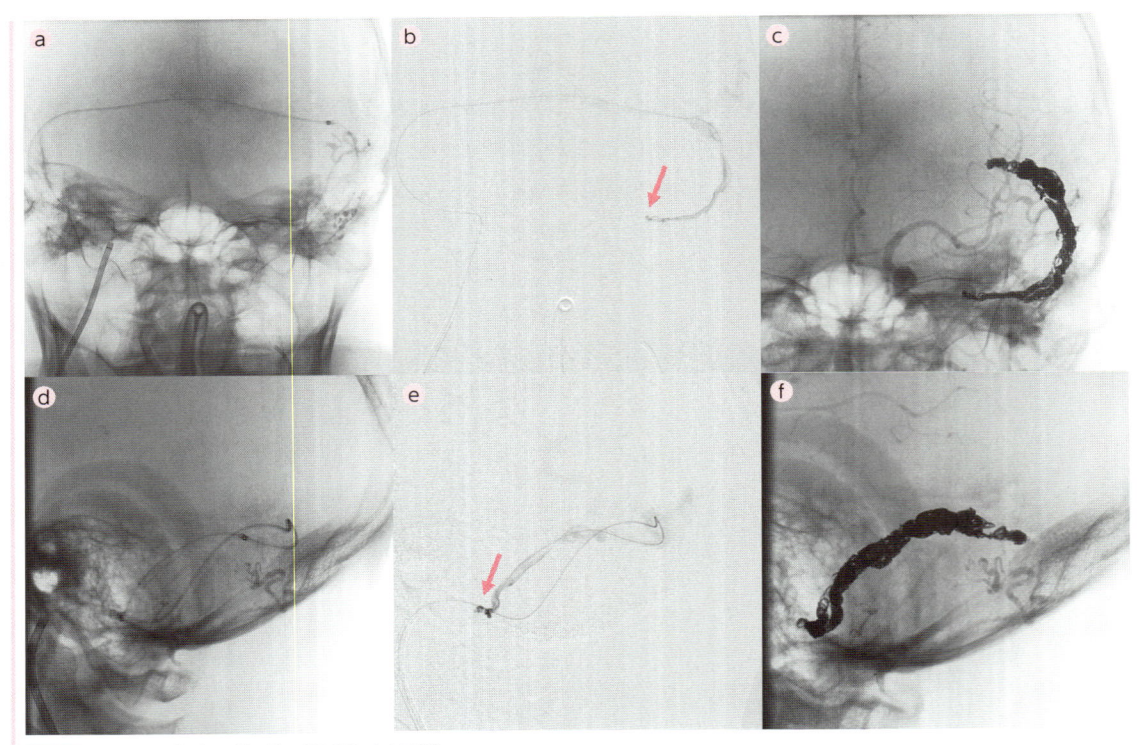

図7 Case 2. 治療画像（経静脈的塞栓術）

正面像（a b c）および側面像（d e f）．a d 単純撮影．経静脈的に挿入したカテーテルの走行を示す．b e マイクロカテーテルからの超選択的静脈撮影．マイクロカテーテルの先端が S 状静脈洞心臓側の盲端部に到達したことを確認した．カテーテルを引き戻すように coil を留置して sinus packing を完成させる．このとき parasinus や併走する他の静脈ルートを見逃さないように注意する．c f 治療最終単純撮影．Sinus packing した coil mass を示す．

ΣIDE MEMO 1

　横静脈洞硬膜動静脈瘻に対側内頸静脈からのアプローチでは confluence の通過が困難なことがある．Confluence に合流する静脈洞の開存状態にはバリエーションがあり注意が必要である．左右横静脈洞で横断する際は，内後頭隆起を越えるところが難渋する．事前に cone-beam CT angiography 等で confluence と内後頭隆起の関係をチェックするとよい．先端を強く曲げた中間カテーテルを用いることが有用である．0.035 ワイヤーよりもマイクロカテーテルを使用した方が操作しやすく，安全と考える．

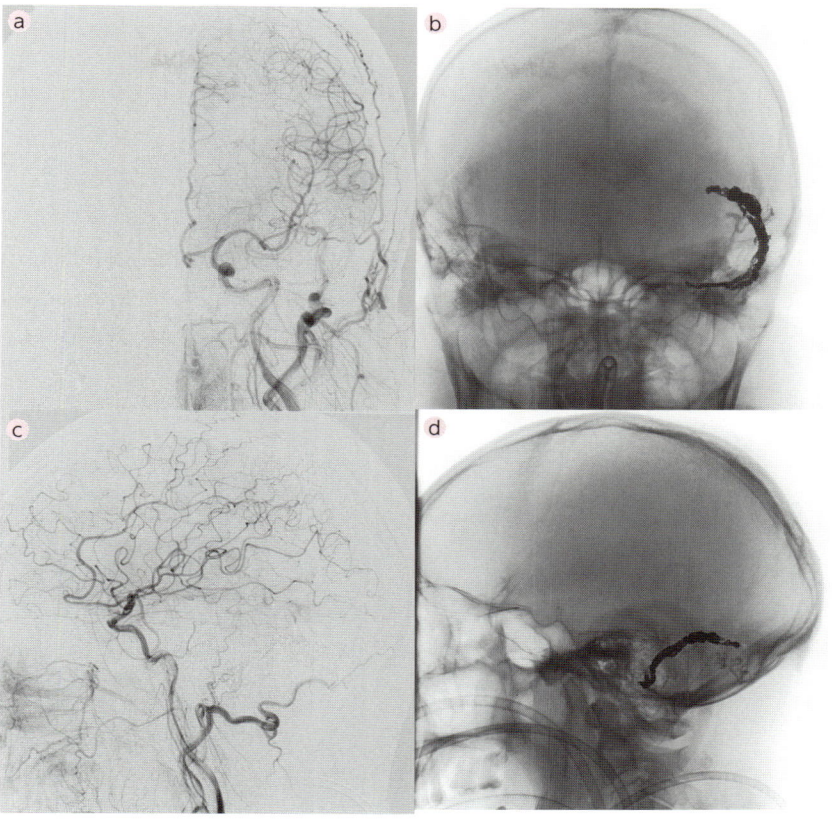

図8 Case 2. 最終画像
ⓐ 左総頚動脈正面像，ⓒ 側面像．硬膜動静脈瘻の消失を確認した．ⓑ ⓓ 単純撮影．Sinus packing した coil mass を示す．

【 C A S E   R E P O R T 】 ③

現病歴

　64歳，男性．突然の頭痛にて発症し救急搬送された．当院入院時意識清明，左空間失認，左同名半盲を認めた．

Ⅰ．術前検査

頭部 CT 図9

　右側頭葉白質に脳内出血を認める．明らかな血腫周囲浮腫は認められない．造影 CT では血腫に連続する異常拡張した血管像を認めた．

DSA 図10

　右側頭円蓋部のテント基部に DAVF を認める．主な feeding artery は右中硬膜動脈 petrosquamous branch で，他に petrous branch や後耳介動脈，後頭動脈，後硬膜動脈からも feeding される．Draining vein は拡張した 1 本の右側頭葉皮質静脈で，動静脈短絡血流は上前方に逆流して右浅シルビウス静脈に合流する．拡張した皮質静脈の branch のうち下方に向かい走行するものには varix を認める．右内頚動脈撮影では血腫に一致した avascular area と，静脈相で造影剤排出遅延および pseudophlebitic pattern を認めた．以上より右テント部 DAVF（Cognard type IV）と診断した．

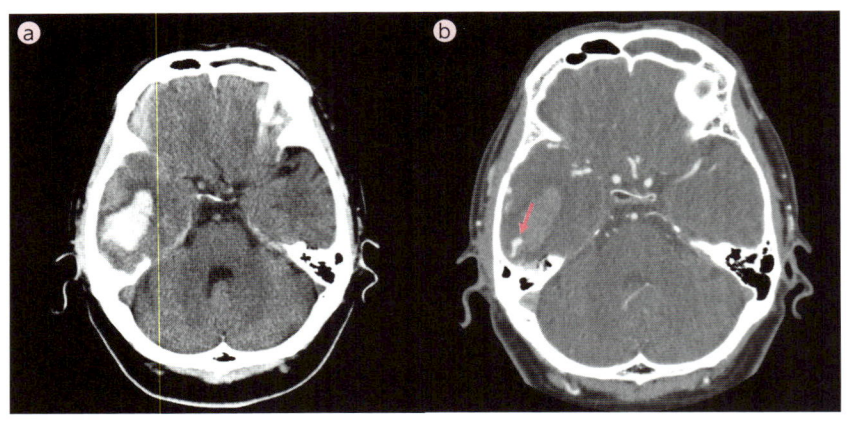

図9 Case 3. 術前 CT 画像
ⓐ 単純画像，ⓑ 造影画像．右側頭葉内脳出血を認める．造影 CT では血腫腔に連続する異常拡張した血管像（矢印）を認める．

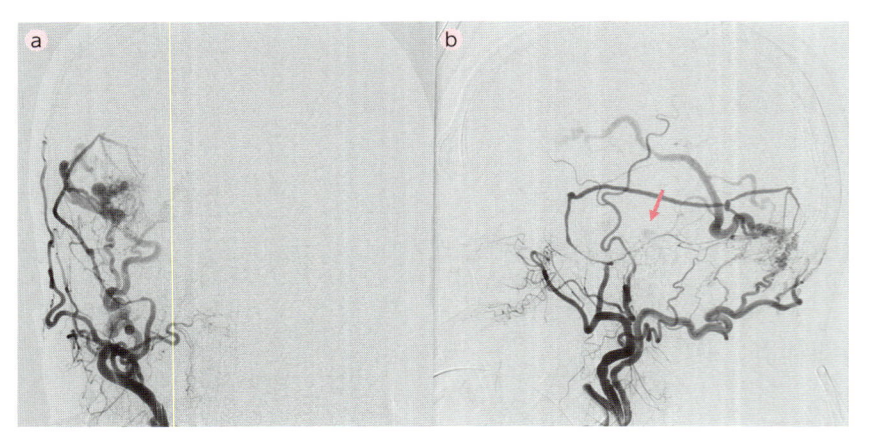

図10 Case 3. 術前脳血管撮影
ⓐ 右外頚動脈撮影正面像，ⓑ 側面像．右テント部硬膜動静脈瘻を認める．矢印は varix を示す．

II. 治療

治療方針

　液体塞栓物質を用いた根治的経動脈的塞栓術の方針とした．右中硬膜動脈 petrosqua-mous branch は拡張しており遠位までマイクロカテーテル挿入可能と考えた．複数の feeding artery が存在するため，shunting zone を越えて draining vein 起始部に至る cast を形成すれば，他の feeding artery からの血流も消失可能と判断した．Onyx を用いた plug & プッシュ法が望ましいが，右中硬膜動脈上に動脈瘤が存在しておりカテーテル抜去時に合併症をきたす可能性が考えられた．そこで Onyx 投与には Sceptor XC カテーテル（TERUMO Corp.）を用いる方針とした．

血管内治療手技 ■図11

　全身麻酔下にヘパリン化を行った．6Fr FUBUKI angled を右外頚動脈に留置した．Roadmap 下に Sceptor XC カテーテルを NEUROUTE14 を用いて先進させ，右中硬膜動脈 petrosquamous branch 水平部に留置した．Sceptor XC バルーンをゆっくり inflation して血管内で俵状となった状態で Sceptor XC のワイヤールーメンから造影すると，wedge injection となり shunting zone が描出された．この状態で Onyx18 を Sceptor XC のワイヤールーメンからゆっくりと持続注入すると，Onyx cast は shunting zone へ向かった．Injection に適宜 15 秒程度の休止を入れて Onyx cast の充填状況に変化を加えることで，draining vein の近位端と shunting point，および各 feeding artery の遠位端に及ぶ Onyx cast を形成することができた．Onyx が balloon を越えて逆流しようとするが，適宜 balloon inflation を強めることで調節した．Onyx 注入に抵抗が強くなった時点で造影にて DAVF の消失を確認．総注入時間 20 分 30 秒で Onyx18 を 1.92cc 使用した．Balloon を deflation して Sceptor XC を抜去した．抜去には 15 秒要した．

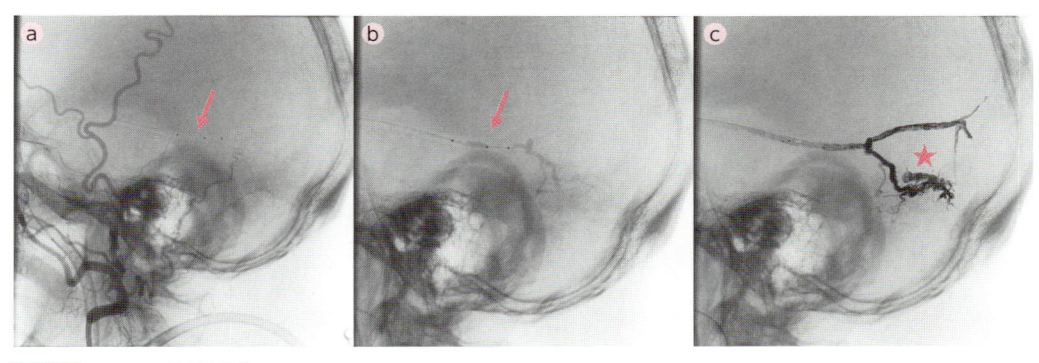

図11 Case 3. 治療画像
a – c；側面像　右中硬膜動脈内に留置した Sceptor XC カテーテル（矢印）の balloon を inflation して Onyx18 を持続注入した．星印は draining vein 近位部に充填された Onyx cast を示す．

III. 術後経過

　術後ヘパリン持続投与を 3 日間継続した．術後経過は良好で新たな神経脱落症状は認められず，神経脱落症状は改善した．回復期リハビリテーションを数週間継続した後に自宅退院した．

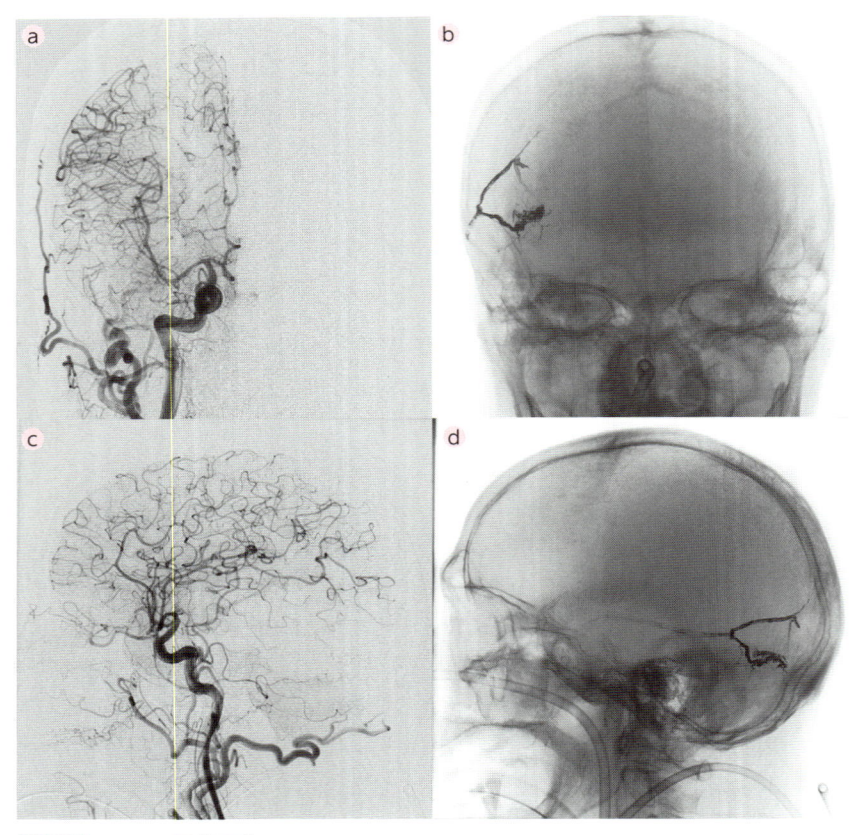

図12 Case 3. 最終画像
　ⓐ 右総頚動脈撮影正面像，ⓒ 側面像．硬膜動静脈瘻の消失を確認した．ⓑ，ⓓ 単純撮影．Onyx cast を示す．

考察

A. 術前画像検査

　塞栓術の適応や戦略を決定する際に重要なことは病変の血管構築の詳細な把握であり，当方では原則として必ず術前に診断脳血管撮影を行う．

　脳血管撮影では両側内頚動脈，外頚動脈，椎骨動脈を選択造影する 6 vessel study を基本とする．外頚動脈では後頭動脈とそれ以遠を分けて選択造影することある．自施設データでは脳血管撮影検査に伴う虚血性合併症の出現頻度は，硬膜動静脈瘻の初回診断脳血管撮影が最も多い．高齢でカテーテル操作が難渋する場合には少量のヘパリンを投与するなどの対応を行う．

　Flat panel detector を用いて施行した Rotation angiography を reconstruction して得られる cone-beam CT angiogram の断層画像は硬膜動静脈瘻の局在診断に有用である．撮像条件を調節することで，骨組織との関係や造影剤の濃淡で shunting zone や shunting pouch と呼ばれる動静脈シャントが集簇する部位を特定することが可能なことがある．これらの画像を見ると，sinus-type と診断される DAVF でも，実際はあくまで dural artery と dural vein 間の動静脈短絡の集合であると提唱されていることがうなずける[1]．骨組織との関係では，描出されない静脈洞が血栓化によって閉塞したものなのか，もともと低形成・無形成なのかを推測することができる．前者では骨孔（溝）構造が温存されて血管腔は iso-density であることが多く，Case Report 1 のように 0.035 ワイヤーで再開通させることが可能である．

　脳実質侵襲の評価には MRI 拡散強調画像が有用である[2]．皮質静脈逆流にさらされた脳組織は当初，血管障害性浮腫（T2 強調画像高信号，拡散強調画像等信号）が主体であるが，徐々に細胞障害性浮腫（T2 強調画像高信号，拡散強調画像高信号）に置き換わって不可逆性となり，最終的には脳局所萎縮や石灰化を伴う（T2 強調画像低信号，拡散強調画像等信号）．ちなみに上矢状洞に強い逆流を呈する DAVF 症例では，軽度脳室拡大と脳室周囲白質周囲の淡い浮腫所見を認めることがある．静脈圧亢進による髄液吸収障害を示唆する所見であるが，このような場合に髄液 diversion を先行させてはならない．髄液静脈圧平衡の破綻により症状が増悪するからである．動静脈瘻の治療等によって静脈圧亢進を解除することが優先されるべきであろう[3]．

B. 治療適応

　当方では，皮質静脈逆流を有する症例は原則外科的治療の適応としている．近年は脳ドックなどによって偶発的に発見される皮質静脈逆流が散見されるが，その場合も脳血管撮影を含む諸検査にて詳細な病変診断を行う．方針は病変診断にて見積もられる自然歴と治療リスクとを勘案して決定する．多くは血管内治療を先行させるが根治困難な場合はガンマナイフ治療を追加するか，経過観察する．経過観察は半年から 1 年後の脳血管撮影と以降の脳 MRI 検査を継続する．

出血発症の DAVF では原則根治を目指して血管内治療か開頭手術，あるいは両者の組み合わせを行う．開頭手術では DAVF 近傍で症候性となった draining vein を離断するが，draining vein のどこで離断するかで治療転帰は大きく変わってくる．血管内治療医と開頭術者との綿密な打ち合わせが重要であろう．

　皮質静脈逆流がなくても，眼症状や耐えがたい耳鳴りの改善を目標に血管内治療を選択することがある．この場合，DAVF の根治を目指すよりも治療合併症出現の可能性を最小限にしつつ症状の改善・消失を目指すことに主眼を置く．正常脳静脈還流を治療によって障害するべきではなく，診断脳血管撮影にて罹患静脈洞が正常脳静脈還流に寄与しているかどうかを確認することを忘れてはならない．

C.　血管内治療

　DAVF の発生部位によって治療適応や手技が異なるが，大きく分けて経動脈的塞栓術（transarterial embolization: TAE）と経静脈的塞栓術（transvenous embolization: TVE）がある．

　TAE は姑息的 TAE と根治的 TAE に分けて考えている．姑息的 TAE は開頭手術や TVE の前処置（Case Report 2 参照）としての feeder occlusion や，耐えがたい耳鳴りを主訴とする S 状静脈洞，横静脈洞 DAVF に対して shunt flow reduction を目的として行う．根治的 TAE では feeding artery の遠位端と shunting zone，そして main draining vein の近位端を含めて塞栓する．塞栓は液体塞栓物質の使用を基本とする．近年では特に根治的 TAE を企図する場合は Onyx を使用する頻度が高くなった．NBCA に比較して Onyx はコントロールしやすいため根治性があがる．Case Report 3 のように動脈側で balloon を使用して逆流をコントロールしたり，静脈洞側で balloon を使用して patency の温存を企図することがある[4]．しかしながら，正常脳静脈還流に寄与している静脈洞内で長時間 balloon inflation することは脳血液循環を障害する危険があり，間欠的に balloon を解除する．

　TAE を予定している病変で注意すべき点は dangerous anastomosis の存在である[5]．海綿状静脈洞周囲での外頚動脈系分枝と眼動脈や内頚動脈との吻合，後頭動脈と椎骨動脈の吻合などは診断脳血管撮影で描出されなくてもあるものと思って対応する．神経栄養血管についても知識をつけた上で治療計画を立てなければならない．副硬膜動脈，正円孔動脈，中硬膜動脈の cavernous branch や petrous branch，上行咽頭動脈や後頭動脈の stylomastoid branch などは原則として TAE の標的動脈とはしない．coil による proximal feeder occlusion は効果がないだけでなく，病変の血管構築をより複雑にする危険がある．また浅側頭動脈や耳介動脈，後頭動脈の cutaneous branch からの液体塞栓物質による過度の塞栓は皮膚を壊死させる危険があり行うべきではない．

　脳梗塞や脳出血などの重篤な合併症が，脳軟膜動脈が feeding artery として関与する DAVF に対する Onyx を用いた根治的 TAE において発生したという報告が散見される．Onyx cast が shunting zone を越えて脳軟膜動脈に迷入したり[6]，脳軟膜動脈が破綻したりする可能性がある[7]．このような場合，当方では脳軟膜動脈由来の feeding artery を先

に塞栓するか，それができなければ根治的 TAE は行わず，shunt flow reduction に留めておくようにしている．

　TVE による治療戦略には shunting point，あるいは shunting pouch を選択的に coil 塞栓する方法と，いわゆる sinus packing とがある．どちらも sinus-type の DAVF を対象としており，non-sinus type の DAVF に対して皮質静脈から TVE を行うことはない．Shunting pouch に対する選択的 coil 塞栓術はエレガントな方法で，詳細な病変読影と繊細なカテーテル手技を要する[8]．何より「少数の dural vein あるいは dural venous pouch に dural artery が集簇して動静脈短絡を形成している」病変であることが視認されることが重要で，その見極めも術前脳血管撮影読影の大切なポイントの一つである．残念ながら当方ではこの選択的 TVE にて根治できた症例は数少なく，自験例で総論を述べるには至らない．

　TVE における sinus packing は後戻りできないし，正常脳静脈還流を障害しては行けない．動静脈短絡が消失するまで詰め続けるのではなく，どこからどこまでをどのように coil を充填するのかを綿密に計画すべきで，coil デリバリー用のマイクロカテーテルは詰め戻ることを想定した走行で留置すべきである．詰める順序が大切で，Drainage route よりも先に shunting zone に coil を充填したい．マイクロカテーテルを引き戻すようにして coil マスを形成するが，この際マイクロカテーテルを coil マスに押しつけるようにして coil を留置すると tight packing が得られやすい．逆に言うとマイクロカテーテルを coil マスに押しつけることができるような方向からマイクロカテーテルを病変にアプローチさせるのがよい．

　当方では Case Report 2 のように盲端化して正常脳静脈還流に寄与していない罹患静脈洞に対する sinus packing でも，予め液体塞栓物質を用いた経動脈的塞栓術で可及的に shunt flow reduction を行う．この方が術後再開通のリスク回避につながる．さらに前処置的経動脈的塞栓術を行うと，sinus packing すべき罹患静脈洞の視認性が向上し経静脈的塞栓術が行いやすくなる．

　治療経過で病変の血行動態が刻々と変化することがあり，臨機応変に対応する．Varix や深部脳静脈への逆流などの頭蓋内出血の原因となる皮質静脈逆流を有する DAVF を除いて，基本的には DAVF は良性疾患であるので，複数回に治療を分けることや，微量のシャント血が残存していても様子観察が可能なこともある．完全閉塞にこだわって治療合併症を引き起こさないよう，治療のやめどきも大切である．すべての DAVF に根治が必要なわけではなく，すべての DAVF が血管内治療単独で，根治できるわけでもない．

D. 治療後経過

　段階的治療の場合は 1 カ月程度間隔をあける．
　完全閉塞に至った場合でも約半年後に脳血管撮影検査を行う．
　血栓化の進行による静脈性梗塞が危惧される場合は術後 1 週間程度ヘパリン持続投与を継続する．
　神経症状が残存，出現した場合はステロイドを投与する．

〈参考文献〉

1) Nishijima M, Takaku A, Endo S, et al. Etiological evaluation of dural arteriovenous malformations of the lateral and sigmoid sinuses based on histopathological examinations. J Neurosurg. 1992; 76: 600-6.

2) Sato K, Shimizu H, Fujimura M, et al. Compromise of brain tissue caused by cortical venous reflux of intracranial dural arteriovenous fistulas: assessment with diffusion-weighted magnetic resonance imaging. Stroke. 2011; 42: 998-1003.

3) Cognard C, Gobin Y, Pierot L, et al. Cerebral dural arteriovenous fistulas: clinical and angiographic correlation with a reviesed classification of venous drainage. Radiology. 1995; 194, 671-80.

4) Piechowiak E, Zibold F, Dobrocky T, et al. Endovascular treatment of dural arteriovenous fistulas of the transverse and sigmoid sinuses using transarterial balloon-assisted embolization combined with transvenous balloon protection of the venous sinus. AJNR Am J Neuroradiol. 2017; 38: 1984-89.

5) Geibprasert S, Pongpech S, Armstrong D, et al. Dangerous extracranial-intracranial anastomosis and supply to the cranial nerves: vessels the neurointerventionalist needs to know. AJNR. 2009; 30: 1459-68.

6) Hetts SW, Yen A, Cooke DL, et al. Pial artery supply as an anatomic risk factor for ischemic stroke in the treatment of intracranial dural arteriovenous fistulas. AJNR Am J Neuroradiol. 2017; 38: 2315-20.

7) Sato K, Matsumoto Y, Endo H, et al. A hemorrhagic complication after Onyx embolization of a tentorial dural arteriovenous fistula: A caution about subdural extension with pial arterial supply. Interv Neuroradiol. 2017; 23: 307-12.

8) Satow T, Murao K, Matsushige T, et al. Superselective shunt occlusion for the treatment of cavernous sinus dural arteriovenous fistulae. Neurosurgery. 2013; 73: ons100-ons105.

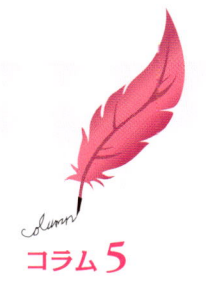

私の脳神経外科医としての魂の故郷
：広南病院

小笠原邦昭

岩手医科大学脳神経外科教授

コラム5

　私が，東北大学脳神経外科にお世話になったのは 1984 年から 1998 年の 14 年間である．この間，30 回以上関連病院を移動したが，広南病院には新人教育，学位のための動物実験，専門医前の勉強，専門医後の手術の修業等 7 回出入りして，合計で約 7 年間勤務させていただいた．

　特に私が広南病院で臨床研究・手術をさせて頂いた専門医後の期間は，今の私を作ったといっても過言ではない．当時の広南病院は 2 人チーフ制で，この 2 人以外は脳動脈瘤をはじめとする顕微鏡手術をさせてもらえなかった．逆に言うと，この 2 人で年間 400 以上の顕微鏡手術をこなしていた．「広南病院は鈴木二郎先生が命をかけて作った病院．だから，妥協は一切許されない」と教えられ，毎日緊張した状態で臨床をさせていただいた．また，血管内治療の黎明期でもあり，高橋明先生をはじめとする血管内治療チームと一触即発の空気の中で議論し，本気でけんかもした．それゆえ，お互いの結果には容赦ない罵倒が飛んだ．

　また，種々の前向き研究もさせて頂いた．当時，2 人チーフのうち 1 人は出血性疾患（脳動脈瘤，脳動静脈奇形等），もう 1 人は虚血性疾患の担当であった．私の先輩（木内博之先生，冨永悌二先生）は出血性疾患の担当で，私は長く虚血性疾患を担当させて頂いた．SPECT は取り放題で，片っぱしから脳循環を測定した．今は脳塞栓超急性期は血管内による器械的血栓回収であるが，当時は off-label である tPA の局所動注療法が盛んに行われていた．そのため，出血性梗塞の出現は高かった．血管内治療チームが局所動注療法を行った症例の直後に脳循環を勝手に測定し，出血性梗塞出現のメカニズムを研究したりした．術前 1 種類，術後 2 種類の核種を用いて SPECT を行うことができた．また，脳主幹動脈慢性閉塞性病変の症例も豊富で，バイパス術前後に 3 種類の核種で計 6 回の脳循環測定を行っていた．保険で切られてもあまり気にしなかったが，現病院長の藤原悟先生には大変なご迷惑をおかけしたと今になって申し訳なく思う．そのうち脳主幹動脈慢性閉塞性病変は脳循環が悪いと本当に再発するのだろうかと疑問に感じ，だれにも内緒で，前向きに 2 年半ばかりわざとバイパスをしないで経過を観察してみた．そうするとやはり脳循環が悪いと薬物療法だけでは再発することが判り，私の最初の「STROKE」に掲載される論文になった．今では自分の書いた論文で，最も引用されているものとなっている．

　以上のように広南病院は私の脳神経外科医としての魂の故郷である．単に手術を勉強しただけではなく，臨床研究も含む脳神経外科医とは何たるかを教えていただいた．今後とも，単に症例数・技術を自慢するのではなく，常に「Neues」を創出し，その結果を top journal に発表し，世界をリードする広南病院であることを祈念する．

7

頚部内頚動脈狭窄症

概論

　NASCET7 法 70％以上の症候性頚部内頚動脈（internal carotid artery: ICA）高度狭窄における再発予防は，内科治療に加えて頚動脈内膜剥離術（carotid endarterectomy: CEA）を行うことのエビデンスが確立しており，その効果量は大きい．NASCET 50〜70％の中等度狭窄についても内科治療単独に比べて CEA の優位性が示されているが，推奨グレードはやや劣る．しかし，症候性頚動脈狭窄症例における血行再建適応有無の決定に悩むことはあまりないように思う．

　一方，無症候性頚部内頚動脈狭窄に関しては，高度狭窄例において CEA の優位性が示されたもののその効果量は小さく，血行再建の適応決定に悩むことが多い．無症候性頚部 ICA 狭窄に関しては，内科治療による再発予防効果が高くなってきた可能性を考慮すべきとの意見もある．比較的年齢が若い，高度狭窄，十分な内科治療にも関わらず狭窄が進行している，脳血流検査で脳循環不全が顕著等のいずれかがあれば，無症候性狭窄例において血行再建を前向きに検討すべき材料になる．患者と治療について話し合う場合は，エビデンスで示された「5 年間で 11〜12％のイベントリスクが 5〜6％に減少した」という数字を示した上で，患者の考え方や価値観も十分考慮して血行再建適応を決定する必要がある．

　頚部 ICA 狭窄の血行再建における頚動脈ステント留置術（CAS）の立場であるが，残念ながら現時点で CEA を上回る結果を示したエビデンスはない．むしろ，文献上は CEA で周術期脳梗塞発症リスクが低いとされており，CEA が可能な症例であえて CAS を選択する根拠は今のところ乏しいと言わざるを得ない．CEA との同等性を示したものとして，CEA 高リスク群を対象とした SAPPHIRE，高リスクに限らない対象において行われた CREST の結果から，CEA が高リスクもしくは困難な症例では CAS を考慮するというのが標準的な考え方とされている．近年に発表された，無症候性狭窄に対して CEA と CAS を比較した ACT Ⅰも CEA に対する CAS の非劣性を証明するものであった．

　以下に SAPPHIRE 研究において採用された CEA 高リスク基準をしめす．
① 重症心臓疾患
　　（うっ血性心不全，負荷試験異常，開胸手術を要する症例）
② 重篤な呼吸器疾患
③ 対側頚動脈狭窄
④ 対側喉頭神経麻痺

JCOPY 498-32826

⑤ 頚部直達手術または頚部放射線治療の既往

⑥ CEA 再狭窄例

⑦ 80 歳以上

　近年は，高齢者であっても ADL が良好であれば，内科治療再発高リスクである症候性頚部 ICA 高度狭窄に対して血行再建を考慮する症例も増えており，前述の CEA 高リスク基準に照らせば 80 歳以上は CEA ではなく CAS を選択することになる．一方，これとは逆に，CREST も含めた症候性狭窄に関する試験のメタ解析では，70 歳以上では CAS よりも CEA の方で周術期合併症が少ないという結果が出ている．

　頚動脈血行再建術のタイミングであるが，CEA に関しては発症 14 日以内の血行再建により，より大きな効果を得られることが示されている．しかし，逆に CAS では発症 7〜14 日以内の治療が周術期高リスクに関連するとの報告もある．ただし，当院では発症 2 週間以内の CEA は困難なことが多く，症状頻発等を理由に早期の血行再建が必要な症例は CAS を選択せざるを得ないのが実情である．

　これらを踏まえて，広南病院での CAS 施行にあたっての基本方針は以下のごとくである．

① CEA を第一選択とし，CEA 高リスクもしくは困難例を CAS 対象とする．

② NASCET 法での狭窄率を手術適応決定の基本とする．

③ 大腿動脈アプローチを基本とする．

④ 造影 CT，腹部血管エコーおよび経食道心エコーによるアクセスルート評価を行う．

⑤ 脳血流 SPECT 検査上 Steal phenomenon を認める症例では Staged angioplasty を検討する．

⑥ 抗血小板薬はアスピリンとクロピドグレルが基本であるが周術期のみ短期間シロスタゾールを追加する．

⑦ 局所酸素飽和度モニタリングで術中術後のモニタリングを行う

⑧ 過灌流の評価は翌日の SPECT で行う．同じく MRI も施行する．

　②について補足するが，NASCET のエビデンスそのままに全例脳血管撮影検査で術前評価しているわけではない．頚動脈エコーにおける最大収縮期速度，MRA および CTA の結果より総合的に判断すると言い換えるのが正しいかもしれない．頚動脈エコーはスクリーニングに有用であるが，測定される血流速度は条件により変動することがあり偽閉塞の場合はむしろ低下する．ただし，流速 300 cm/s を超えてくれば高度狭窄に間違いはなかろう．当院の場合 MRA は緊急入院時にルーチンで撮像しているが，空間分解能がやや劣る．CTA では，狭窄度が最大となる方向からの縦断像にて，NASCET 法で測定している．また，MRI での頚動脈プラークイメージは行っているが，CEA を第一選択としているため CAS か CEA かの決定にプラーク評価の結果が寄与することはあまりない．CAS に際して使用する遠位塞栓防止デバイスの選択やバルーン付ガイディングカテーテル種類の選定等の際に参考にしている．

現病歴

　63歳，男性．危険因子は高血圧，脂質異常と喫煙である．右一過性黒内障と，繰り返す左顔面，左上肢のしびれ感を主訴に，発症4日目当科に入院した．入院時の神経所見には異常がなかった．

Ⅰ．術前検査

　頚動脈エコーでは最大収縮期速度520 cm/sであり，右頚部ICA高度狭窄を示す所見であった．入院時DWIでは，右中大脳動脈領域に多発する高信号を認めた図1.

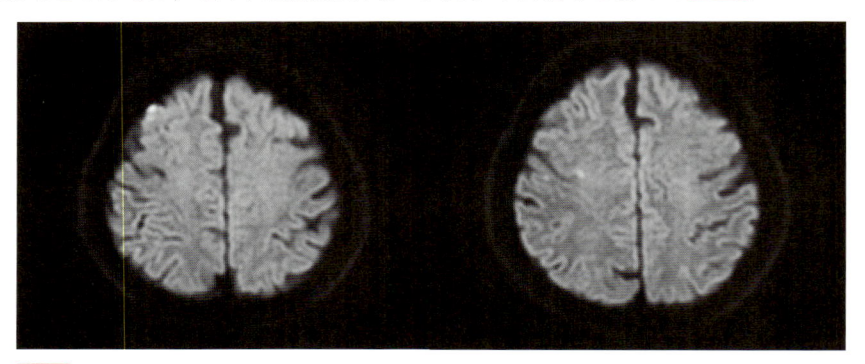

図1 入院時 DWI

　脳血流検査では安静時脳血流および脳血管反応性に異常はなかった．
　造影CTおよび経食道心エコーで，大動脈弓から下行大動脈に表面が不整な厚いプラークを認め，一部は可動性部分（←）を伴っていた（複雑粥腫病変）図2.

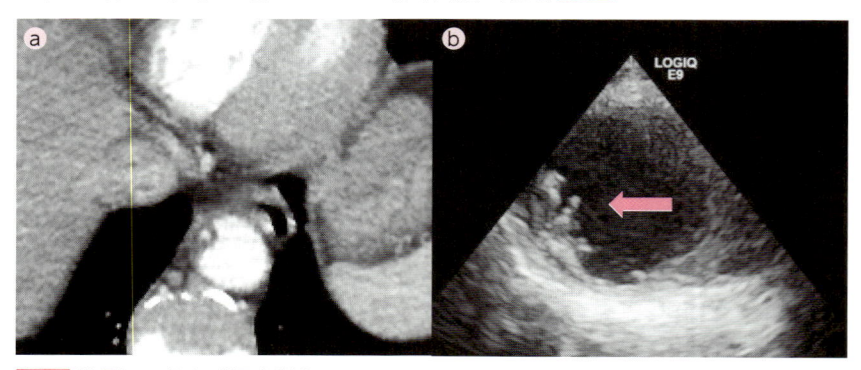

図2 造影 CT および経食道心エコー
ⓐ 造影 CT，ⓑ 経食道心エコー

Ⅱ. 治療

　症候性頚部 ICA 高度狭窄であり血行再建適応であるが，高位分岐のため CEA は困難と判断された．CAS の方針となったが，大動脈の複雑粥腫病変が高度で大腿動脈アプローチはリスクが大きいと考え，上腕動脈からのアプローチを選択した．Micropuncture kit である Merit MAK を用いて右上腕動脈を穿刺し，4Fr ショートシースから 6Fr FUBUKI dilator 付きに入れ替え，6Fr シモンズカテーテルと 0.035inch ワイヤーを同軸として右 CCA まで誘導した．脳血管撮影では右頚部 ICA に NASCET 73％狭窄を認め，遠位の造影遅延を伴った 図3 .

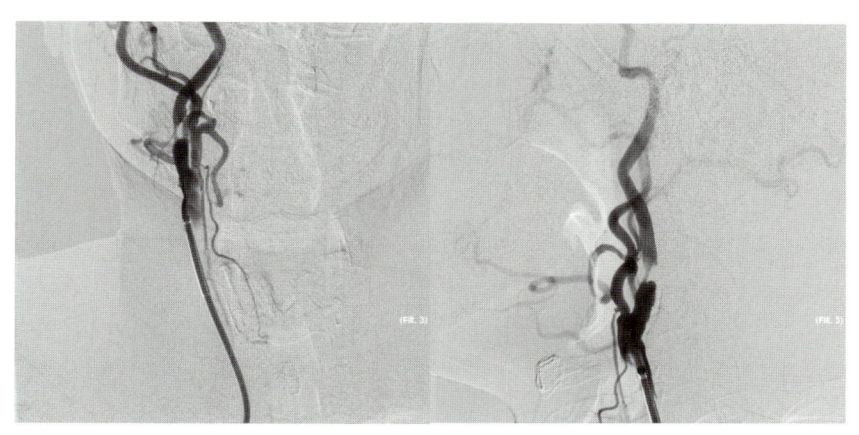

図3 脳血管撮影

　3D 撮像にて病変長，狭窄遠位 ICA および CCA の血管径を計測し，ステントおよび PTA バルーンを準備した．Carotid Gurdwire は先端より 8 mm で 40 度弱に曲げた．抵抗なく容易に lesion cross できた．Gurdwire を petrous bone の手前まで進め右 ICA を遮断した．前拡張は Shiden 3.0×20 mm を用いて nominal 8 atm にて 30 秒間拡張した 図4 .

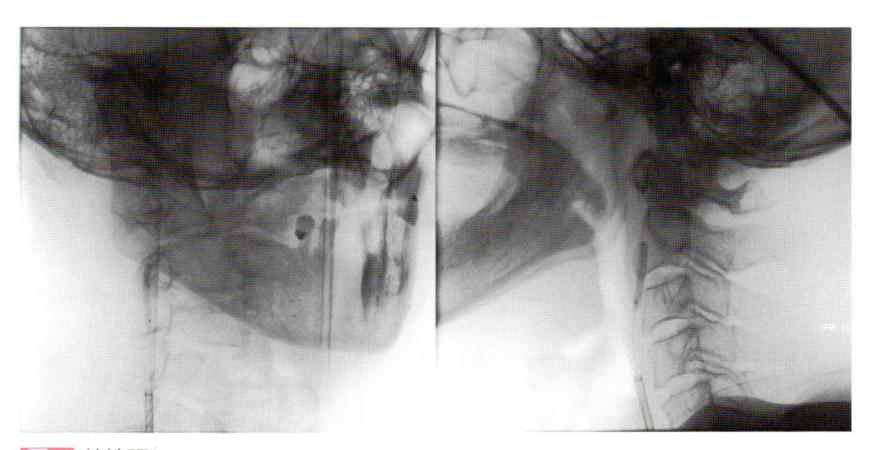

図4 前拡張

局所酸素飽和度モニター値は明らかな上昇なし．Carotid Wallstent Monorail 10×31 mm を誘導し，硫酸アトロピン 0.5 mg 投与の上で，C2 椎体上縁より展開した 図5 ．

後拡張は Jackal 4.5×30 mm で 8atm 30 秒間の後拡張を行った 図6 ．

回収カテーテルで 20 mL×3 回吸引したが debris は認めず，Carotid gurdwire のバルーンを解除した（遮断時間合計 23 分）．確認撮影でステントの良好な拡張を確認した 図7 ．

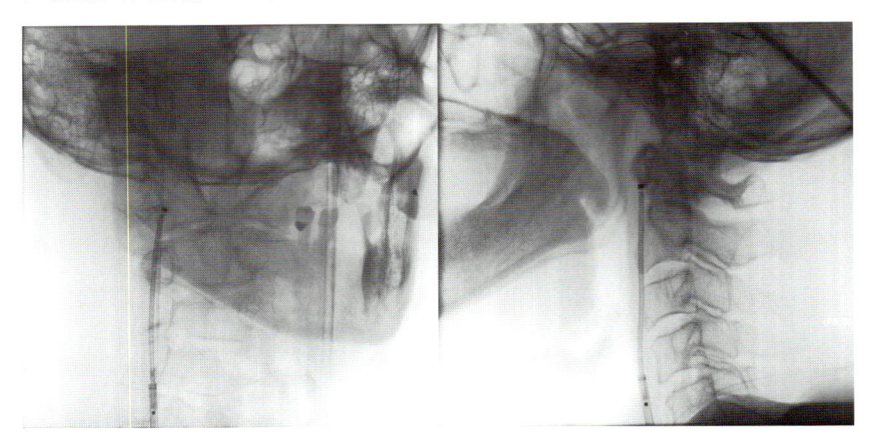

図5 ステントの誘導

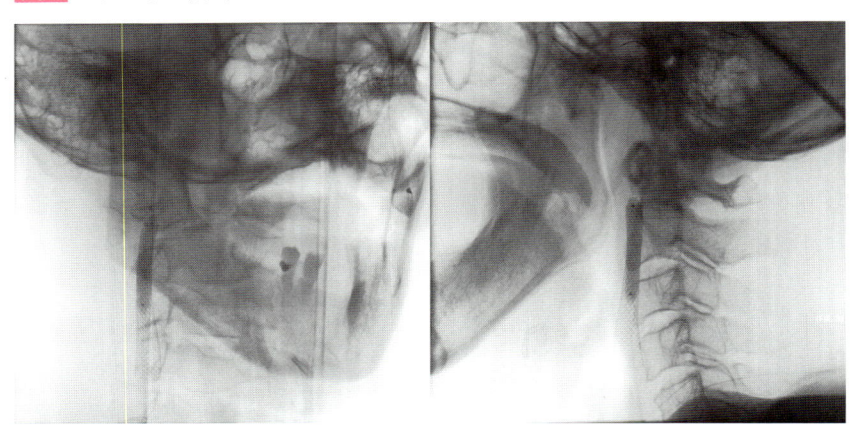

図6 後拡張

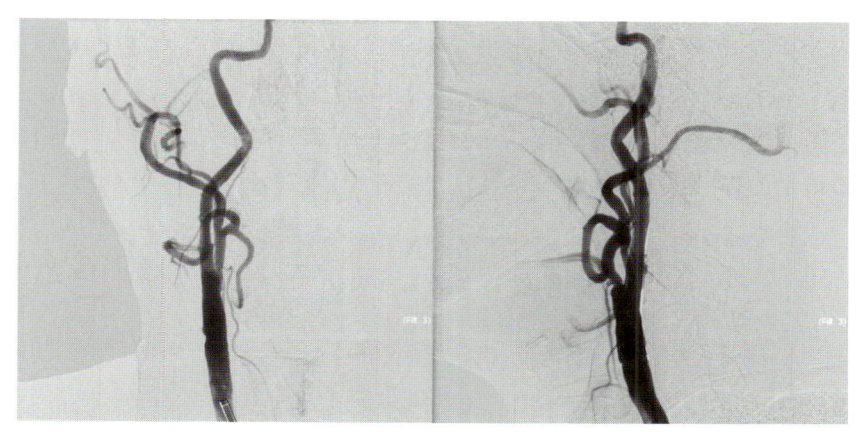

図7 最終撮影像：術後

〖 C A S E R E P O R T 〗 2

現病歴

　66歳，男性．高血圧，糖尿病（インスリン自己注射）にて治療中で，心筋梗塞でPCIの既往がありアスピリンを内服中であった．右上肢脱力と視野障害を発症し，発症7日後に当科に入院した．右下1/4盲，軽度の右上肢筋力低下，右手指の感覚鈍麻を認めた．NIHSS 3点．

I. 術前検査

MRI

　MRI拡散強調画像で左MCA領域に高信号が散在し，MRAで左頭蓋内ICAからMCAの信号はやや低下している**図8**.

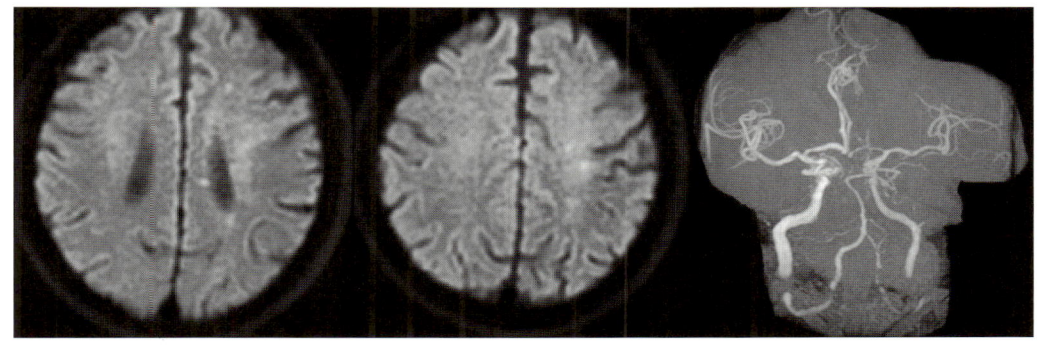

図8 入院時DWIおよびMRA

アセタゾラミド負荷脳血流 SPECT では安静時脳血流の低下と脳血管反応性の低下を認め，Powers 分類ステージⅡ相当の所見であった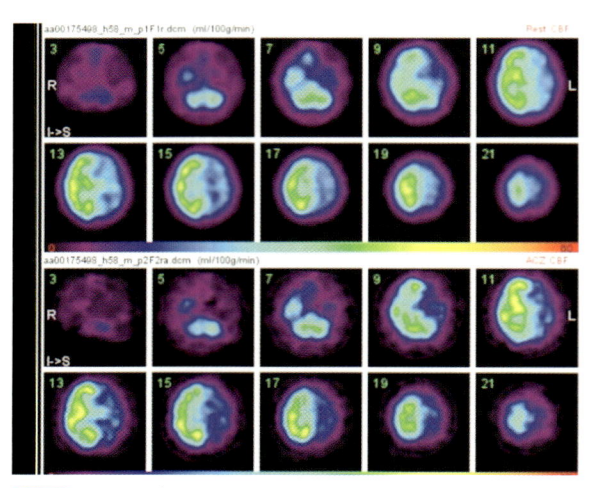図9.

頚動脈エコーで最大収縮期速度は 480cm/s の高度狭窄所見であった.

図9 アセタゾラミド負荷脳血流 SPECT
上段は安静時. 下段はアセタゾラミド負荷.

Ⅱ. 治療

症候性頚部 ICA 高度狭窄であり CEA は可能であったが，脳血流検査結果より過灌流症候群となるリスクが高いと考えられ，一期的に CEA を行うのではなく，staged angioplasty を行う方針になった. 術前よりアスピリン 100 mg とクロピドグレル 75 mg を投与した. 脳血管撮影では，左頚部 ICA に NASCET 90%の高度狭窄を認め，以遠の造影遅延を伴った図10.

局所麻酔下に右大腿動脈に 9Fr ロングシースを挿入した. 左頚動脈に 5Fr シモンズカテーテルを誘導留置し，0.035inch の 300 cm スティッフワイヤーを残して 9Fr MOMA-Ultra へ exchange した. バルーンで ECA および CCA を遮断した. Chikai 0.014inch で lesion cross を行い，Bandicoot 2.5×20 mm を最狭窄部に誘導した. Nominal 8atm まで 30 秒拡張し，MOMA から用手吸引下を行いながら Bandicoot を deflate し，吸引した血液にプラークを認めないことを確認した. さらに，血液を吸引し，1 本目（20 mL）に白色のプラークを確認したが，2 本目（20 mL）で明らかな debris がないことを確認し，CCA 遮断を解除した（遮断時間 5 分 40 秒）. 確認撮影で狭窄が改善し NASCET 70%となったことを確認した図11. カテーテル室内で頚動脈エコーも施行し 最大収縮期速度が 250 cm/s まで低下した事を確認した.

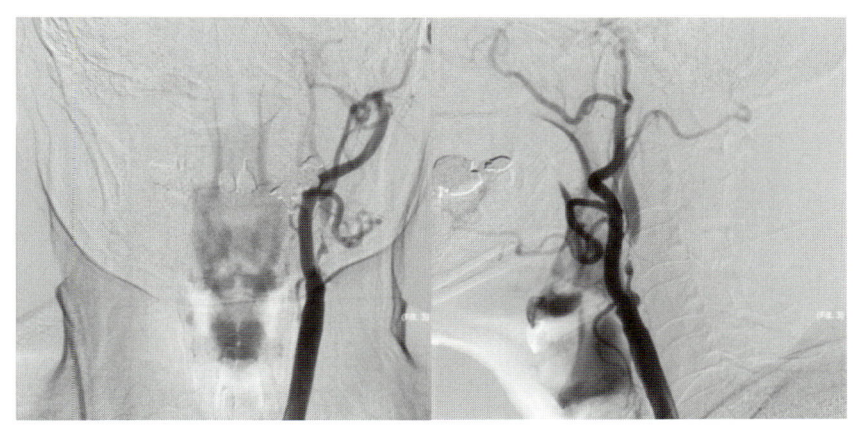

図1C 脳血管撮影

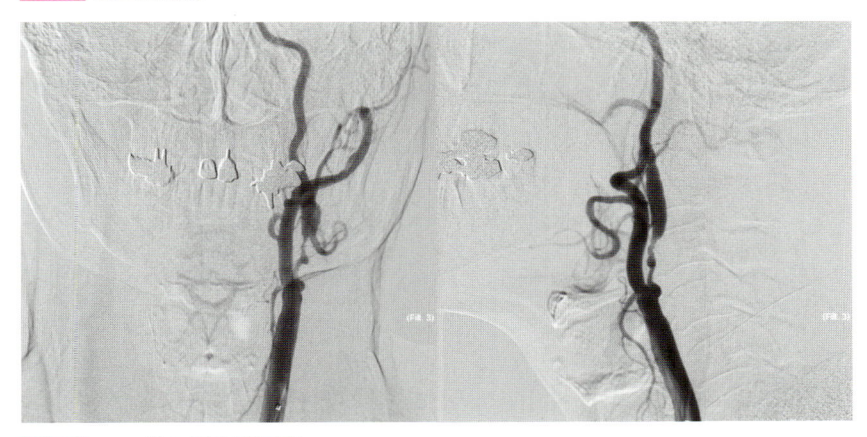

図11 PTA後の脳血管撮影

　初回のPTA翌日SPECTでは過還流なし．PTAの10日後にアセタゾラミド負荷SPECTを再検し，脳血流の改善を認めた **図12** ．

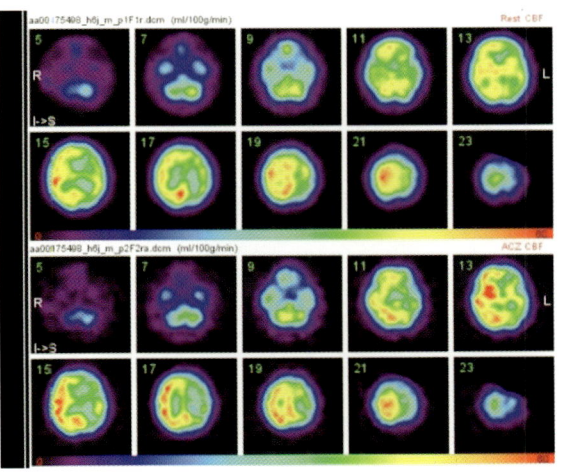

図12 PTA10日後のアセタゾアミド負荷脳血流SPECT
上段は安静時．
下段はアセタゾラミド負荷．

アスピリンとクロピドグレルに加えてシロスタゾール 200 mg/ 日を開始し，PTA の 2 週間後に CAS を行った．左大腿動脈を穿刺し 8Fr ロングシースを挿入した．8Fr Cello を 6F シモンズ，0.035inch ガイドワイヤーと同軸に，左 CCA へ誘導した．脳血管撮影では，左頚部 ICA の狭窄は NASCET 56％となり，PTA 直後よりさらに改善していた図 13.

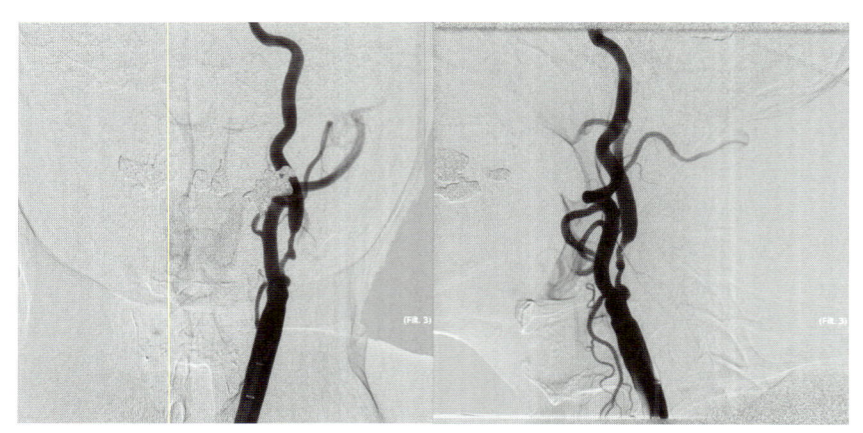

図 13 CAS 前の脳血管撮影

　以降の操作は Working angle（LAO30/CRA0，RAO60/CRA0）での撮影下に行った．8Fr Cello のバルーンを拡張し，FilterWire EZ を lesion cross させ，そのまま Petrous bone 手前で FilterWire を展開してから Cello のバルーンを deflate した．前拡張は Shiden 3.0×30 mm で Nominal 8atm まで 30 秒行った．Wallstent 10×31 mm を椎体 C2〜5 レベルで展開留置した．後拡張前に硫酸アトロピン 0.5 mg を予防的に投与した．Jackal 4.0×20 mm で後拡張（Nominal 8atm　30 秒）を行った．FilterWire を回収しプラークや血栓の付着はなかった．確認撮影で良好な拡張を確認した図 14.

　術翌日には無症状ながら SPECT で対側比 113％とわずかな脳血流上昇を認めた図 15.

　DWI で左前頭葉に無症候性梗塞が増加していた図 16.

　症状の悪化はなく mRS 0 で自宅退院した．

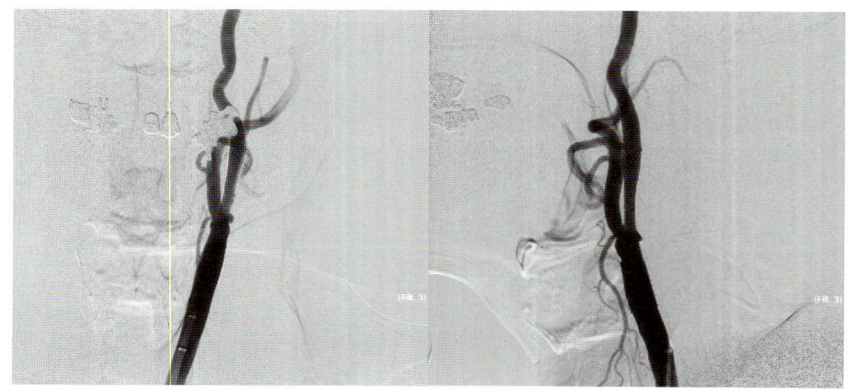

図 14 CAS 後の撮影

JCOPY 498-32826

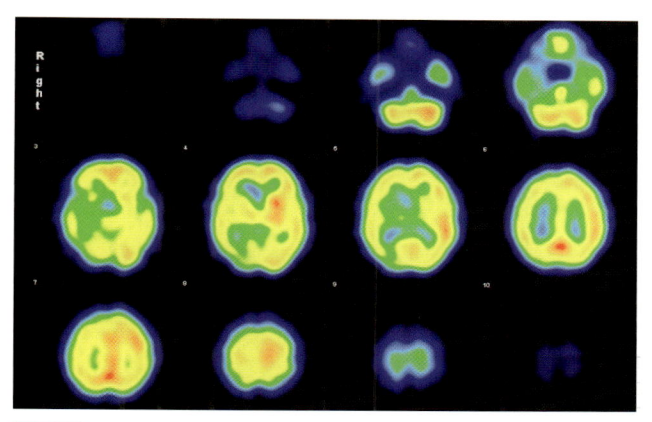

図 15 CAS 1 日後の脳血流 SPECT

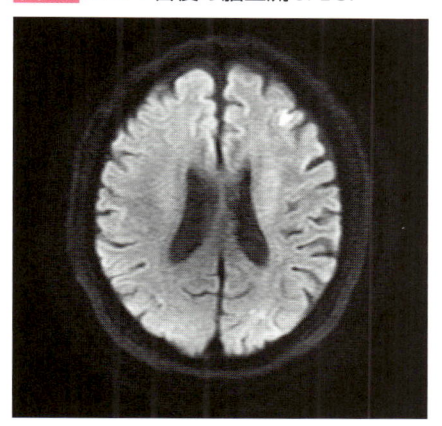

図 16 CAS 1 日後の DWI

SIDE MEMO

　ある著名な血管内治療医の先生が「内科医と仕事をして勉強になったのは，彼らは手術にこだわらず，同じ効果なら内科治療を選択する事」とおっしゃっていたと記憶している．内科医としては大変うれしい．外科医と内科医の考え方は違って当然であると思うが，血管内治療という技術をもった内科医は，外科医と同じく考えるべき所はもちろん必要であろうが，同じではいけない部分があるべきと思う．両方を大事にしていかなければいけないと日々感じている．

考察

▌A. 術前のアクセスルート評価

　大動脈弓部のプラーク（複合粥腫病変）は大動脈原性脳塞栓症の原因として知られている．頚動脈狭窄症例に合併した場合，実は頚動脈ではなく大動脈弓が塞栓源であるという可能性はあるが，本例の場合，頚部 ICA 狭窄は高度であり，かつ梗塞が同血管領域に限局している事から，症候性頚部 ICA とすることにはさほどの問題はないと思う．

　しかし，大動脈複合粥腫病変が頚部血管へのカテーテルアクセスに際してどの程度危険性が高いのかに関してエビデンスは少ない．当院では CAS 前に経食道心エコーを施行し，少なくとも可動性の大動脈プラークを有する症例では通常アプローチでの CAS を避けてきた．CCA からの直接アプローチを行うケースもあるが，右側病変であれば上肢からのアプローチでも大動脈弓部の病変を避けてガイディングカテーテルを誘導できる．

　上肢からのアプローチに際して，当院では基本的に上腕動脈を選択している．Case report のように，4Fr のショートシースを挿入した後に，0.035inch のガイドワイヤーを用いて，内腔が 8Fr 相当であるダイレーター付 6Fr Fubuki 等のいわゆるガイディングシースを挿入する．ガイディング誘導に際しては，鎖骨下動脈と右総頚動脈の角度が急峻である場合，ここでガイディングカテーテルが折れてしまいステントを誘導できなくなるケースがある．よって，術前に造影 CT 等で血管構造を確認しておくことが重要である．

　しかし，果たしてこれが塞栓症予防に有効性を示しているのかはわからない．術前に経食道心エコーを行って高リスク病変を除外した結果，CAS 翌日の拡散強調画像で 40％に高信号病変が確認され既報との大きな違いはない（齋藤，他．第 43 回日本脳卒中学会学術集会）．Case Report 1 における複雑粥腫病変は下行大動脈であり頭蓋内への塞栓源となるには遠位すぎるが，コレステロール結晶塞栓症を引き起こすリスクがある．同疾患は一度起こしてしまうと治療に難渋する疾患であり予後も決して良くはない．確かにエビデンスは少ないが，経食道心エコーで可動性大動脈プラークの存在を知ってしまったら，とても 8Fr のバルーン付ガイディングカテーテルを通す気にはなれないのである．

▌B. Staged angioplasty の意義とは

　過灌流症候群（HPS）は CAS における最も重篤な合併症である．CEA における HPS が術後 5 日前後になだらかなピークがあるのと異なり，術後 12 時間以内の発症が多いことが知られている．また，CEA では術後の厳格な血圧管理と HPS による頭蓋内出血発症に負の関連がみられたが，CAS では認めなかった．CAS と CEA で HPS およびそれに伴う頭蓋内出血の病態機序に違いがあるのではないかとの推測もある．

　HPS を予防するための手段として，Staged angioplasty が本邦より報告された．文献上の原法では，アセタゾラミド負荷脳血流 SPECT により，Powers ステージⅡ相当（安静時血流が対側 80％未満かつ脳血管反応性 10％未満）の症例を対象とし，1 回目の PTA では基本的に MOMA-ultra を用いて CCA と外頚動脈（ECA）を遮断した上で，遠位塞栓防

止デバイスは用いないで PTA を行っている．2.5 mm のバルーンを用いて拡張し，最終的には血管内超音波検査（IVUS）にて血管内径が 2 mm を超えることを目標とする．その 2 週間後に CAS を施行している．

当院においても，Powers ステージⅡ相当症例で盗血現象を伴う症例に Staged angioplasty を行っている．脳血管撮影所見における血管径の改善，頭蓋内血管の造影遅延の改善および近赤外光による局所酸素飽和度モニター値の上昇等から初回の PTA 手技終了を判断している．

Staged angioplasty の問題は，2 回の手術を行う事による周術期脳梗塞や穿刺部合併症等 HPS 以外のリスク上昇に見合うだけの HPS 予防効果があるのかということになる．前述の本邦からの報告では，43 例中 34 例で当初の予定通りに staged angioplasty を完遂したが，過灌流は生じなかったものの 1 例で脳出血，1 例で軽症脳梗塞を生じたとしている．Case report 2 でも無症候性ではあるが梗塞が出現した．さらに，繰り返し脳血流 SPECT を施行することや 2 回の手術という医療経済的なコストの問題がある．しかし，日本脳神経血管内治療学会が行った多施設アンケート調査（STOP-CHS）では，Staged angioplasty が HPS の減少と有意に関連していたと報告されている（早川，他．第 32 回日本脳神経血管内治療学会学術集会）．有意ではないが，頭蓋内出血や MAE（脳卒中 / 心筋梗塞 / 死亡）が減少する傾向も示唆されていることより，症例を選択して HPS の明らかな高リスク症例に限れば，その有用性はあるかもしれない．

KEY POINT

- ☑ 現時点では CEA よりも CAS を優先するエビデンスはない．CEA ができるならそれに越したことはない．
- ☑ 大動脈を含めたアクセスルートの血管評価が有用かもしれないがエビデンスは少ない．
- ☑ 過灌流症候群の予防に Staged angioplasty は良い手段かもしれない

〈参考文献〉

1) Jones DW, Brott TG, Schermerhorn ML. Trials and frontiers in carotid endarterectomy and stenting. Stroke. 2018. [Epub ahead of print].

2) Brown MM, Spence JD. Latest skirmishes in the long-term battle between carotid endarterectomy and stenting. Stroke. 2016; 47: 2673-5.

3) Yadav JS, Wholey MH, Kuntz RE, et al. Stenting and angioplasty with protection in patients at high risk for endarterectomy investigators. Protected carotid-artery stenting versus endarterectomy in high-risk patients. N Engl J Med. 2004; 351: 1493-501.

4) Brott TG, Howard G, Roubin GS, et al. CREST Investigators. Long-term results of stenting versus endarterectomy for carotid-artery stenosis. N Engl J Med. 2016; 374: 1021-31.

5) Brott TG, Hobson RW 2nd, Howard G, et al. CREST Investigators. Stenting versus endarterectomy for treatment of carotid-artery stenosis. N Engl J Med. 2010; 363: 11-23.

6) Rosenfield K, Matsumura JS, Chaturvedi S, et al. ACT I Investigators. Randomized trial of stent versus surgery for asymptomatic carotid stenosis. N Engl J Med. 2016; 374: 1011-20.

7) Howard G, Roubin GS, Jansen O, et al. Association between age and risk of stroke or death from carotid endarterectomy and carotid stenting: a meta-analysis of pooled patient data from four randomized trials. Lancet. 2016; 387: 1305-11.

8) Ogasawara K, Sakai N, Kuroiwa T, et al. Intracranial hemorrhage associated with cerebral hyperperfusion syndrome following carotid endarterectomy and carotid artery stenting: retrospective review of 4494 patients. J Neurosurg 2007; 107: 1130-6.

9) Uchida K, Yoshimura S, Shirakawa M, et al. Experience of staged angioplasty to avoid hyperperfusion syndrome for carotid artery stenosis. Neurol Med Chir. 2015; 55: 824-9.

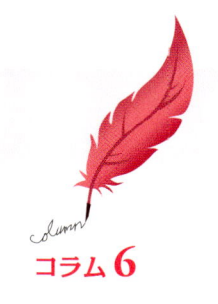

広南病院の思い出

コラム6

清水宏明

秋田大学脳神経外科教授

　広南病院脳神経外科・血管内脳神経外科は東北大学脳神経外科の脳血管障害部門的な役割を担い，アカデミックな考え方に基づいた診断や治療に努めてきました．一方で，急性期脳血管障害の最前線の現場として，理論だけではクリアカットにいかない一例一例の診療にリアルタイムに取り組んできました．知見に照らしてできるだけ理屈に合うよう，思考停止することなく皆で議論し，そうした中から生まれ蓄積される経験も貴重な財産としてきました．ここではそんな広南病院と筆者の関わりと思い出を述べたいと思います．

　私は1986年卒ですが，広南病院は半年勤めるのがやっとのような忙しい病院でした．吉本高志教授の指導のもと，主に血管障害に携わる脳外科チーフ2名，血管内脳外科チーフ1名が指名されほとんどのmajorな手術をチーフが行う体制でした．私がチーフを勤めたのは1998年からでしたが，その直前1995年から1998年3月まで，木内博之・小笠原邦昭・冨永悌二チーフ時代の若かりし頃が懐かしく思い出されます．脳外科・血管内脳外科併せて約6名の病棟医が加わり年間800以上の手術を行っていました．一方で機会を見つけては屋上でBBQをするのにも忙しく，広南病院で1カ月働くと皆が「戦友」となるような環境でした．

　広南病院の特徴を一言でいえば，伝統が醸成した「透明な厳しさ」ではないかと感じます．目まぐるしい臨床の中で，常にアカデミズムを基盤にした理論的な診療を皆が欲し，最終的に経験に基づく未確立な治療を行う場合も，批判に耐えうる準備を追求する習慣がありました．個々の過程の中では当然のごとく意見の戦いもありますが，好き嫌いではなく，理屈にあうか，患者に貢献できるかという視点での澄んだ議論であったと思います．

　脳外科と血管内脳外科は，急患を含む各症例の治療方針決定を（脳血管内科・神経麻酔科とともに）いつも相談の上で行い，多くの出来事を共有してきました．その中で，2007年7月に，それまでclip firstの方針であった脳動脈瘤治療を，松本康史先生・冨永教授と相談してcoil firstに転換したことは，大きなエポックでもあり，広南病院の特質を炙り出すことにもなるものだったように思います．

　図に示すように，2006年から脳動脈瘤の血管内手術が急増しました．これは機器の発

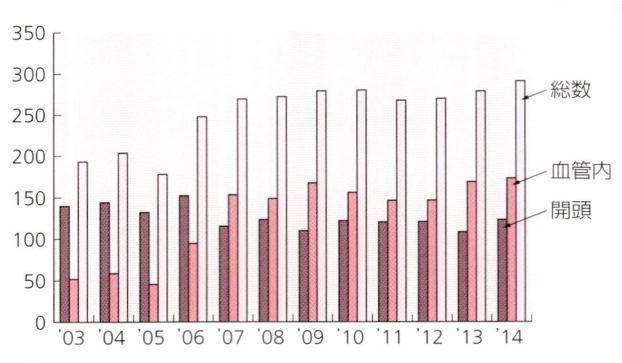

図 広南病院 脳動脈瘤手術数

展もさることながら，血管内脳外科チームの著しい進歩が大きな要因であったと思います．それまでは，容易にコイル塞栓できそうな形状でも，「ここは開頭で処置すべき部位（例えば IC-PC，BA-SCA など）」という考え方で開頭を選ぶことが多かったものが，2006 年ころから年齢や全身状態によって血管内治療を選択することが増え，その良好な成績を踏まえ，2007 年 7 月から明確に coil first，すなわち，コイル塞栓で安全かつ治癒が期待できるものはコイル塞栓を優先する方針としました．

　当時は国内ではまだ clip first の施設が多い一方，コイル塞栓の有用性も徐々に確立しつつある時期でしたが，学会等では over-indication と思われるような不完全塞栓も目に付くような過渡期でした．広南病院のパラダイムシフトに対し，クリッピングの激減と技術の低下をきたすのではと心配するご意見もありました．

　しかし実際には，安全かつ完成度の高い塞栓ができるもの（あるいは開頭より安全かつ効果的に治療できるもの）を精選した広南式 coil first により，血管内手術は増えても開頭手術が激減することはなく，両者がバランスよく機能し，脳動脈瘤治療の総合的な向上を得ることができました．しかも貴重なことに，世代交代を経ても時代に即して継承され今に至っています．これは血管内脳外科チームの自分に厳しい術前評価・手術適応を前提に，血管内・開頭両方の質の高さと治療ゴールの共有に基づく信頼関係の賜物であり，広南病院の得難い特質であろうと思います．

　本書の出版を期に改めて Kohnan-ism（Sendai-ism でもありますが）を確認することで，その背景にある諸先輩の長い伝統に敬意を表するとともに，今後の進歩の礎になることを祈念いたします．

JCOPY 498-32826

頭蓋内動脈急性閉塞

概論

　MR CLEAN をはじめとした複数の無作為化試験の結果より，前方循環主幹動脈急性閉塞に対する血栓回収療法の有効性が確立されてから，まだ3年も経過していない．その直後に出された2015年の AHA/ASA のガイドラインでは，発症前 mRS 0-1，発症4.5時間以内に rt-PA を投与された，ICA もしくは M1 の閉塞，18歳以上，NIHSS 6点以上，ASPECTS 6点以上，6時間以内に治療可能，の条件を満たす症例における血栓回収療法は，推奨クラス I，エビデンスレベル A とされた．rt-PA による経静脈血栓溶解療法の登場以来の，まさしく game changer により急性期脳卒中の診療は大きく変わったである．また，rt-PA の効果が時間依存性であることと同様に，血栓回収療法の効果が時間依存性であることも示された．諸外国および本邦でも，急性期血栓回収に従事する医師の確保，治療ができる施設の整備と配置，さらに患者の選択と搬送のシステムに関して議論が続いていた．

　2017年春にプラハで行われた European Stroke Organization Conference にて，発症6時間から24時間の急性主幹動脈閉塞に対し，RAPID を用いた画像による症例選択を行うことで血栓回収療法の有効性を示した DAWN trial が発表された事は記憶に新しい．さらに2018年冬に International Stroke Conference で発表された DIFFUSE3 の結果は画像選択による6時間以降の血栓回収療法のエビデンスを確たるものとした．2018年の AHA/ASA のガイドラインでは，発症6時間から16時間までの症例において，DAWN もしくは DEFFUSE3 の症例選択基準に一致する症例に対する血栓回収療法を，推奨クラス I，エビデンスレベル A で強く推奨している．システムの整備が整う間もなく，血栓回収療法は6時間以降の世界へあっという間に足を踏み入れたのである．

　本邦では RAPID システムを使用できる施設は現時点でごく一部の施設に限られており，6時間以降のエビデンスをこのまま日本の医療現場に適応できないという問題が生じる．日本脳血管内治療学会，日本脳卒中学会，日本脳神経外科学会3学会合同の適正使用指針においては，発症16時間以内に限っては，本邦でも広く用いられている半定量スコアである ASPECTS 7点以上かつ NIHSS 10点以上という基準を採用することで，これを満たす ICA もしくは M1 閉塞症例における血栓回収療法をグレード A として強く推奨している．血栓回収療法における今後の課題としては，rt-PA 投与の有無が与える影響，さらには，M2 閉塞例や low ASPECTS と呼ばれる広範な虚血性変化例における効果であろう．

　最後に，血栓回収療法だけではなく，新たな血栓溶解薬であるテネクテプラーゼや発症時刻不明の脳梗塞に対する rt-PA 静注のエビデンスも発表されていることにも言及したい．まさしく超急性期脳梗塞治療は日進月歩であり，ここに記載した内容もあと数年で時代遅れ

になってしまうに違いない.

【 C A S E　R E P O R T 】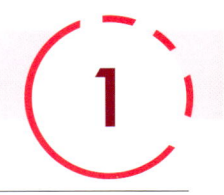

現病歴

　84歳，女性．通院および入院歴なし．発症前 mRS 0．突然発症の右上肢脱力および失語のため，救急車で当院へ搬送された．発症から63分で当院に到着した．来院時は全失語，右半側空間無視，右片麻痺で NIHSS 20点だった．

I．術前検査

CT

　単純 CT で ASPECTS9点（左島皮質領域←に早期虚血変化）図1

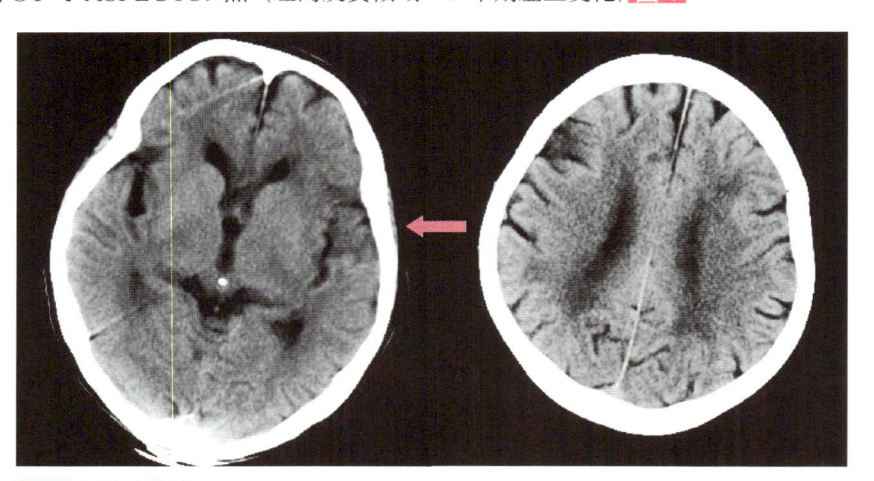

図1 入院時単純 CT

エコー

　頚動脈エコーで左頚部 ICA の拡張期血流が消失しており ICA 遠位閉塞を示す所見であった 図2．

II．治療

　病院到着から8分で rt-PA 静注を開始した．到着から28分で局所麻酔下に左大腿動脈を穿刺し 5Fr long sheath を挿入後，9Fr long sheath に exchange した．rt-PA 投与中でありヘパリン静注は行わなかった．9Fr Cello を 6Fr シモンズ 120 cm，0.035inch ガイドワイヤーと同軸に左頚部 ICA へ誘導留置した．脳血管撮影検査では，左 ICA 先端部に

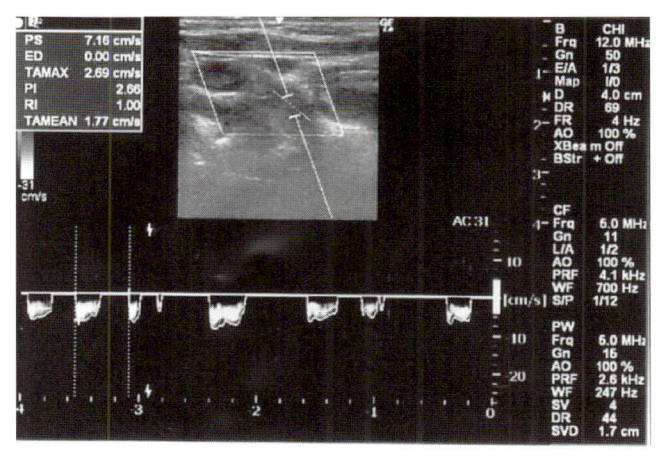

図2 左頸動脈エコー

血栓と思われる造影欠損を認め閉塞していた 図3 .

　Neuroute 0.014inch で Marksman を左 M1 遠位へ誘導した. マイクロカテーテルからの撮影で, 先端は血栓遠位端を超えたことを確認した. 左 M1 遠位から～ 左 ICA supraclinoid segment に Trevo XP 6×25 mm を展開した 図4 .

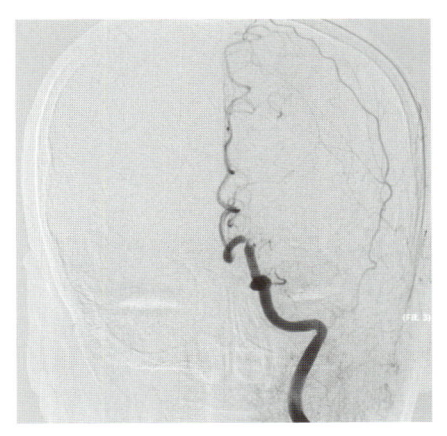
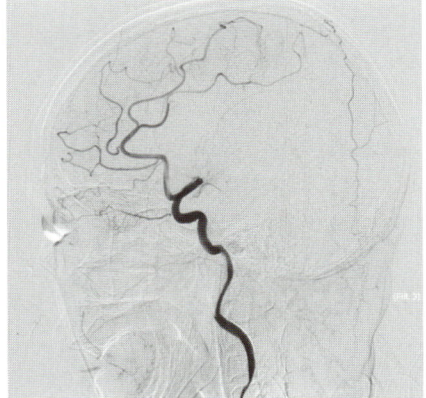

図3 脳血管撮影

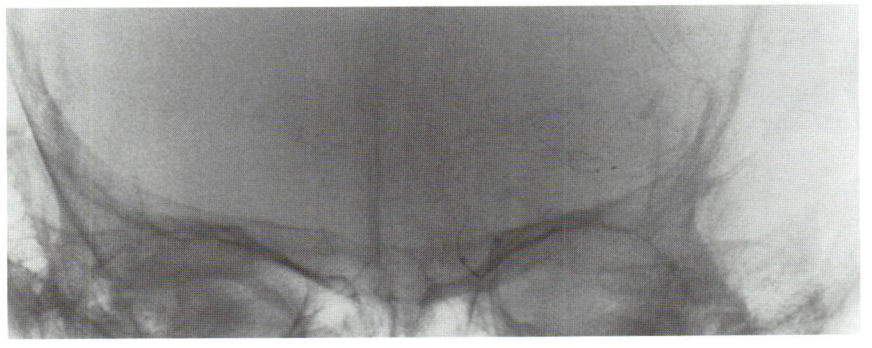

図4 Trevo XP を展開

展開直後の撮影でimmediate reperfusionを確認した．90秒待機した後ガイディングカテーテルのバルーンを拡張しICAを遮断後，ガイディングカテーテルから用手吸引をかけながらTrevoを回収した．回収したステントに赤色血栓が付着していたが，吸引血液60 mL内には血栓はなかった．確認撮影でmTICIグレード2bの再開通を確認した（穿刺より35分）図5.

残存した左M2 upper trunk遠位閉塞へのアプローチも試みたが，TrevoPro14マイクロカテーテルが先進せず断念した．翌日にはNIHSS 1点まで改善した．未治療であった心房細動に対して経口抗凝固薬を開始した．退院前のFLAIRでは左島皮質と下前頭回に梗塞巣が完成していた図6.

軽度の失語を残存しmRS 1で自宅退院した．発症3カ月後の外来受診時はmRS 0に改善していた．

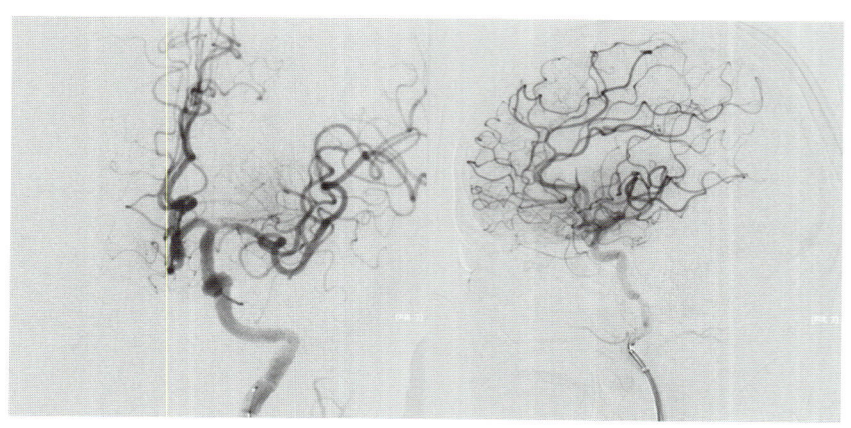

図5 TICI グレード 2b を確認した撮影

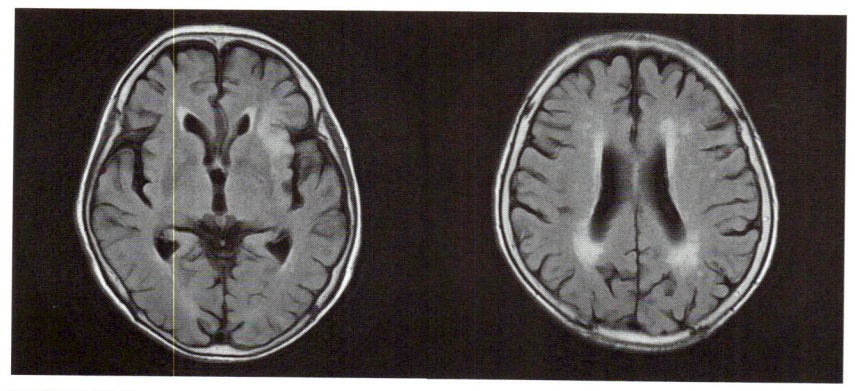

図6 退院前の FLAIR

〔CASE REPORT〕 2

現病歴

　72 歳，男性．肥大型心筋症，ペースメーカ植込み，心房細動，慢性腎臓病があり，発症前の mRS 1．A 病院にて，内服していたワルファリンを中止し大腸ポリープに対する内視鏡下粘膜切除術を行った．翌日よりワルファリンを再開した．術後 3 日目の朝に突然反応がなくなり，A 病院から B 病院を経て発症から 3 時間 15 分後に当院に搬送された．JCS 100，四肢麻痺で NIHSS 34 点であった．

I．術前検査

入院時 CT で梗塞巣なし **図7**．

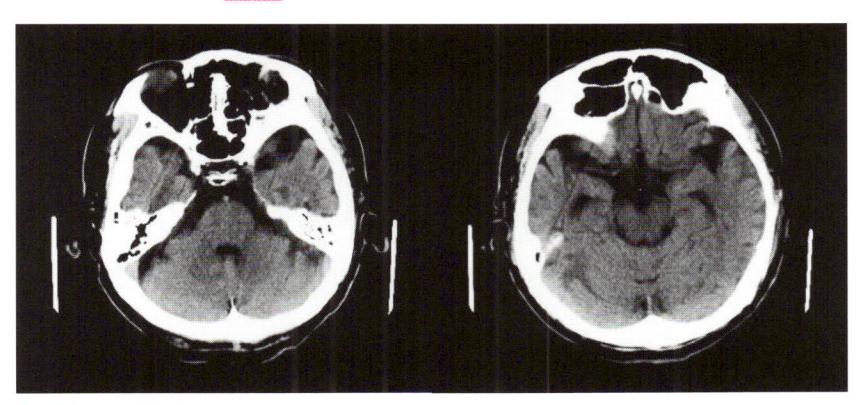

図7 入院時単純 CT

II．治療

　3 日前の内視鏡下粘膜切除術後は，禁忌事項「21 日以内の消化管出血」に該当しないかもしれないが，消化管出血に対処できない当院での rt-PA 静注は危険性が大きいと判断し断念した．到着から 22 分で右大腿動脈を穿刺して 5Fr long sheath を挿入し，6Fr Fubuki dilator 付ガイディングシースに入れ替えた．6Fr シモンズと 0.035inch ガイドワ

イヤーを用いて 6Fr Fubuki dilator 付を右椎骨動脈 V2 segment に誘導した．脳血管撮影では，脳底動脈は完全閉塞であった 図8．

　ACE68 と 3MAX，0.014inch の Chikai を同軸に，ACE68 を閉塞部位まで誘導した．3MAX を抜去しても ACE68 から逆血がないことを確認した．ACE68 をキャニスターに接続して持続吸引をかけると，わずかに吸引が停滞した後にすぐに血液が吸引されるようになった．ゆっくり ACE68 を抜去したがカテーテル内には血栓を認めなかった．穿刺から 22 分確認撮影で mTICI グレード 3 の完全再開通を確認した 図9．後にキャニスター内に血栓を確認した．直後より発語がみられるようになった．翌日には見当識障害があるものの眼球運動制限もなく NIHSS 6 点であった．CT で左視床に梗塞巣を認めた 図10．

　発症 4 日目に消化管出血のため A 病院へ転院した．

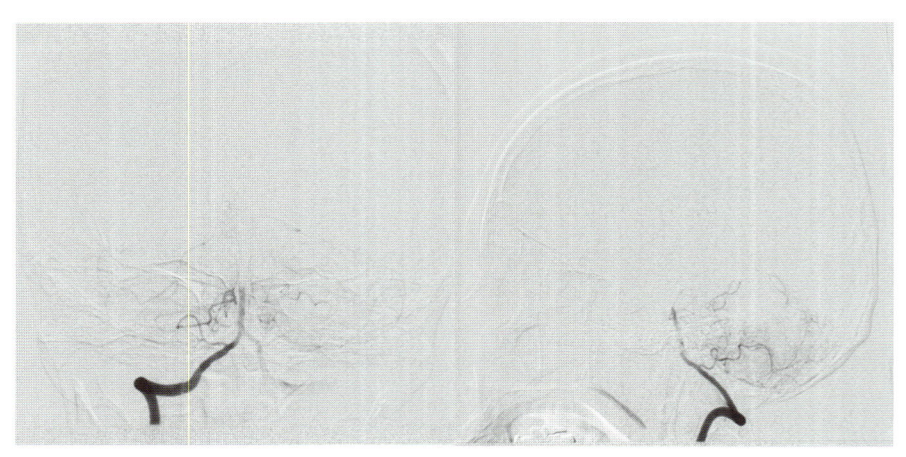

図8 脳血管撮影

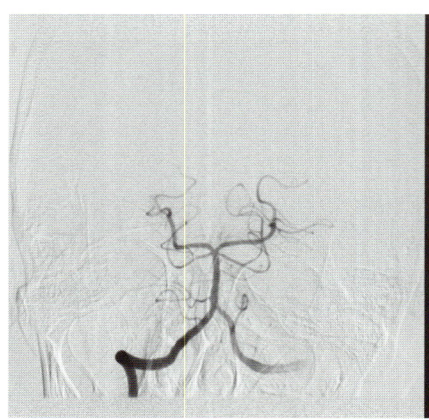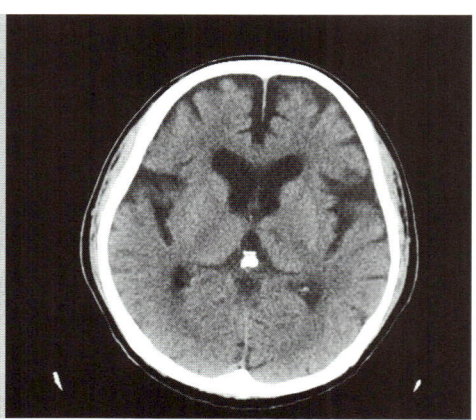

図9 TICI グレード 3 再開通時撮影　　図10 発症翌日 CT

【 CASE REPORT 】 ③

現病歴

　67歳男性．高血圧症，脂質異常症，喫煙歴あり．買い物中に突然倒れ，発症から61分で当院に到着した．左消去現象，構音障害，左片麻痺があり NIHSS 8点であった．

Ⅰ．術前検査

　CT では左被殻に陳旧性梗塞を認めたが右半球に早期虚血変化を認めず ASPECTS 10点であった 図11．

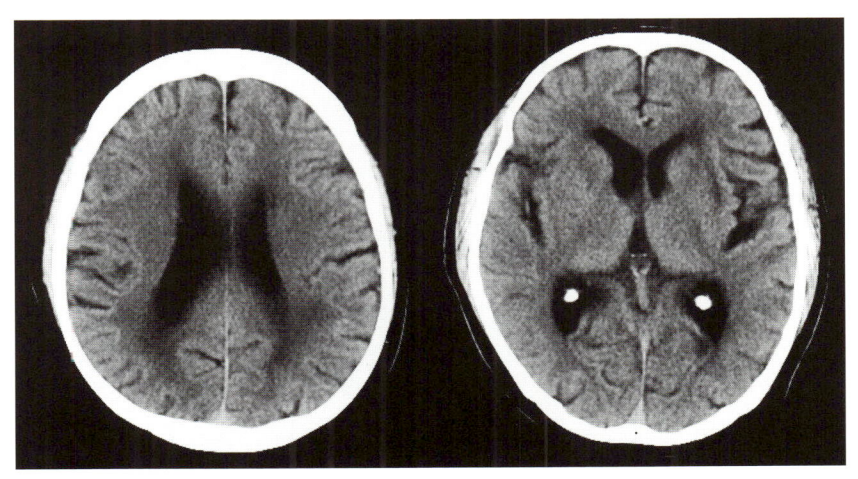

図11 入院時単純 CT

Ⅱ．治療

　到着13分で rt-PA 静注を開始した．頸動脈エコーで CCA 拡張期血流左右差が1.91と上昇しており主幹動脈閉塞が疑われた．局所麻酔にて到着から38分で micropuncture kit

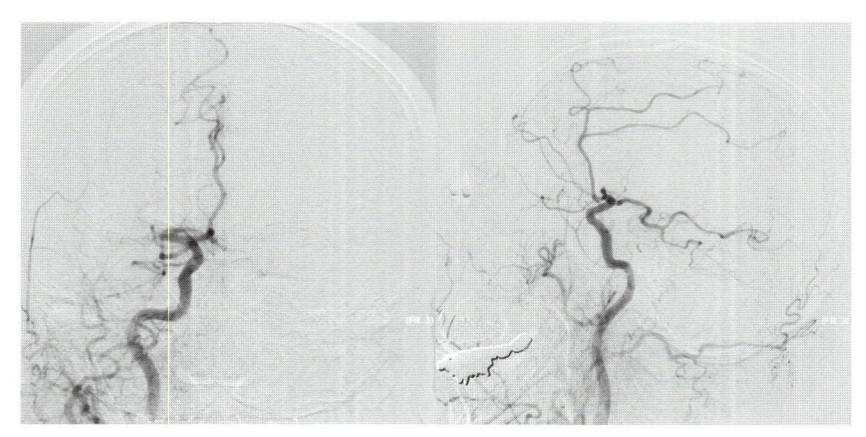

図12 脳血管撮影

MAKを用いて穿刺し，9Frロングシースに入れ替えた．rt-PA投与中でありヘパリンは静注しなかった．9Fr Cello, 6Frシモンズ，ラジフォーカス0.035inchガイドワイヤーを同軸に右CCAに誘導して6Frシモンズから脳血管撮影を行った．右M1は起始直後で途絶していた図12.

　続いてCelloを右ICA cervical segmentまで誘導した．Chikai 0.014inchを用いてMarksmanをすすめ，Trevo XP　6.0×30 mmを右M1　遠位からICA supraclinoid segmentにかけて展開したが，TrevoがM1の一部で十分に拡張せず狭窄があるように見えた図13.

　Immediately reperfusionなし．2分待機した後にCelloのballoonを拡張しガイディングカテーテルから用手吸引下にTrevoを回収した．吸引した血液中に赤色血栓3個を確認した．穿刺から24分の確認撮影にてmTICIグレード2bを確認した．この時点で左片麻痺が改善したが，右M1のTrevoが拡張しなかった位置に一致してWASID 63％の狭窄を認めた図14.

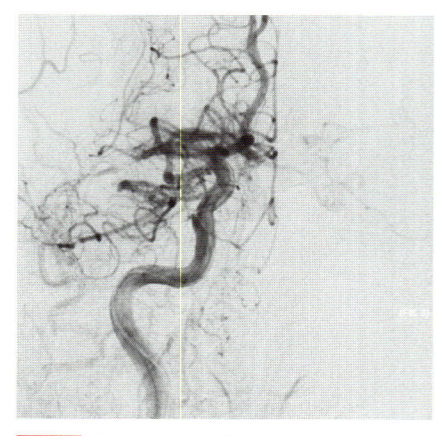

図13 Trevo展開直後

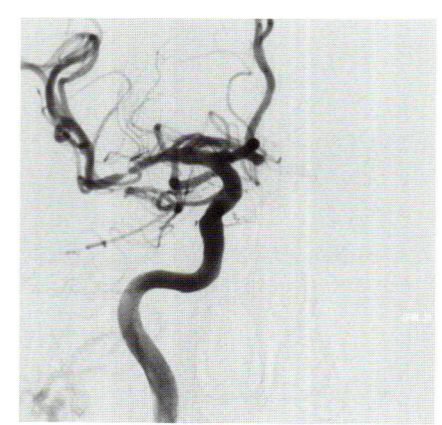

図14 Trevo回収後

204

血管攣縮も考え5分待機したが変化なく造影遅延も伴ったためPTAを追加した．PIXIE に Chikai 0.014inch を用いて右 M2 superior trunk 遠位に誘導し，Chikai に extension を装着して PIXIE を抜去した．Gateway monorail 2.0×9 mm を狭窄部に誘導し，rated burst 2 分を含む計 4 回の PTA で一旦は良好な拡張を得た 図 15．

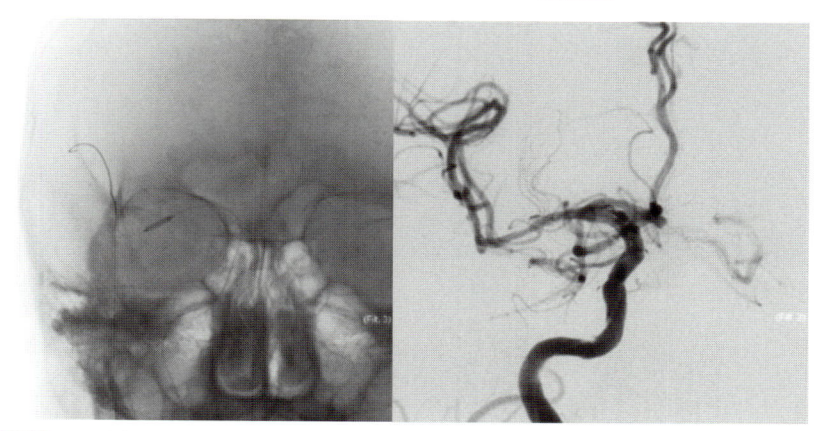

図 15 PTA 追加時および PTA 後の撮影

　しかし recoil を繰り返し，最終的に M1 閉塞となり症状も増悪した．

　この時点で rt-PA 終了から 1 時間経過しており，やむを得ずアスピリン 200 mg およびヘパリン 4000 単位を投与した．さらに PTA を 4 回追加し，高度狭窄は残存したが recoil が悪化しなくなったため終了とした．

　術後 MRI で，右被殻から放線冠，皮質に DWI 高信号を複数認めた．

　入院中フォロー MRA では狭窄はむしろ改善しており追加治療は行わなかった．

　入院中に発作性心房細動が確認されたため，ダビガトラン 220 mg＋クロピドグレル 75 mg を投与，退院時よりエドキサバン 60 mg 単剤とし，mRS 1 で自宅退院した．

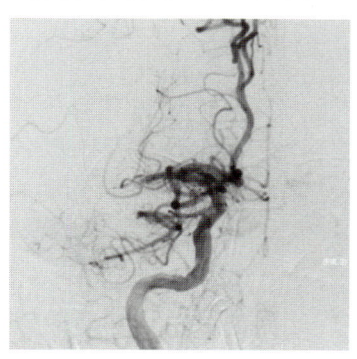

図 16 再閉塞

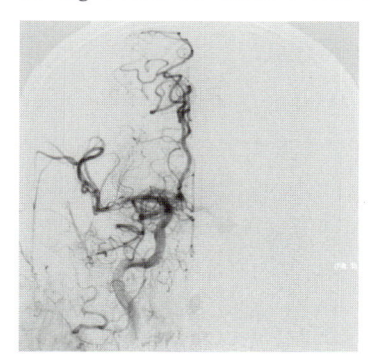

図 17 最終撮影

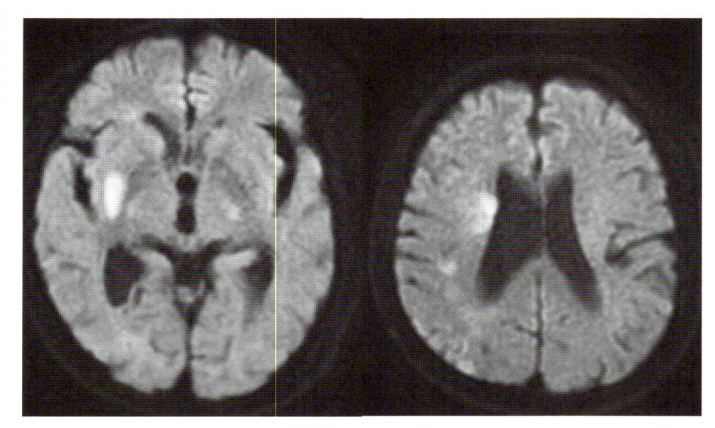

図18 術後の DWI

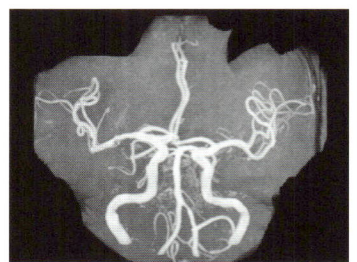

図19 フォロー MRA

考察

A．画像検査と時間短縮

　血栓回収療法における時間短縮は施設の体制整備上重要な課題であるが，その一つのポイントが画像診断であろう．AHA/ASA のガイドラインでは非侵襲的な血管画像評価による閉塞有無の診断を強く推奨しており，海外では CT アンギオグラフィー（CTA）を用いることが多い．CTA は数分間で施行することが可能であり，血管に関する情報量が多いことや，撮像方法により側副血行に関する情報が得られること，多くの無作為化試験で主に使用されたモダリティーであること，欧米では MRI よりも格段にアクセスが良いことより，標準的な画像診断法となっている．

　脳神経専門病院である当院は 24 時間 365 日 MRI も CT も稼働しているが，拡散強調像による脳実質評価が得られることもあり MRI/MRA による評価を基本としてきた．よって緊急 CTA の施行頻度は少ない．当院の特色として，脳卒中内科診療に特化した脳血管内科の存在があり，神経超音波検査へのアクセスは比較的良好である．そこで，当施設はさらなる時間短縮のために，頚部血管エコーによる血栓回収療法の適応選択を試みている．

Emergent Carotid ultrasound in Hyperacute cerebral vessel Occlusion for SELecting patients to be treated with Endovascular Clot retrieval Treatment（ECHO-SELECT）は，単純 CT 後に頚部血管エコー検査を施行し血栓回収療法適応症例を選択する，前向き登録研究である．頚部血管エコーによる頭蓋内血管閉塞診断は本邦からの報告であり，CCA 拡張期血流比 1.4 以上が内頚動脈もしくは中大脳動脈 M1 閉塞を良好に予測することができる．まだ研究は進行中であるが，Case Report 1 および 3 のように発症から鼠径部穿刺までの時間が短縮できる可能性がある．

▌B. ステント型か吸引型か

血栓回収療法で最初にどのデバイスを用いるかは施設毎で異なるであろうし，術者によっても異なるかもしれない．一連の RCT で用いられたのは基本的にステント型血栓回収デバイスであり，吸引型デバイスである Penumbra を用いた THERAPY では血栓回収療法の効果を示せなかったため，AHA/ASA のガイドラインでは "mechanical thrombectomy" という用語には必ず "with a stent retriever" がついている．広南病院ではバルーン付ガイディングカテーテルが誘導できる状況であれば，現在はステント型デバイスを第一選択として使用する方針をとっている．

従来の separator を用いた吸引にかわり，血栓を吸引型デバイスで直接吸引回収する ADAPT による短時間での高い再開通率が報告されるようになると，吸引型デバイスも注目されるようになった．2017 年にステント型血栓回収デバイスと ADAPT を比較した ASTER が発表された．再開通率に関して，ステント型デバイスに対する ADAPT の優位性を検討した試験であったが，有意差は示されなかった．非劣性に関する検討はされていないが，神経学的転帰も含めて両者に大きな差はなさそうではある．同じように両者を比較した無作為化試験として，2018 年冬の International Stroke Conference で発表された COMPASS がある．これはステント型に対して ADAPT の非劣性を検討した試験であるが，神経学転帰の非劣性を証明できた．2018 年の AHA/ASA ガイドラインではステント型デバイス以外を最初に使用することを推奨クラスⅡb（弱い推奨），エビデンスレベル B-R（無作為化試験による中等度エビデンスによる）としているが，この時点で COMPASS の結果は反映されていない．今後は，ADAPT を最初に試みる方法は妥当と考えてよさそうである．

また，intermediate catheter として吸引カテーテルを用いてステント型デバイスと併用する工夫も報告されているが，当院では最初から用いず，first pass で有効な再開通が得られなかった場合に活用している．

後方循環梗塞に対する血栓回収療法のエビデンスは十分とはいえないが，重症脳底動脈閉塞の転帰が不良であることは事実であり，観察研究では血栓回収療法による転帰改善が報告されている．加えて，前方循環系の主幹動脈閉塞に比較して症例数が少ないこともあり，無作為化試験を成功させることは困難との見方が強い．筆者は，後方循環系の主幹動脈閉塞は ADAPT が適していると考えている．ステント型デバイスはバルーン付ガイディングカテーテルの使用が重要と考えられているが，ADAPT の場合はバルーン付ガイディングカ

テーテルの使用は必要ではない．椎骨動脈に本例のような広い内径を使用できるダイレーター付ガイディングシースを留置できれば，ACE68 の誘導にもさほど難渋しないのではなかろうか．

C. 血栓回収後に安存する頭蓋内動脈狭窄

　急性主幹動脈閉塞に限らず，脳梗塞急性期において限られた情報で脳梗塞の病型を確定することはしばしば困難を伴う．心房細動があっても頭蓋内狭窄での in situ thrombosis による閉塞は起こりうるであろうし，狭窄病変が心臓からの塞栓で閉塞する事もありうる．Case Report 3 の場合，脳血管撮影所見，発症様式は塞栓症を示唆しており，ステント型デバイスによる血栓回収を試みたことに異論の余地はないであろう．透視下にステントストラットが視認できるデバイスを使用しているが，ステントを展開した後に術者は「あれ，本当に心原性脳塞栓症かな」と不安になったことは想像に難くない．順行性血流があればあえて PTA を行う必要はなかったのではないか，という意見は当然あるだろう．SAMMPRIS の結果から発症間もない時期での頭蓋内ステント留置は高い周術期合併症につながると考えられている．しかし一方で，血栓回収後に残存する頭蓋内血管狭窄に対し，ステント留置を行い良好な転機を得たとの報告もある．

　「急性期に確実な病型診断をするコツ」としては，発症機序，塞栓源心疾患の有無，T2*強調画像での susceptibility vessel sign の有無，血漿 BNP 値，脳血管撮影所見等から総合的に考え，とりあえず塞栓性機序であろうと考えればまず血栓回収を行い，結果に応じて柔軟に PTA の要否を考えるべきであろう．

KEY POINT

- ☑ 血栓回収も time is brain であり画像検査も含めて時間短縮に努めるべきである．
- ☑ ステント型デバイスのエビデンスレベルが高いが，吸引型デバイスもエビデンスが集まってきた．特に後方循環ではよいかもしれない
- ☑ 頭蓋内狭窄が残存した場合に PTA を追加すべきかどうかまだ十分なエビデンスはない．

〈参考文献〉

1) Powers WJ, Rabinstein AA, Ackerson T, et al. American Heart Association Stroke Council. 2018 Guidelines for the early management of patients with acute ischemic stroke: A guideline for healthcare professionals from the American Heart Association/American Stroke Association. Stroke. 2018; 49. e46-e110.

2) 日本脳卒中学会，日本脳神経血管内治療学会，日本脳神経外科学会．経皮経管的脳血栓回収用機器適正使用指針，第 3 版（3 学会承認版）．2018.

3) Thomalla G, Simonsen CZ, Boutitie F, et al. WAKE-UP Investigators. MRI-Guided Thrombolysis for stroke with unknown time of Onset. N Engl J Med. 2018. doi: 10.1056/NEJMoa1804355. [Epub ahead of print]

4) Campbell BCV, Mitchell PJ, Churilov L, et al. EXTEND-IA TNK Investigators. Tenecteplase versus alteplase before thrombectomy for ischemic stroke. N Engl J Med. 2018; 378: 1573 -82.

5) Demchuk AM, Menon BK, Goyal M. Comparing vessel imaging: noncontrast computed tomography/Computed tomographic angiography should be the new minimum standard in acute disabling stroke. Stroke. 2016; 47: 273-81.

6) Yasaka M, Omae T, Tsuchiya T, et al. Ultrasonic evaluation of the site of carotid axis occlusion in patients with acute cardioembolic stroke. Stroke. 1992; 23: 420-2.

7) Kimura K, Yonemura K, Terasaki T, et al. Duplex carotid sonography in distinguishing acute unilateral atherothrombotic from cardioembolic carotid artery occlusion. AJNR, 1997; 18: 1447-52.

8) Lapergue B, Blanc R, Gory B, et al. ASTER Trial Investigators. Effect of endovascular contact aspiration vs stent retriever on revascularization in patients with acute ischemic stroke and large vessel occlusion: The ASTER randomized clinical trial. JAMA. 2017; 318: 443-52.

9) McTaggart RA, Tung EL, Yaghi S, et al. Continuous aspiration prior to intracranial vascular embolectomy (CAPTIVE): a technique which improves outcomes. J Neuro Intervent Surg. 2016; 0: 1-6.

10) Mckin M, Sonig A, Sivakanthan S, et al. Clinical and procedural predictors of outcomes from the endovascular treatment of posterior circulation strokes. Stroke. 2016; 47: 782-8.

11) Chang Y, Kim BM, Bang OY, et al. Rescue stenting for failed mechanical thrombectomy in acute ischemic stroke: A multicenter experience. Stroke. 2018; 49: 958-64.

8

頭蓋内動脈急性閉塞

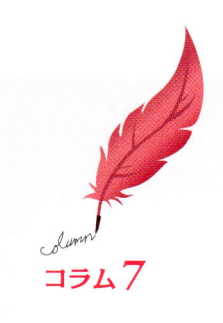

広南病院の思い出

コラム7

江面正幸
独立行政法人国立病院機構仙台医療センター臨床研究部長 / 脳卒中センター長

　私の同級生以上の年代の人には，広南病院は2つある．長町駅前にあったオンボロの広南病院と，現在ある広南病院である．このコラムを担当している清水宏明先生と私は大学の同級生であるが，彼は学生実習の初期に脳外科を回ったためオンボロ広南病院を経験している．しかし私以降の人は今の広南病院しか知らない．なぜそう言い切れるかというと，現在の広南病院ができて最初に回った学生が私たちのグループだったからである．当時は引っ越ししたばかりでどの部屋をどのように使うか判然としておらず，8畳くらいの広い部屋を学生部屋として使わせてもらった．当時の学生実習では脳外科は広南病院に泊まり込む，というのが不文律であった．当時阪神ファンだった私はこの部屋でバース，掛布，岡田のバックスクリーン三連発を見たのを鮮明に覚えている．

　その時分は広南病院に教授室があり鈴木二郎先生は週2回くらい大学病院に行くだけであとはずっと広南病院にいた．実質的に脳外科の本拠地だったわけである．学生で回った私はここで高橋明先生と出会い脳外科医になる決断をした．当時は卒業したら外科系とだけ漠然と決めていたがじゃあどの外科系というところは明確でなかった．そんな学生に明先生は「ビルロートなんて100年前の方法だよ．腹部外科はいまだにそんなことをやっているんだよ」と熱弁を奮われた．当の明先生は術後症例検討会では格好の標的で「シリコンバルーンをシリコンで固めようとしたらバルーンが溶けてシリコン塞栓になってしまいました」なんてことをやっていた．

　実習を回ったちょうど1年後東北大学脳外科に入局したが，当時は脳外科に入局するということと広南病院で働くということは同義語であった．その後縁があって明先生のもと広南病院で血管内治療を勉強することになった．その頃は動脈瘤に対する塞栓術はほぼなくて，バルーンで動脈瘤がうまく治療できると学会発表のネタにしていたくらいである．

　1993年，京都大学，名古屋大学，飯塚病院，広南病院の4施設でGDCの治験が行われた．その後も各種の治験が行われたが，今日のコイルの隆盛を見れば，この治験はわが国の血管内治療のエポックだったはずで，これに直接関われたことは貴重な財産だと思う．1997年9月に明先生は大学へ異動し，その後2003年10月に私が大学へ異動するまで

JCOPY 498-32826

の 6 年間は，広南病院の血管内治療のチーフをやらせていただいた．その頃の印象が強いのか今でも「先生はまだ広南病院ですか？」と言われる方もいる．

2003 年以降は専ら部外者として広南病院を見ている．現在私の病院は年間 200 件程度の血管内治療を行っておりかなりの数だと自負しているが，広南病院は 330 件程度であり，遠く及ばない．ではライバルなのかというとそれもちょっと違う．広南病院でなければならない状況もある反面，小児や全身疾患がある場合など当院の方がやりやすい状況もある．

"complementary" というのが一番当たっていると思う．今後もお互いの良いとこ取りを続けていければ良いと願っている．

9

脳腫瘍塞栓

概論

　一般に vascularity の高い腫瘍や摘出術の難易度が比較的高いと考えられる腫瘍に対しては術前の経動脈的塞栓術（transarterial embolization: TAE）が考慮される．TAE により，術中出血の減少や腫瘍の軟化，手術時間の減少が得られると言われているが[1-3]，実際には高い evidence level を持つ研究があるわけではなく，本当の意味での術前 TAE の役割は不明である．腫瘍ごとの個体差があまりに大きいこと，また，比較的難易度の高い症例に対して塞栓術が行われる傾向があることなどから，理想的な臨床試験を行うことも難しい．ただし，最近では塞栓物質やカテーテルが進歩していることもあり，比較的多くの症例での検討では，術中出血の減少が得られると報告されている[4-6]．

　塞栓術を行うタイミングに関しては，塞栓後の脳浮腫等の合併症の危険性を考慮して，摘出術前日などに塞栓術を行う施設が多いように思われる．ただし，髄膜腫に関しては，塞栓術直後ではなく，24 時間以上あけてから摘出したほうが術中出血を減少できるという報告や[7]，塞栓術後 7-9 日目に腫瘍の軟化がよく得られ，この時期に摘出するのが望ましいというような報告もある[3]．米国の nationwide database を用いた最近の研究では，術前塞栓を施行された 633 例の髄膜腫において，塞栓術と摘出術の間の時間による合併症率や死亡率の差はなく，手術時期は術者の裁量に任せてよいと結論付けている[8]．

　塞栓物質として，液状塞栓物質と固体塞栓物質に分かれる．液状塞栓物質としては N-butyl 2-cyanoacrylate（NBCA）が古くから用いられている．固体塞栓物質は coil やゼラチンスポンジ，粒子状塞栓物質（かつては polyvinyl alcohol が頻用された），など多岐にわたり，最近では球状塞栓物質である Embophere もよく用いられる．塞栓にあたっては，腫瘍内部の血管床まで塞栓物質が到達すると効果が高いが，液状塞栓物質を腫瘍内部まで十分に浸透させることは比較的難しい．一方，球状／粒子状塞栓物質は，見えにくいという欠点はあるものの，血流に乗って容易に腫瘍内部にまで到達するため，比較的容易に腫瘍床の塞栓が得られる．Feeder occlusion を行い見かけ上は腫瘍が消失したように見えても，腫瘍内部にまで塞栓物質が到達していない場合には腫瘍壊死が得られないことも多いので，できるかぎり内部を塞栓できるように考えながら，塞栓物質逆流の許容性や，周囲の dangerous anastomosis，脳神経障害のリスクなどを総合的に判断し，最適な塞栓物質を選択すべきである．なお，我々のグループは，後出血のリスク（再開通した場合にリスクが高い）を低減するために，Embosphere で塞栓した場合は親動脈閉塞を最後に追加している．

　塞栓術の役割はあくまでも手術の補助であるため，腫瘍濃染を消失させることに拘りすぎ

JCOPY 498-32826

る必要はない．後述するが，中硬膜動脈（middle meningeal artery: MMA）の petrosal branch, recurrent meningeal artery, 上行咽頭動脈（ascending pharyngeal artery: APA）の neuromeningeal branch, 後頭動脈（occipital artery: OA）の stylomastoid branch や mastoid branch, 眼動脈（ophthalmic artery: OphA），内頚動脈からの meningohypophyseal trunk（MHT）や inferolateral trunk（ILT）など，比較的よく feeder になっているが注意すべき血管を認識し，合併症を生じないようにすることを第一に考えるべきである．ただし，腫瘍摘出のリスクが通常よりも大きい場合や，手術戦略において塞栓術の意義が大きいと判断した場合には，塞栓術の側でリスクを負ったほうが total としてリスクが低い場合もある．そのような場合には，我々は risk-share を考え，術者と協議のうえで，必要であれば塞栓術側で勝負をする方針としている．

表 塞栓術に関連する外頚動脈系からの主たる Dangerous anastomosis と脳神経支配

ECA arteries		Dangerous anastomosis	CN
APA	Musculospinal branch	VA via muscle branch	XI
	Prevertebral branch	VA via odontoid artery	
	Superior pharyngeal branch	Petrous portion ICA via mandibular artery, AMA, cavernous portion ICA via recurrent artery of foramen lacerum, ILT	
	Neuromeningeal branch	VA, Cavernous portion ICA via clival arteries of MHT and ILT, MMA via superior tympanic artery	VI, IX, X, XII
OA	Muscle branch	VA	
	Stylomastoid branch（OA/PAA）	MMA, APA, MHT, ILT, PMA	VII, VIII
	Mastoid branch （前方に進むと）	MHT, ILT, AICA, PICA	VII, VIII
Facial artery		OphA via dorsal nasal a.（3rd portion）	
STA	Frontal branch	OphA via supraorbital a	
MMA	Petrosal branch	Stylomastoid artery	VII
	Cavernous sinus branch	Cavernous portion ICA via ILT	V
	Recurrent meningeal artery	OphA	
	Petrosquamosal branch	Cavernous portion ICA via marginal tentorial artery of MHT or ILT	
AMA		Petrous portion ICA via APA pharyngeal branch, Cavernous portion ICA via ILT	V
Distal IMA	Anterior deep temporal artery	OphA	
	Sphenoparatine artery	OphA via ethmoidal a.（3rd portion）	
	Artery of foramen rotundum	Cavernous portion ICA via ILT	
（MHT）		VA	III, IV, VI
（ILT）		VA, OphA	III, IV, V, VI

AICA, anterior inferior cerebellar artery; AMA, accessory meningeal artery; APA, ascending pharyngeal artery; CN, cranial nerve; ICA, internal carotid artery; ILT, inferolateral trunk; IMA, internal maxillary artery; MHT, meningohypophyseal trunk; MMA, middle meningeal artery; OA, occipital artery; OphA, ophthalmic artery; PAA, posterior auricular artery; PICA, posterior inferior cerebellar artery; PMA, posterior meningeal artery; STA, superficial temporal artery; VA, vertebral artery;

9

脳腫瘍塞栓

JCOPY 498-32826

213

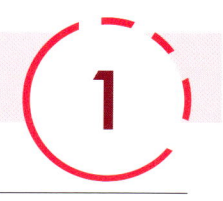

現病歴

　58歳，女性．1カ月ほどの経過で失語と右片麻痺が出現・増悪し，前医受診．左傍矢状洞から骨，皮下にまで進展する腫瘍を認め前医入院．皮下腫瘍の部位から生検術を行った．腫瘍は易出血性で，組織は meningothelial meningioma．生検後1週の時点で急激な症状の増悪を認め，当院に転院した．来院時，JCS 20，右片麻痺 MMT 1/5．Motor dominant aphasia．左の頭皮が自壊し腫瘍が露出していた．

Ⅰ．術前検査

MRI 図1

■左頭頂骨を中心に広がる T1 強調画像（T1-weighted image: T1WI）で低信号，T2 強調画像（T2-weighted image: T2WI）で軽度高信号，gadolinium（Gd）で強く造影され，拡散強調画像（diffusion-weighted image: DWI）で著明な高信号を示す腫瘤性病変．

■内部は不均一に T2WI で不整な高信号や T1WI での高信号を伴い，出血や壊死の可能性あり．

■腫瘍周囲に浮腫あり．

■静脈撮影では上矢状静脈洞の狭小化．

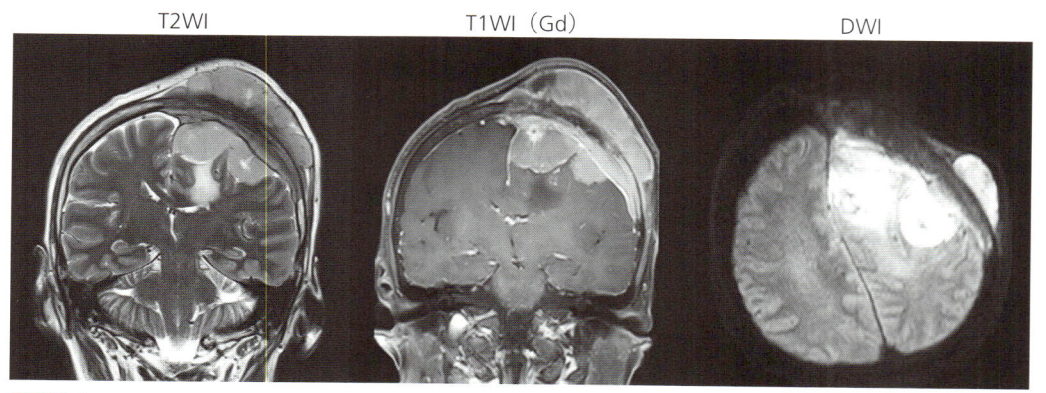

図1 術前 MRI

造影 CT 図2

■造影 CT の再構成像で，皮下腫瘍部分の分布が明らか．

■発達した浅側頭動脈（superficial temporal artery: STA）が観察される．

JCOPY 498-32826

DSA 図3

- Lt. OA, STA, MMA, middle deep temporal artery（MDTA）および Rt. OA, STA, MMA が feeding artery.
- SSS は閉塞（図なし）. 前方の静脈血は wash-out が若干遅いが皮質静脈を介して sphenobasal vein に流出.

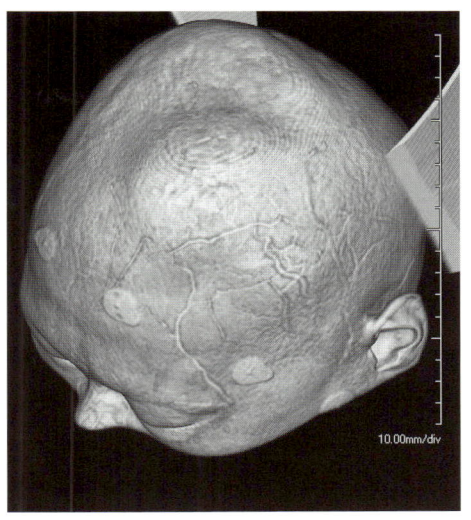

図2 術前造影 CT 三次元再構成像

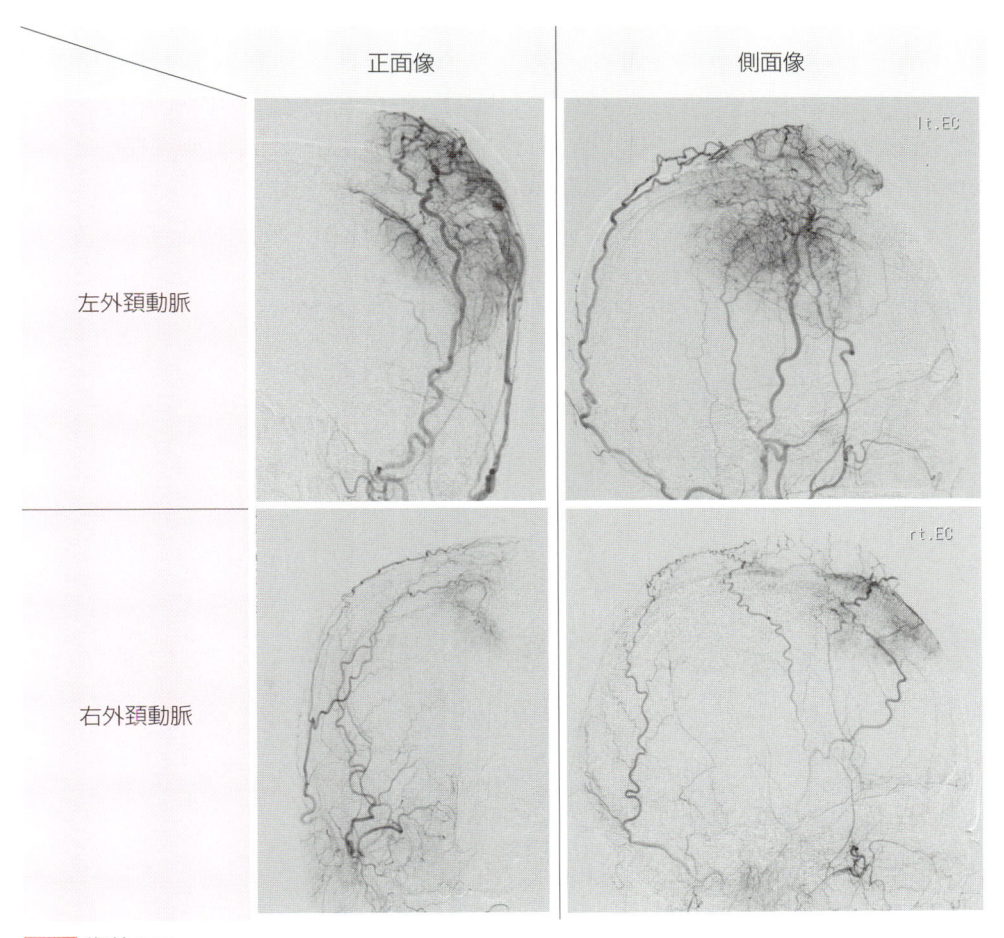

	正面像	側面像
左外頚動脈		
右外頚動脈		

図3 術前 DSA
上段：左外頚動脈, 下段：右外頚動脈

II. 治療手技（DSA に引き続き施行）

開頭時の出血が多量になる可能性が高いため，術前塞栓術を行い，可及的に腫瘍の vascularity を減少させる方針とした．ただし，悪性腫瘍で術後放射線治療が必要になる可能性が高いため，main feeder である STA および OA の血流障害が高度にならないように留意する必要があった．MMA や MDTA からの feeder は $100 \sim 300 \mu$m の embosphere で腫瘍濃染を消失させた後に NBCA を用いて feeder occlusion．OA や STA からの feeder は，sandwich 法を用いて 15% NBCA を飛散させて塞栓し，親血管を保ちながら flow reduction を図る方針とした．

局所麻酔下に右大腿動脈に 6Fr long sheath を挿入し 4Fr カテーテルで上記診断撮影後，治療に移行した．全身ヘパリン化後に，6Fr Fubuki straight（90 cm）をまず左外頚動脈（external carotid artery: ECA）に誘導し，Chikai10（200 cm）を用いて Marathon 1.5/2.7Fr（165 cm）を Lt. MMA（recurrent meningeal artery よりも遠位部）に誘導留置．半造影剤で 2 倍に希釈した $100 \sim 300 \mu$m の Embosphere を投与．腫瘍濃染が消失したことを確認後，30% NBCA で feeder occlusion した．ついで，Marathon を Lt. MDTA の 2 本の branch のそれぞれに誘導し，2 倍希釈の Embosphere で塞栓後それらの枝が分岐する部位にまで Marathon を引き下げ，そこから両方の枝を閉塞するように 30% NBCA で feeder occlusion した．ついで，Lt. STA frontal branch **図4**，parietal branch，および OA から 15% NBCA 0.02 mL×5 回を sandwich 法で飛散させて flow reduction を得た．

マイクロ撮影　　　　　　　　Sandwich 法による塞栓（15% NBCA）

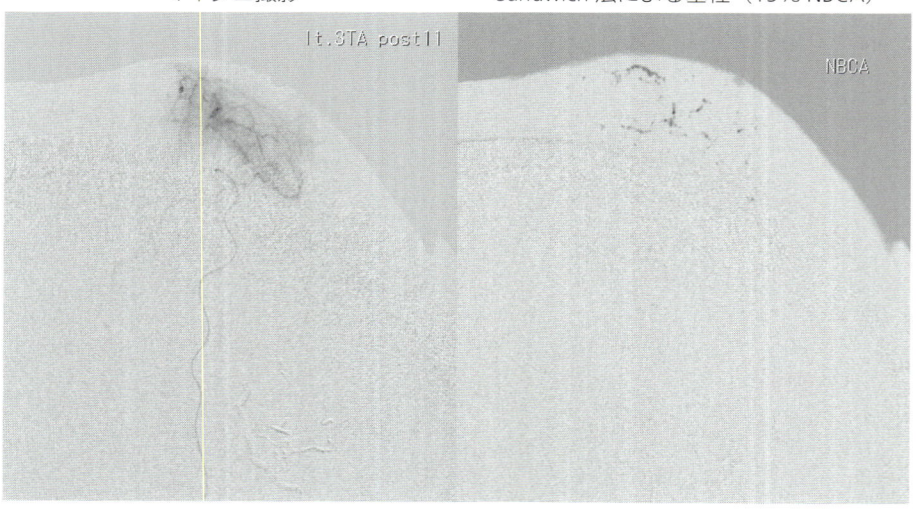

図4 Lt. STA からの 15% NBCA を用いた sandwich 法による塞栓
左：マイクロ撮影．右：NBCA を飛散させて塞栓

次に，Rt. ECA に 6Fr Fubuki を誘導しなおし，Chikai10 を用いて Marathon を Rt. MMA に誘導留置し，2 カ所の branch から 2 倍希釈の Embosphere を投与して腫瘍濃染

JCOPY 498-32826

を消失させ，30％ NBCA で feeder occlusion を追加した．Rt. OA と STA は，皮弁の血流を保つ観点もあり，意図的に塞栓せずに終了した．最終の両側外頚動脈撮影で，頭蓋内の腫瘍濃染が消失していること，皮下では腫瘍濃染が減弱していることを確認した 図5．

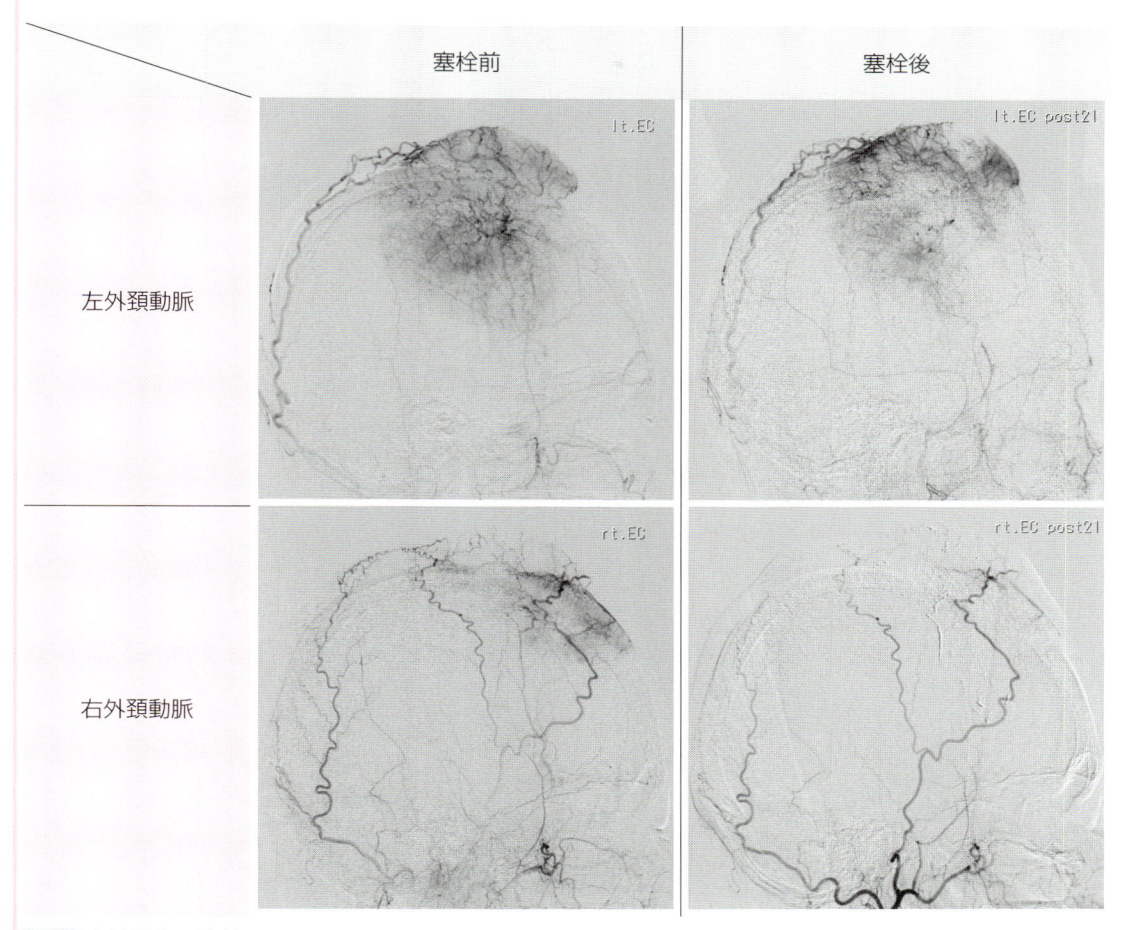

	塞栓前	塞栓後
左外頚動脈	lt.EC	lt.EC post21
右外頚動脈	rt.EC	rt.EC post21

図5 塞栓前後の比較
上段：左外頚動脈，下段：右外頚動脈

　術翌日の造影 CT では，頭蓋内に強い腫瘍壊死と皮下の塞栓物質，および一部腫瘍壊死が確認できた 図6．生検時には腫瘍は易出血性だったが，塞栓術後はそれほど出血せず，腫瘍を全摘出した．組織は anaplastic meningioma，WHO grade 3 であり，術後放射線治療を追加した．皮膚トラブルを生じることなく経過した．

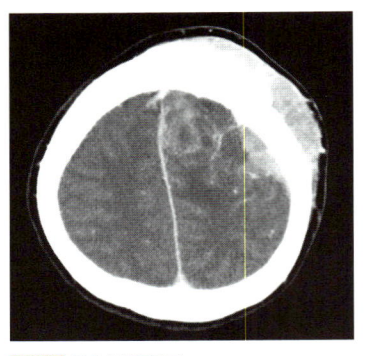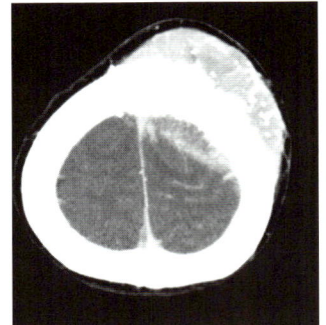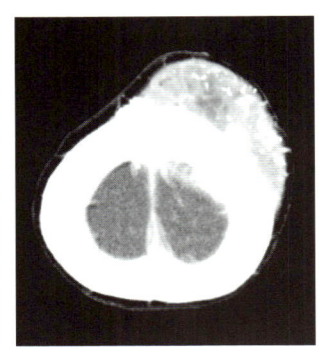

図6 塞栓術翌日 CT

【 C A S E   R E P O R T 】

現病歴

66 歳，女性．左片麻痺と右 IV，V，VI 障害を認め，20 年前にガンマナイフを施行した．その後，経時的に腫瘍増大と症状増悪を認めたため，当院紹介となり，摘出術方針となっ

た．来院時，JCS 0，右片麻痺 MMT 4/5．右 IV, V, VI 脳神経障害あり．

Ⅰ．術前検査

3D-CTA 図7

- 強く造影される右小脳橋角部腫瘍．
- Main feeder は右内頚動脈から分岐する MHT からの marginal tentorial artery.

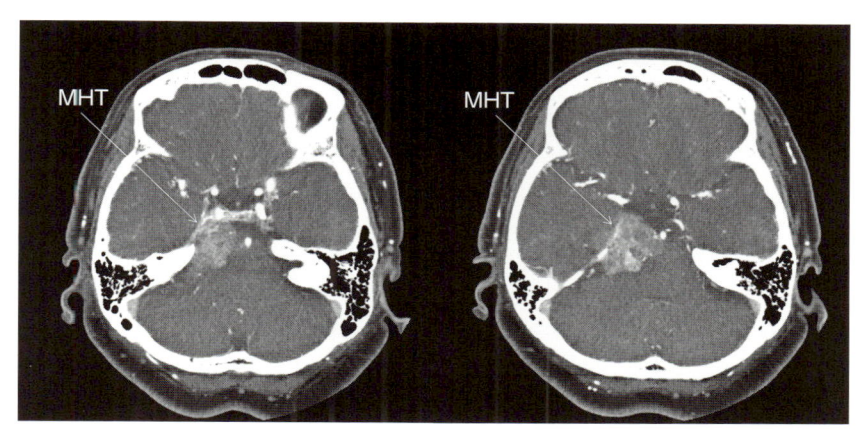

図7 CT 血管撮影

MRI 図8

- 右小脳橋各部を中心に上下に長く進展する不均一に造影される腫瘍．
- 上方は視床，下方は内耳道のレベルにまで存在し，脳幹を圧排．

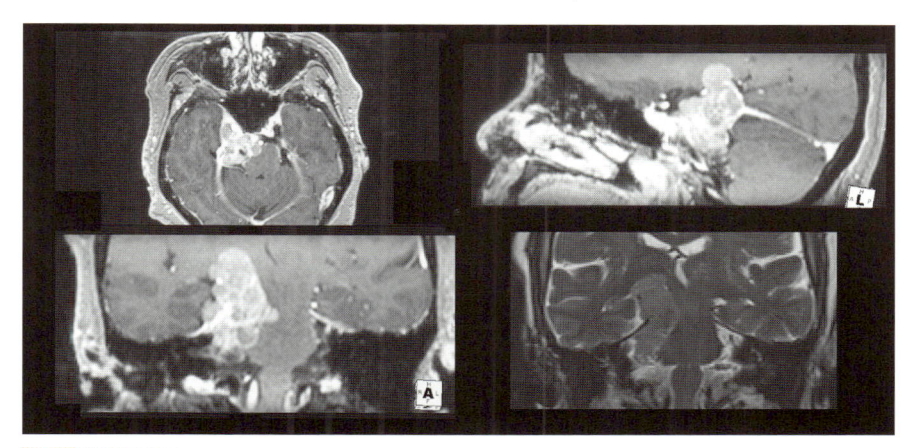

図8 術前 MRI
造影 T1WI 3 方向再構成および T2WI 冠状断

DSA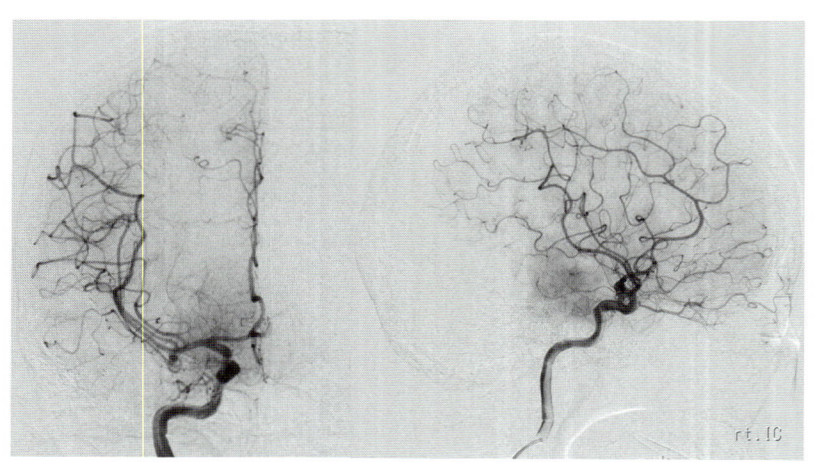

・Feeder は Rt. MHT および inferolateral trunk（ILT）からの marginal tentorial artery.

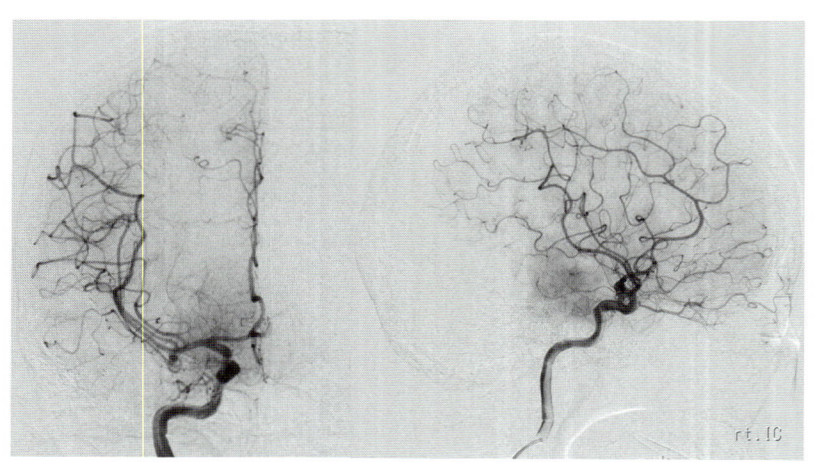

図9 右内頚動脈撮影正面像および側面像

II. 治療（DSA に引き続き施行）

　上下に長い腫瘍であり，一期的に摘出できればよいが上方の摘出が難しいと考えられた．塞栓術により上方の成分が軟化していれば一期的に摘出できる可能性が高まると考え，塞栓術側である程度のリスクをとり，上方の component の塞栓を図った．

　局所麻酔下に右大腿動脈に 6Fr long sheath を挿入し 4F カテーテルで上記診断撮影後，治療に移行した．全身ヘパリン化後に，6Fr Fubuki angle 型（90 cm）を右内頚動脈に留置し，Chikai10（200 cm）を用いて Marathon 1.5/2.7Fr（165 cm）を Rt. MHT に誘導した．このときに Rt. MHT の curve が急であり，microguidewire は引っかかるもののマイクロカテーテルを挿入できず難渋したが，先端の形状を調節することにより滑り込ませることができた．Microguidewire を Chikai 0.008 に変更し，さらに少しマイクロカテーテルを進め，マイクロ撮影で，MHT からの腫瘍濃染を確認した**図10**．本治療においては，腫瘍の上方の壊死を得ることが目的となるため，（僅かな脳神経麻痺のリスクもあるため批判されるかもしれないが）Embosphere で上方の腫瘍濃染を消失させたのちに NBCA で feeder occlusion する方針とした．2 倍希釈の 100～300μm の Embosphere を投与し，腫瘍の上半分が造影されなくなった段階で 50% NBCA を用いて MHT を塞栓した**図11**．最終の内頚動脈撮影で，一部 Rt. ILT からの feeding が残存しているが（最初よりも減少），腫瘍濃染が大幅に減少したことを確認し**図11右端**，手術を終了した．

　術直後の造影 MRI**図12**では，腫瘍外側と上方を中心に造影欠損が確認できた．塞栓術翌日に，lateral suboccipital approach で腫瘍を一期的に摘出した．

JCOPY 498-32826

親カテーテルからの撮影　　　マイクロ撮影

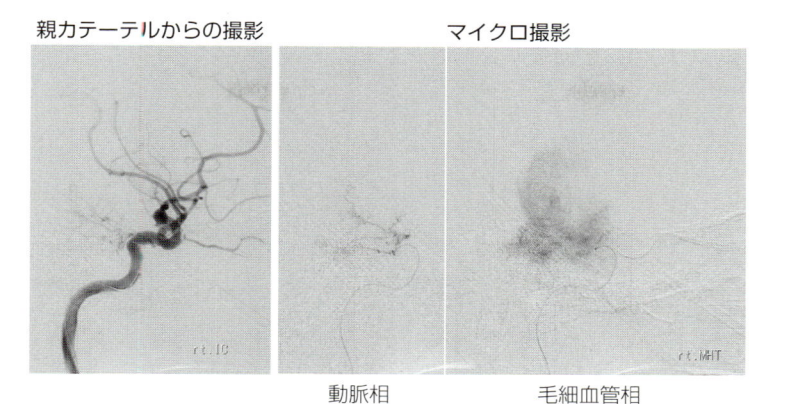

動脈相　　　　毛細血管相

図10 親カテーテルからの撮影およびマイクロカテーテルからの MHT 撮影

塞栓前　　Embosphere 投与（中間）　　最終撮影（右内頚動脈）

Embosphere 投与終了時　　50% NBCA

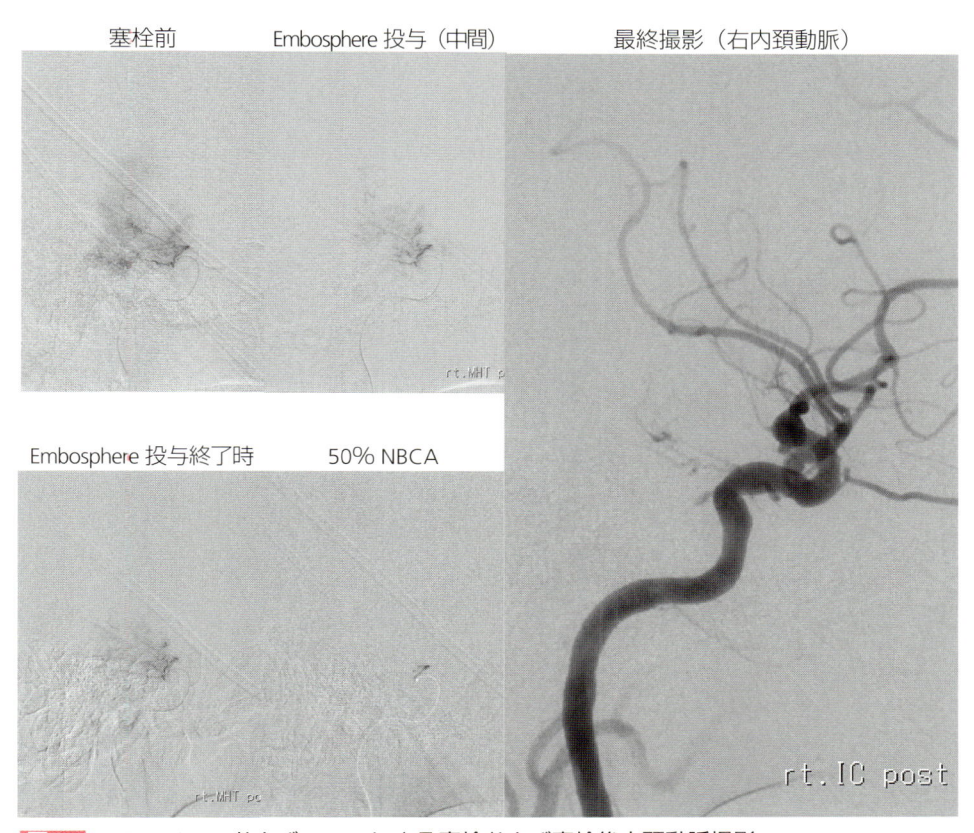

図11 Embosphere および NBCA による塞栓および塞栓後内頚動脈撮影

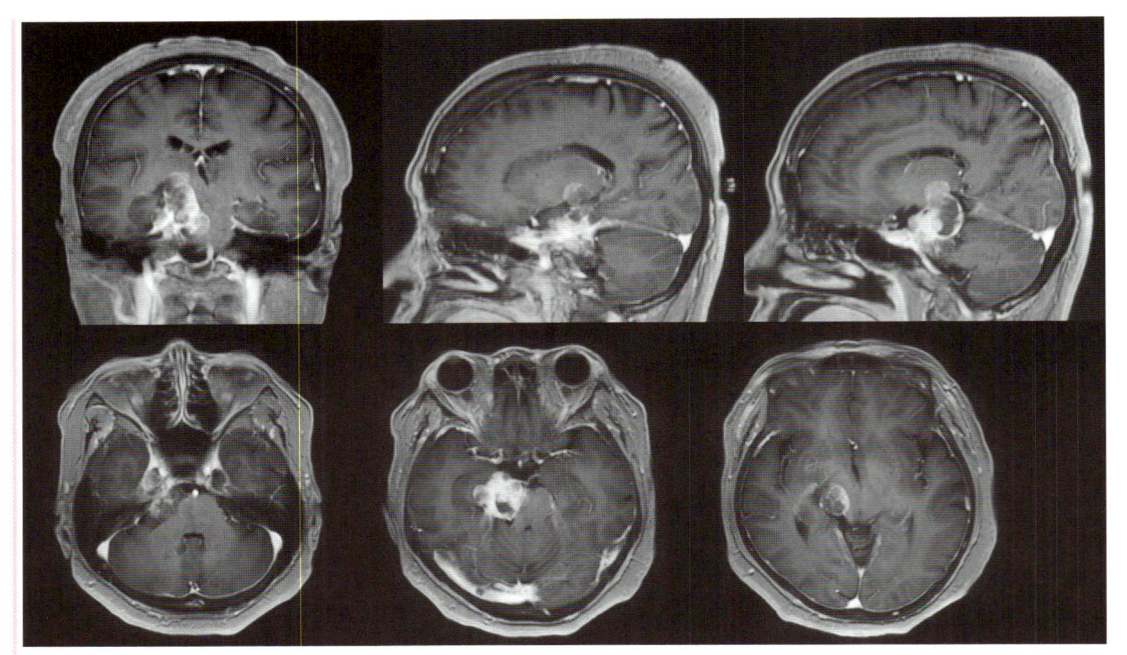

図12 塞栓術後 MRI

○⃝ IDE MEMO

　動眼神経は ILT から栄養血管を受け取るが，海綿静脈洞後壁近傍で MHT からの栄養血管が入る可能性が高いことも知られている[9]．Cahill[9] らの報告では 11 例中 7 例が MHT からの動眼神経への栄養枝が確認されている．Cannulation が浅い部位からの必要以上の液状塞栓物質の圧入や小径の球状 / 粒子状塞栓物質を用いた塞栓には注意が必要である．

〔 C A S E 　 R E P O R T 〕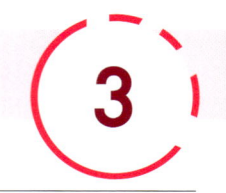

現病歴

　61 歳，男性．半年来の物忘れの増悪を主訴に前医受診．左側脳室三角部に腫瘤性病変を認め，当院紹介．摘出術方針となり入院．来院時，JCS 1，右片麻痺 MMT 4/5．左半側空間失認と注意障害を認めた．

I. 術前検査

MRI 図13

■左側脳室三角部に主座を置き，T1WI で等信号（一部高信号で出血と考えられる），T2WI で軽度高信号，不均一に Gd で造影される腫瘤性病変．

■周囲に広範な浮腫あり．

■冠状断では上下および左右方向にも長いことがよくわかる．

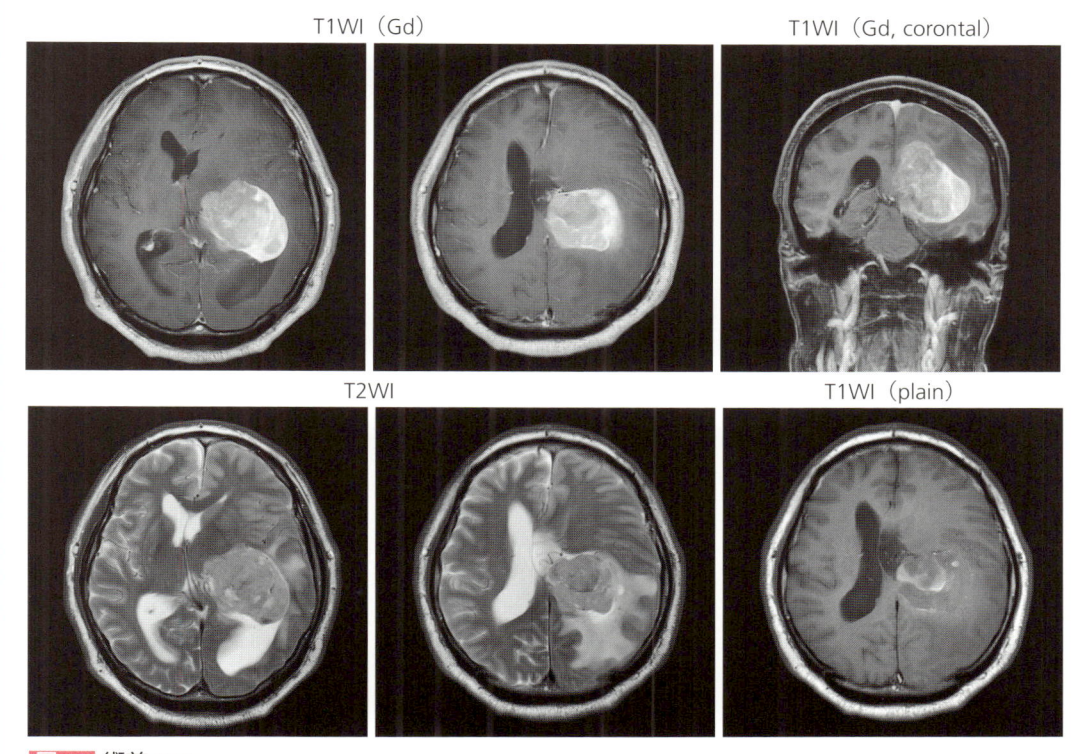

図13 術前 MRI

DSA 図14

■ Feeder は Lt. anterior choroidal artery（AchA），medial posterior chroidal artery（MPChA）．Thalamoperforating artery も一部関与していると考えられた．

■ AV-shunt を伴っているが，一部 drainer が stagnation している部位もあり，腫瘍内出血と関連していることが推察された．

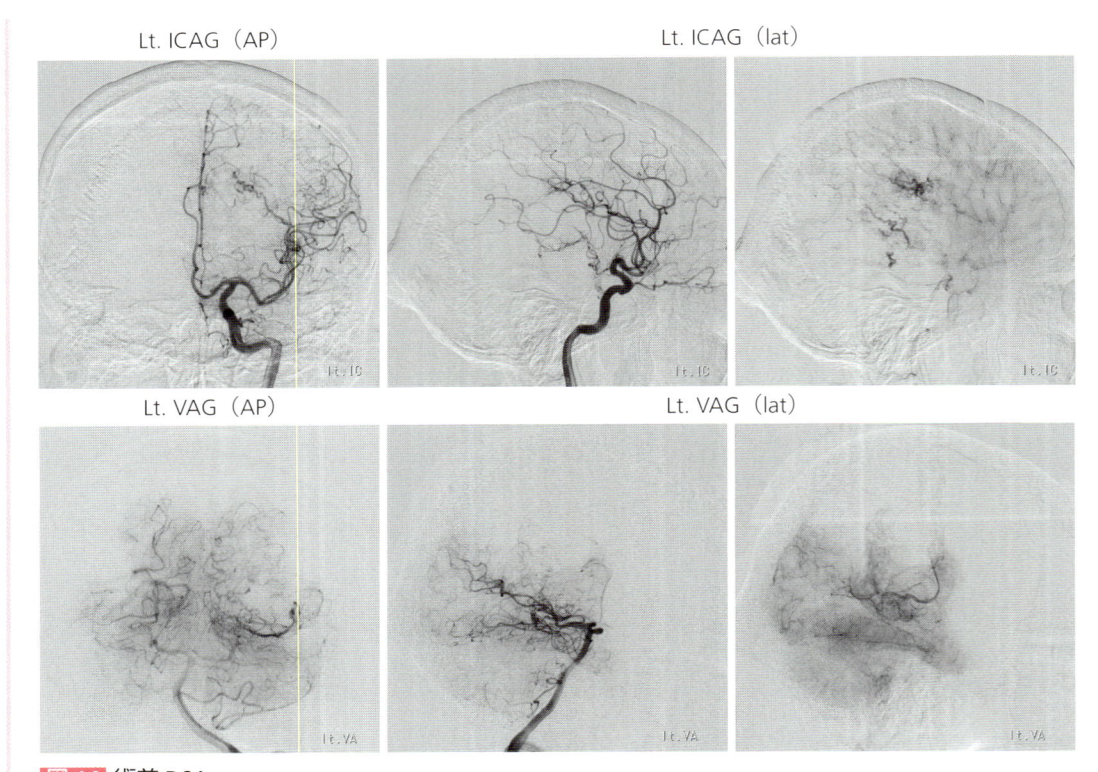

Lt. ICAG（AP）　Lt. ICAG（lat）

Lt. VAG（AP）　Lt. VAG（lat）

図14 術前 DSA
上段：左内頸動脈撮影，下段：左椎骨動脈撮影

II．治療

　High parietal approach で摘出する場合，feeder である choroidal arteries を確保するのが最終局面になってしまい出血のコントロールが難しくなることが想定された．手術リスクが高いため，血管内治療側でリスクをとり，AchA，さらに可能であれば MPChA からの塞栓を行う方針とした．

　局所麻酔下に右大腿動脈に 6F long sheath を挿入し，全身ヘパリン化後に，6F Fubuki straight（90 cm）を左内頸動脈に留置した．Chikai10（200 cm）を用いて Marathon 1.5/2.7F（165 cm）を Lt. AchA に進めていった．Plexal point（**図15** 白矢印）を超える必要があるため，microguidewire を適宜 Chikai 0.008 および Mirage 0.008 に変更しながら Marathon を進めようとしたが難しかった（**図15** 黒矢印までしか Marathon が進まなかった）．サポートが足りないと考え，4.2F Fubuki（120 cm）を中間カテーテルとして導入したが，Marathon が plexal point を超えられなかったため，マイクロカテーテルを DeFricter 1.3/2.2F（165 cm）に変更した．DeFricter を用いることで，難渋しながらも plexal point を超えられたため，20% NBCA を用いて一部腫瘍内を塞栓しながら lt. AchA を feeder occlusion した（**図15** 右）．塞栓後の撮影では，今まで描出されていなかった前大脳動脈皮質枝を介した腫瘍濃染が見えてきたが，AchA からの腫瘍濃染は消失した．

JCOPY 498-32826

Lt. ICAG	Lt. AchA 撮影	20% NBCA

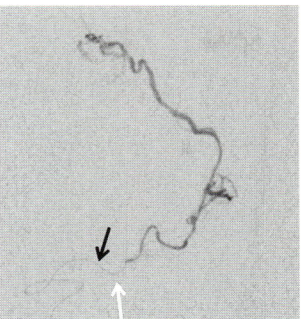

Plexal point

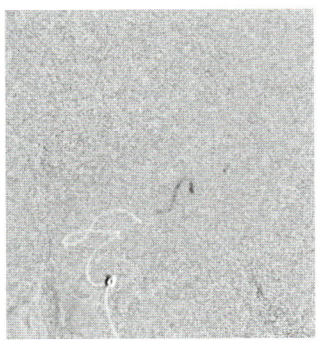

図 15 塞栓術後造影 MRI（3 方向）

　次いで MPChA からの塞栓に移った．6F Fubuki を Lt. VA に誘導しなおし，Chikai10 を用いて Marathon を Lt. MPChA に誘導留置した．マイクロ撮影で proper feeder であることを確認した．20% NBCA を用いて，一部 drainer 側まで NBCA が入る形で腫瘍内と feeder を塞栓した．術後の撮影で腫瘍濃染の減少が確認できた **図 16**．塞栓術翌日に，腫瘍は全摘出した．病理は atypical meningioma，WHO grade 2 だったため，術後放射線治療を追加した．神経脱落所見なく患者は自宅退院した．

SIDE MEMO

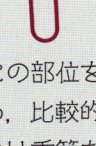

　Plexal point: AchA が脈絡裂から側脳室に入る部位のことである．この部位をカテーテルが超えれば AchA から分岐するのは脈絡叢への枝になるため，比較的安全に塞栓することができる．Plexal point を超えない部位からの塞栓は重篤な合併症を生じる可能性が高いため，個々の症例において，MRA の原画像や，3D angiography の原画像を詳細に検討し，plexal point を確実に判別できるように準備しておくべきである．

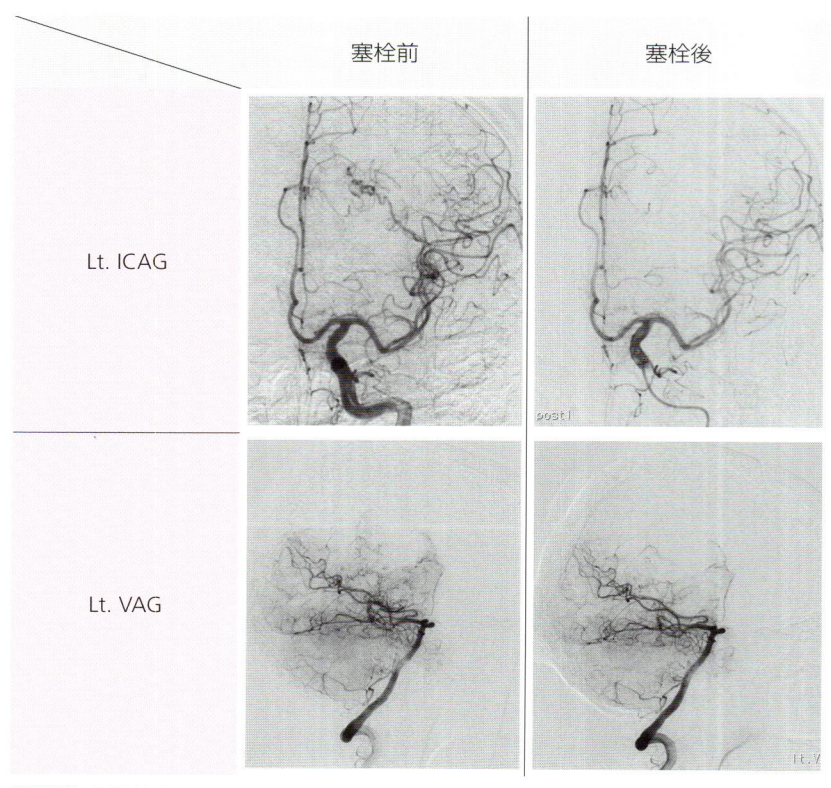

	塞栓前	塞栓後
Lt. ICAG		
Lt. VAG		

図16 塞栓前後の比較
上段：左内頚動脈撮影，下段：左椎骨動脈撮影

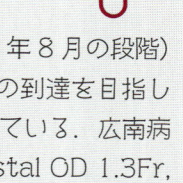

考察

A. 皮膚を栄養する血管からの塞栓について

　　STA, OA のように皮膚を栄養する血管からの塞栓においては，塞栓物質を注入しすぎた場合に皮膚の血流障害を生じる可能性がある．患者は塞栓術後に開頭手術をうけるため，そ

れによる血流の悪化の可能性も考慮する必要があるため，必要以上の塞栓は避けなければならない．大径のカテーテルを誘導し，そこから比較的大きな球状 / 粒子状塞栓物質を用いて塞栓するのが最も一般的な方法だと思われる．必要以上に細い血管を閉塞することなく，比較的安全に腫瘍の vascularity を減じることができる．

皮下にまで腫瘍が進展していない場合は，基本的には STA や OA はどこかで骨孔を貫き，その下の硬膜動脈と吻合していると考えられる．その場合，骨孔の部位にまでマイクロカテーテルを進められれば安全に塞栓することができる．そのような観点から，筆者はMarathon を用いてできるだけ distal にまで cannulation を試みることが多い（皮膚の血管なので用手的に伸ばしたりすることで血管の形状を変えて，ある程度カテーテル誘導もサポートできる）．カテーテルを目的の地点まで到達させられない場合には，sandwich 法でNBCA を飛散させて塞栓する．また，皮膚の血管は，できる限り片側から塞栓し，反対側からの側副血行が残るようにしている．

B. リスクが高い血管からの塞栓について

リスクが高い血管は，大別すると dangerous anastomosis をもつ血管と，脳神経の栄養血管，および逆流した場合の危険性が高い血管ということになる．すべてを網羅できているわけではないが，過去の報告等をもとに TAE の際に関連する主な dangerous anastomosis 等を 表 にまとめた[9, 10]．ECA と OphA の吻合は，3rd portion に吻合するものは比較的リスクが低くなるが，それでもなお吻合の存在は知っておくべきである．またテント近傍の硬膜枝を介して OA mastoid branch, APA, MHT からの marginal tentorial artery, VA や AICA/PICA の硬膜枝が相互に吻合しうるので NBCA を continuous injection する際には特に注意が必要である．

脳神経の栄養血管から塞栓する場合には，基本的には神経が頭蓋外に出る孔を完全に超えてからであれば問題なく塞栓できる（前述の dangerous anastomosis には注意が必要だが）．それより近位部から塞栓する場合には，神経栄養血管まで塞栓物質が入り込まないように，300-500μm 以上の径のパーティクルを用いるか，濃度の高い NBCA や coil を用いた feeder occlusion に留めるべきであろう．このような部位からの塞栓には前述のsandwich 法も有効である．

C. 巨大下垂体腺腫・血管芽腫の塞栓について

今回は，紙面の都合もあり述べることができなかったが，巨大下垂体腺腫や血管芽腫は，難易度が高いものの塞栓術による利益が大きいと考えられる．巨大下垂体腺腫は手術のmorbidity や mortality が高く，後出血のリスクが大きいが，我々の施設でも塞栓術が非常に有効であった症例を経験している．Main feeder は MHT からの inferior hypophyseal artery であることが多いが，髄膜腫などと違い，feeder が細いことが多いため，塞栓の難易度が高く，trial に終わることが多い．Case Report 3 で用いた DeFricter のような細径のカテーテルにより，塞栓が成功する症例の増加を期待したい．

血管芽腫については，髄膜腫と比較して腫瘍内の血行動態が compartment 化していな

い印象がある．特に充実性の血管芽腫の場合には細い feeder が無数に入っている．それらの細血管を残してしまうと術中出血を減らすことができず，有効な塞栓にならない場合が多い．結節性の血管芽腫の場合には構造が比較的単純なことが多い．シャント様の血行動態のため drainer にまで塞栓物質が及ばないように最大限の注意をはらう必要があるが，main feeder から腫瘍の内部にまで塞栓物質を到達させることにより，非常に有効な塞栓が得られる．

KEY POINT

- ☑ 術前塞栓であるため，基本的には安全な範囲内で行うべきである．
- ☑ 摘出術の危険が大きい場合には，術者と相談のうえで血管内チームがリスクを負うことも考慮．
- ☑ 逆流が許されない血管から塞栓するときに備え，普段から NBCA を使い慣れておくとよい．

〈参考文献〉

1) Halbach VV, Hieshima GB, Higashida RT, et al. Endovascular therapy of head and neck tumors. In: Vinuela F, Halbach VV, Dion JE. Editors. Interventional Neuroradiology: Endovascular Therapy of the Central Nervous System. New York: Raven Press; 1992. p 17-28.

2) Kaji T, Hama Y, Iwasaki Y, et al. Preperative embolization of meningioma with pial supply: successful treatment of two cases. Surg Neurol. 1999; 52: 270-3.

3) Kai Y, Hamada J, Morioka M, et al. Appropriate interval between embolization and surgery in patients with meningioma. AJNR Am J Neuroradiol. 2002; 23: 137-42.

4) Suzuki K, Nagaishi M, Matsumoto Y, et al. Preoperative embolization for skull base meningiomas. J Neurol Surg B Skull Base. 2017; 78: 308-14.

5) Arai S, Shimizu K, Yamochi T, et al. Preoperative embolization of meningiomas: differences in surgical operability and histopathologic changes between embosphere and N-butyl 2-cyanoacrylate. World Neurosurg. 2018; 111: e113-9.

6) Przybylowski CJ, Baranoski JF, See AP, et al. Preoperative embolization of skull base meningiomas: Outcomes in the onyx era. World Neurosurg. 2018; 116: e371-9.

7) Chun JY, McDermott MW, Lamborn KR, et al. Delayed surgical resection reduces intraoperative blood loss for embolized meningiomas. Neurosurgery. 2002; 50: 1231-7.

8) Brandel MG, Rennert RC, Wali AR, et al. Impact of preoperative endovascular embolization on immediate meningioma resection outcomes. Neurosurg Focus. 2018; 44: E6.

9) Cahill M, Bannigan J, Eustace P. Anatomy of the extraneural blood supply to the intracranial oculomotor nerve. Br J Ophthalmol. 1996; 80: 177-81.

10) Geibprasert S, Pongpech S, Armstrong D, et al. Dangerous extracranial-intracranial anastomoses and supply to the cranial nerves: vessels the neurointerventionalist needs to know. AJNR Am J Neuroradiol. 2009; 30: 1459-68.

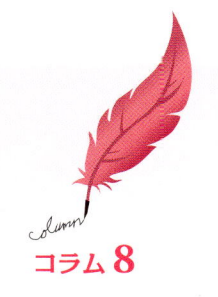

広南病院の思い出

コラム **8**

根本　繁

東京医科歯科大学血管内治療科教授

　広南病院との出会いは 1989 年に遡る．1987 年に海外留学から帰国後，離脱型バルーンで外傷性 CCF の治療を時々するだけで他は一般の脳神経外科手術だけであった時に，血管内治療を学びたいと思い，吉本高志先生にお願いして，広南病院実習のお許しを得た．すぐに高橋明先生から連絡あり，2 週間見学させて欲しいと伝えると，すぐに了承して頂いた．病院の当直室を空けていただいて，仮の住まいとなった．テニスラケットと水着を持ってくるようとの指示があり，何のことかと思ったら，症例が終わるとテニスかプールに行くということであった．医局に大きな冷蔵庫が 2 台あり，1 台は資料が保存されていたが，もう一方は一升瓶が山のように積まれていた．行った当日から大学の宴会がありご挨拶がてら参加した．翌日は広南病院脳外科の飲み会，翌々日はメーカー主催の食事会，そのまた翌日は広南病院職員の懇親会．毎日続いてやや疲れ気味であった．その翌日に藤原悟先生（現病院長）から，今日は何もないので申し訳ないと言われ，さすがに私もこれ以上は無理ですと申し上げた．お酒でも東北大学のパワーに圧倒された．ある日国分町のおかめ寿司に案内されて行くと，前髪を大きく伸ばした紳士がこちらを睨んでいる．自己紹介してご挨拶すると，小川彰先生であった．それからおかめ寿司は私の贔屓の店になった．おかめ寿司が移転した時は，小川先生からおかめが移転したぞと教えて頂いた．

　AVM の症例では，PVAc 塞栓術を学んだ．看護師さんたちが朝から手を合わせて何やら祈っているのかと思ったら，エストロジェンアルコールのバイアルを手で揺すっていたのだ．2 週間があっという間に過ぎた．東京に戻った後で 11 月に症例があるとの連絡を頂き，前夜から駆けつけた．cavernous の dural AVF で，朝 8 時半局麻で開始．動脈撮影後，大腿静脈から IPS 経由でアプローチしたができない．SOV 直接穿刺で行くと．眉毛のところを切開し，眼窩内に到達．患者さんは痛みに耐えきれず，鎮静剤を追加すると舌根沈下して呼吸が不安定になり，すると助手が下顎を保持して気道を確保する．SOV を露出して穿刺すると当然のことながら動脈血が溢れ出て，床の上は血の海となった．カニュレーションできて，消毒液につけておいた copper ワイヤーを紙縒りのようにして入れようとするが入らない．明先生は copper ワイヤーを諦めて，メーカーからもらったプラチナコイルを

とり出し，短く切ってカテーテルに押しこんだ．何度か繰り返すうちにシャントはとまり，出血も止まった．プラチナコイルはいいなと明先生が呟いた．患者さんはよくここまで局麻で耐えたと思う．終了した時には夜 8 時を回っていた．その後は，飲みにでかけ深夜までカラオケで歌いまくっていた．明先生のパワーは半端ではなかった．

　その後も広南病院との関係が続き，蔵王セミナーでは広南病院での症例ライブ後バスで宮城蔵王ロイヤルホテルに向かった．失敗例をプレゼンしなければならない．中途半端な症例をだすと明先生の雷が落ちた．余りひどい症例をだすと，治療する資格がないとまで言われ落ち込んだ．しかし，リスクの高い治療だから結果が悪くても OK では済まされないので，この厳しさは非常に意義のある厳しさであると痛感した．蔵王セミナーが仙台セミナーに変わり，毎回参加させて頂いたが，BSNET に合流することになって，仙台に行く機会がなくなってしまい，寂しい気持ちになったのは私だけだろうか．広南病院で研修させて頂き，私の血管内人生の原点であり非常に重要な経験であった．その後歳月が過ぎ，2019 年にはついに定年退官を迎えることになった．長い時の流れを感じる．広南病院は私にとっては崇拝する聖地のようなものである．

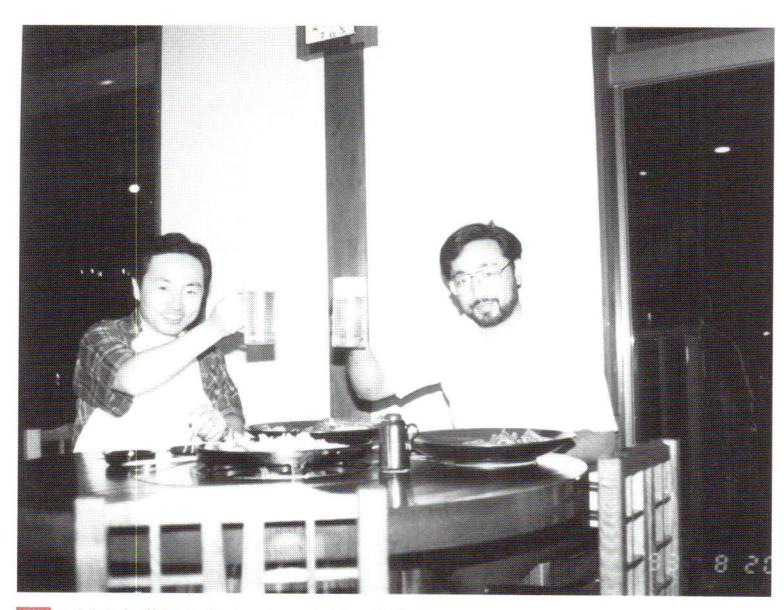

図 1993 年蔵王セミナーにて高橋明先生と

JCOPY 498-32826

10

脳血管攣縮に対する治療

概論

クモ膜下出血後に遅発性に発生する脳血管攣縮は，患者予後の重要な決定因子である．遅発性脳血管攣縮は，クモ膜下出血後第 4～14 病日に発生する脳主幹動脈の可逆的狭窄のことをいう．症候性の脳血管攣縮は約 20～30％に認められ，15％は予後不良といわれている．血管平滑筋収縮機構の破綻，オキシヘモグロビンやエンドセリン等の脳血管攣縮誘発物質の関与が攣縮の発生メカニズムと考えられているが，その成因については multi-factorial であることから，確立した予防法および治療法がないのが現状である．

脳卒中治療ガイドラインでは脳血管攣縮の予防および治療として，塩酸ファスジルやオザグレルナトリウムを用いた全身的薬物療法や，脳槽ドレナージによる脳槽内血腫の早期除去等が推奨されている．一方で，積極的な内科的治療を施行したにも関わらず，神経所見の出現を認める脳血管攣縮を稀ならず経験する．このような内科的加療に抵抗性を示す症候性脳血管攣縮に対しては，技術発達の著しい血管内手術の手法を用い，攣縮した動脈を直接拡張させる血管内治療が行われている．

脳血管攣縮に対する血管内治療は，1984 年に Zubkov らがバルーンカテーテルを用いた経皮的血管形成術（percutaneous transluminal angioplasty: PTA）について最初に報告しており[1]，以後も小規模な臨床研究ながら良好な治療成績が示されてきた．一方，PTA の技術的な守備範囲は，内頸動脈や中大脳動脈近位部に限定され，M2 部以遠等の末梢血管の攣縮に対する治療がその後の課題として残った．その後，1992 年に塩酸パパベリンの局所動注療法が提唱された[2]．作用は基本的に一過性であり，複数回の治療を要することもあるが，末梢血管の攣縮に対する治療法としての有用性が示された．以上のような歴史的変遷により，バルーンカテーテルによる PTA および薬剤局所動注療法は，それぞれに最も効果的に治療効果を発揮する血管領域が明らかとなり，互いに補足する形で治療を構成するに至った．

本章では，クモ膜下出血の治療を多く手掛ける広南病院での脳血管攣縮に対する血管内治療について，実際の症例を示しながら紹介する．

〖C A S E   R E P O R T〗 ①

現病歴

　50歳，女性．起床時より後頭部痛が出現したが，自宅で経過を見ていた．発症6日目に失語が出現し，当院に緊急搬送された．来院時の意識状態は Japan Come Scale（JCS）10で，全失語を認めた．明らかな麻痺は伴っていなかった．

I. 術前検査

CT

■ 頭部CT上，基底槽，大脳半球間裂，両側シルビウス裂にびまん性のクモ膜下出血を認めた（Fisher group 3）．

MRI

■ 頭部MRI上，diffusion weighted image で両側基底核外側部に高信号域を認め，脳梗塞が疑われた．同部は，すでに T2 weighted image でも高信号を呈していた．

■ MRA上，右前大脳動脈瘤を認め，出血源の可能性が示唆された．また，両側前大脳動脈と中大脳動脈に脳血管攣縮によると思われる狭窄性変化を認めた．

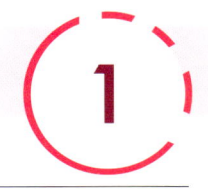

図1 入院時頭部 CT

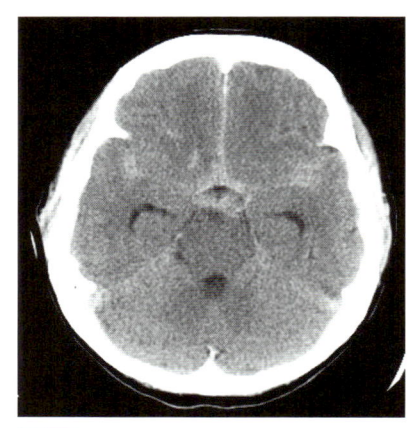

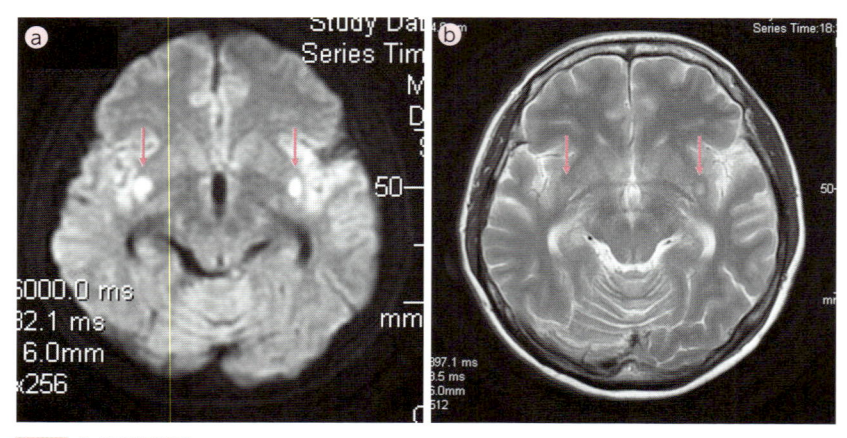

図2 入院時頭部 MRI
a 拡散強調画像．　b T2 強調画像．矢印は脳梗塞を示す．

JCOPY 498-32826

DSA

- 緊急で脳血管撮影を施行．右 A1 部に上方に突出する径 5.2×3.7×4.0 mm（Neck 3.8 mm）の不整形脳動脈瘤を認めた．脳動脈瘤の内側壁に bleb の形成が確認された．両側前大脳動脈と中大脳動脈の近位部および遠位部に強い脳血管攣縮を認め，特に左中大脳動脈領域の描出は遅延していた．
- 以上の所見から，症候性脳血管攣縮を合併した右前大脳動脈瘤破裂による亜急性期クモ膜下出血と診断した．

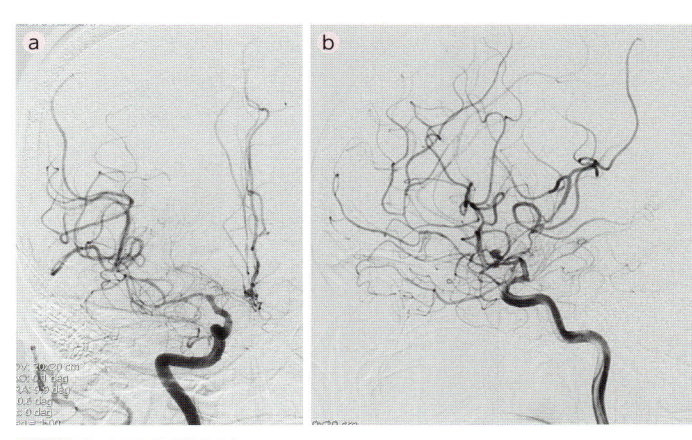

図3 右内頸動脈造影
a 正面像. b 側面像.

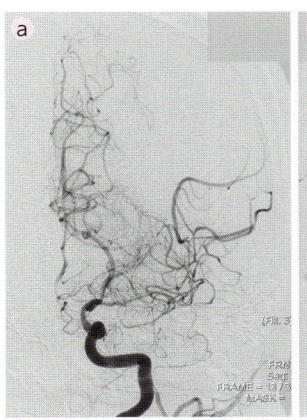

図4 左内頸動脈造影
a 正面像. b 側面像.

II．治療

　破裂脳動脈瘤および脳血管攣縮に対する一期的な治療を行うため，脳血管内治療を計画した．局所麻酔下に治療を施行．まず，瘤内塞栓術を行い，その後に脳血管攣縮に対しての血

管内治療を行う方針とした.

　右頸部内頸動脈に 6Fr の Fubuki を進め，SL–10 を over the wire に瘤内に留置した.
右 A1 部に高度脳血管攣縮を認めたため，マイクロカテーテル留置後にガイディングカテー
テルから右 A1 部以遠および脳動脈瘤が造影されなくなった.そのため，マイクロカテーテ
ルからの瘤内造影を road map として利用し，simple technique で coil 塞栓を行った.
脳動脈瘤頸部の穿通枝起始部を残した状態で塞栓を終了し，十分な破裂予防効果が得られた
と判断した.

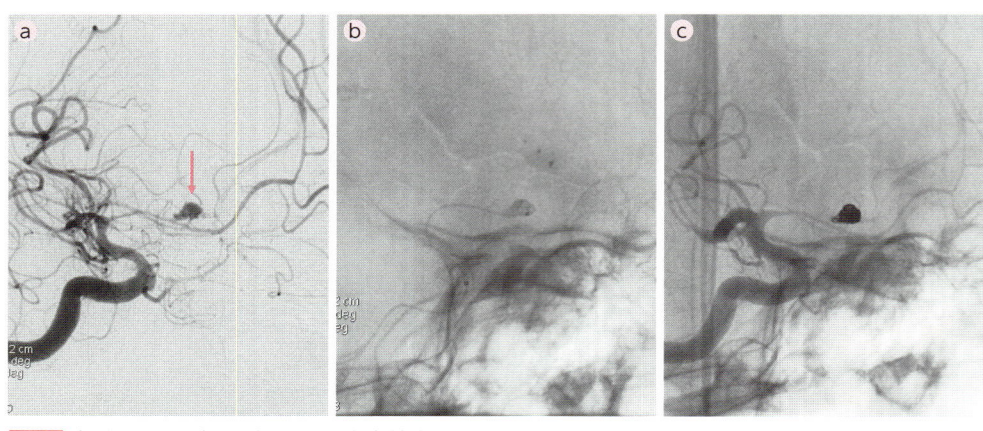

図5 右前大脳動脈瘤に対する瘤内塞栓術
a 右 A1 部に上方に突出する径 5.2×3.7×4.0 mm（Neck 3.8 mm）の脳動脈瘤を認める（矢印）.
b SL–10 を over the wire に瘤内に留置.　c simple technique で瘤内塞栓術を施行.

　引き続き，脳血管攣縮に対する治療に移行した.近位病変に対してはバルーンカテーテル
を用いた PTA，末梢病変に対しては塩酸ファスジルの局所動注の方針とした.まず，
Xpedion を用いて，Hyperform 4×7 mm を右 M1 部まで誘導した.近位部血管（右 M1
部）から遠位部血管（右 M2 部）の順に，各 10 秒ずつ計 5 回のバルーン拡張を行った.主
幹動脈の良好な拡張を確認.次に，マイクロカテーテルを右 M1 遠位部まで誘導した.塩
酸ファスジル 30 mg を生理食塩水で希釈して合計 20 mL とし，その内 10 mL を同部より
緩徐に動注した.右 M2 部以遠の良好な拡張が得られた.続いて，ガイディングカテーテ
ルを左頸部内頸動脈に移し，同様の治療を左側病変に対しても行った.最終造影で循環遅延
が消失したことを確認し，手技を終了した.翌日以降も血管内治療が必要になる可能性を考
慮し，シースは抜去せずに留置した状態で ICU に帰室した.

　術前に認めた失語は，術後に速やかに消失した.しかし，治療翌日に失語が再出現し，脳
血管攣縮の再発を認めたため，同様の手技で血管内治療を行い，神経学的脱落所見は再度消
失した.その後の経過は良好で，MRI 上新規梗塞巣の出現なく経過し，入院 1 カ月後に
mRS 0 で自宅退院した.

JCOPY 498-32826

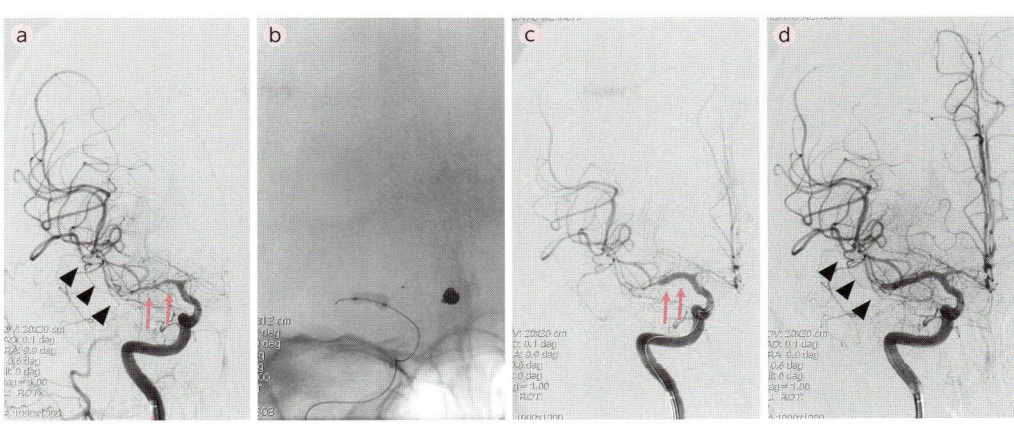

図6 右中大脳動脈の脳血管攣縮に対する血管内治療

ⓐ 右 M1 部（矢印），および右 M2 部以遠（矢頭）に高度の脳血管攣縮を認める．ⓑ 右 M1 部の脳血管攣縮に対して，Hyperform 4 x 7 mm を用いて PTA 施行．ⓒ PTA により右 M1 部の血管拡張を認める（矢印）．ⓓ 右 M1 遠位部から塩酸ファスジルを局所動注．右 M2 部以遠の末梢血管において，脳血管攣縮の改善を認める（矢頭）．

SIDE MEMO

近位部の血管攣縮に対しては，バルーンカテーテルを用いた PTA を行う．動脈硬化性変化が強くない血管に対しては，誘導性が良好な compliant balloon を選択すると良い．一方，バルーンの到達しない遠位部血管の攣縮に対しては，血管拡張薬の局所動注が有用である．

考察

A. 脳血管攣縮に対する血管内治療の適応

　脳血管攣縮はクモ膜下出血の独立した予後規定因子であり，適切な管理を必要とする．Eskridge らにより提唱された脳血管攣縮に対する血管内治療の適応基準は，①出血や水頭症等を原因としない新たな神経学的脱落所見の出現，②脳梗塞の出現を認めない，または脳梗塞が最小限であること，③内科的集中治療に抵抗性を示すこと，④症状と関連のある脳血管に攣縮が存在する場合である[3]．

　血管内治療を行う最適なタイミングについては，現在までに多くの議論がなされてきた．治療タイミングについて検討した臨床試験では，脳血管攣縮による症状出現後 2 時間以内の早期に血管内治療を行った群では，症状出現後 2 時間以降に治療を行った群よりも，転帰良好臨床アウトカムが増加すると報告されている[4]．また，予防的な血管内治療の有効性について検討した試験では，予防的治療群での脳血管攣縮の発生は有意に減少したが，転帰良好臨床アウトカムは増加しないことが示された[5]．前記の結果から，血管内治療を行うタ

イミングは，脳血管攣縮による症状が出現してから可及的早期が最適であると考えられ，治療のタイミングを逃さないようにすることが重要である．

　広南病院においては，基本的に上述の適応基準と治療タイミングに準じて血管内治療を行っている．症状が出現した場合，まず心機能を増強させる hyperdynamic 療法と nicardipine の髄腔内投与による内科的な追加治療を行い，症状の可及的な改善を図る．同時に MRI を撮像し，現状の再評価を行っている．追加の内科的治療に対しても抵抗性を示し，かつ DWI/ clinical mismatch および症状に関連する脳血管に血流制限を伴う攣縮を認める場合は，血管内治療の適応と判断している．治療タイミングについては，症状出現後可及的速やかに治療を行っている．近位の主幹動脈攣縮に対してはバルーンカテーテルを用いた PTA，遠位の末梢血管攣縮に対しては塩酸ファスジルを用いた薬剤局所動注療法を選択し，複合的治療を行う．血管内治療により症状が一旦改善した場合でも，その後に症状再発を認める症例に遭遇することは稀ならずある．そのため，脳血管攣縮が安定するまでの間，シースは抜去せずに固定し，必要であれば血管内治療を繰り返し行うことができるように備えている．また，今回紹介した症例のように，クモ膜下出血亜急性期に来院し，すでに症候性の脳血管攣縮を合併している脳動脈瘤破裂に対しては，瘤内塞栓術と血管攣縮に対する血管内治療を一期的に行っている．

B. バルーンカテーテルを用いた PTA

　脳血管攣縮に対する血管内治療は，1980 年代にバルーンカテーテルを用いた PTA から始まった[1]．PTA は，機械的血管拡張作用により，脳血流および臨床症状を改善させる手法である．種々のデバイスの進歩もあり，現在ではおよそすべての主幹動脈（M1 部，A1 部，椎骨動脈，脳底動脈，後大脳動脈）に対して，技術的に PTA が可能になったと思われる．PTA の有効性について検討した臨床研究については，小規模な retrospective study が数件報告されている．バルーンカテーテルを用いた PTA によって，およそ 65％の症例で臨床症状の改善を認めると報告されている[6]．PTA の血管拡張作用は優れている一方，血管解離などの合併症の危険性を指摘されており，十分に注意して行う必要がある．また，PTA が最終的な臨床アウトカムを改善するエビデンスは現時点で得られておらず，今後のさらなる研究が望まれる．

　用いる PTA 用バルーンカテーテルは，non-compliant balloon である Gateway（Stryker, USA）が一般的と思われる．一方で，脳血管攣縮は動脈硬化性狭窄とは異なるため，柔らかい compliant balloon を使用しても，安全かつ有効な血管拡張が可能と考えられている．compliant balloon または non-compliant balloon を使用した PTA の治療成績を比較したところ，血管攣縮の再発率や脳梗塞出現率に両者で違いを認めなかったと報告されている[7]．

　広南病院では以上の結果を踏まえ，状況に応じて compliant balloon と non-compliant balloon を使い分けている．動脈硬化性変化の強い血管の攣縮に対する治療では，安全性を優先し，non-compliant balloon を使用している．一方，動脈硬化性変化の軽度な血管に対しては，良好な誘導性を考慮し，Hyperform（Covidien, USA）等の compliant

JCOPY 498-32826

balloon を使用している．また，バルーンカテーテルを用いた PTA は，M1 部や A1 部等の到達可能かつ安全に治療可能な主幹動脈のみを対象としている．

C. 薬剤局所動注療法

　バルーンカテーテルを用いた PTA は，M2 部や A2 部以遠の末梢血管に出現した脳血管攣縮に対しては治療困難という欠点を有する．血管拡張剤を用いた薬剤局所動注療法は末梢の攣縮血管まで治療を可能とし，PTA の欠点を補完することができる優れた治療法である．塩酸パパベリンを使用した局所動注療法の報告に始まり，塩酸ファスジルやミルリノンなどの動注療法が有効であるとの報告がある．

　塩酸パパベリンは，ケシ属の植物に含まれるイソキノリン系のアルカロイドであり，平滑筋の弛緩作用を有する．末梢血管の拡張に特に優れており，脳血管攣縮への使用では，33％から80％の症例で臨床症状の改善を認めると報告されている．一方，主幹動脈に対する有効性は限定的であり，効果も短時間のため，治療を繰り返して行う必要があると指摘されている．また，脳圧亢進，呼吸抑制，視力障害等の重篤な合併症が報告されており，1990 年代は広く使用されていたが，近年は使用頻度が減少しているようである．

　塩酸ファスジルは，1980 年に発表された本邦発の薬剤であり，血管平滑筋における Rho キナーゼの働きを妨げ，血管拡張作用を発揮する．動注することにより，攣縮血管に作用する薬剤の濃度は静注した場合の 20 倍から 50 倍となり，濃度依存性に血管を拡張するこの薬剤の特徴を生かした強い拡張作用が報告されている[8]．さしたる合併症も認められず，使いやすい薬剤との評価で塩酸パパベリンに代わる薬剤として使用されるようになってきている．広南病院では，M2 部や A2 部以遠の病変で，バルーンカテーテルの使用が困難な末梢血管の攣縮に対しては，塩酸ファスジルを用いた薬剤局所動注療法を第一選択に行っている．

KEY POINT

- ☑ 内科的集中治療に抵抗性を示す症候性脳血管攣縮に対しては，血管内治療を考慮する．
- ☑ 近位の主幹動脈攣縮に対してはバルーンカテーテルを用いた PTA，遠位の末梢血管攣縮に対しては塩酸ファスジルを用いた薬剤局所動注療法が有用であり，複合的に治療を行う．

〈参考文献〉

1) Zubkov YN, Nikiforov BM, Shustin VA. Balloon catheter technique for dilatation of constricted cerebral arteries after aneurysmal SAH. Acta Neurochir. 1984; 70: 65-79.
2) Kaku Y, Yonekawa Y, Tsukahara T, et al. Superselective intra-arterial infusion of papaverine for the treatment of cerebral vasospasm after subarachnoid hemorrhage. J Neurosurg. 1992; 77: 842-7.
3) Eskridge JM, McAuliffe W, Song JK, et al. Balloon angioplasty for the treatment of vaso-

spasm: results of first 50 cases. Neurosurgery. 1998; 42: 510-6.

4) Rosenwasser RH, Armonda RA, Thomas JE, et al. Therapeutic modalities for the management of cerebral vasospasm: timing of endovascular options. Neurosurgery. 1999; 44: 975 -9.

5) Muizelaar JP, Zwienenberg M, Rudisill NA, et al. The prophylactic use of transluminal balloon angioplasty in patients with Fisher Grade 3 subarachnoid hemorrhage: a pilot study. J Neurosurg. 1999; 91: 51-8.

6) Komotar RJ, Zacharia BE, Otten ML, et al. Controversies in the endovascular management of cerebral vasospasm after intracranial aneurysm rupture and future directions for therapeutic approaches. Neurosurgery. 2008; 62: 897-905.

7) Miley JT, Tariq N, Souslian FG, et al. Comparison between angioplasty using compliant and noncompliant balloons for treatment of cerebral vasospasm associated with subarachnoid hemorrhage. Neurosurgery. 2011; 69: 161-8.

8) 指田　純, 永田和哉, 今泉陽一, 他. 症候性脳血管攣縮に対する fasudil hydrochloride 動注による angioplasty. 脳血管攣縮. 1998; 14: 281-5.

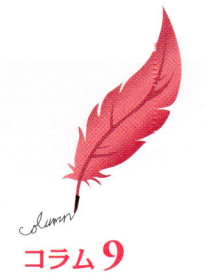

広南病院の思い出

コラム **9**

藤中俊之

独立行政法人国立病院機構 大阪医療センター脳神経外科科長

　1999 年に短期間ではありますが広南病院で脳血管内治療を学ぶ機会を与えていただきました．脳血管内治療を見よう見まねで行っていた私にとって，広南病院での経験は大変貴重なものでした．当時，高橋明先生が東北大学に戻られ，江面正幸先生が脳血管内治療の責任者になられたばかりでしたが，朝の読影から診断アンギオそして血管内治療と一連の診療のスタイルが確立されていることに大変驚いたことを記憶しています．早朝の読影でアンギオのフィルムが部屋中のシャーカステンに並んでいる様子は荘厳でした．PVAc を用いた塞栓術など当時私が経験したことのなかった治療もあり，毎日が新鮮でした．治療技術だけでなく，広南病院では治療に対する姿勢も学ぶことができたと思います．広南病院の治療に対する姿勢はとても厳密で，蔵王セミナー（仙台セミナー）での激しい議論などでも脳血管内治療に対する "厳しく熱い" 姿勢を感じ，私の脳血管内治療に対するモチベーションを大きく高めることができました．

　大阪に戻ってからも江面正幸先生には大変お世話になり，松本康史先生が責任者になられてから現在までも常に広南病院にはお世話になりっぱなしです．私の脳血管内治療の原点の一つである広南病院にはこれからも我が国の脳血管内治療の先端であってほしいと願っています．

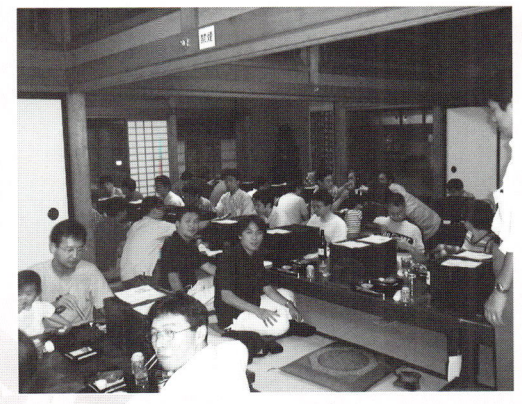 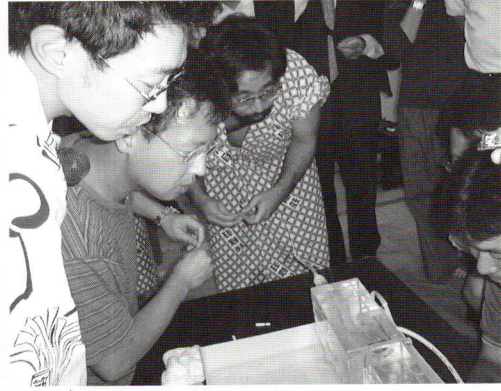

図 1999 年蔵王セミナー（仙台セミナー）の様子
左写真の中央が筆者（隣は西村真実先生）．右写真はセミナー中のマイクロカテーテル誘導を競うコンテストの様子．右写真には江面正幸先生，松丸祐司先生，高橋明先生の姿．アトラクションとはいえ真剣勝負でした．

仙台での生活は，当時私は仙台を訪れたのも初めてで，気候や文化の違いに少し戸惑いも
ありましたが，おいしい食事や国分町のお酒など今ではいい思い出ばかりです．高橋明先生，
江面正幸先生，当時広南病院脳神経外科部長でいろいろ心配していただいた冨永悌二先生，
同学年で楽しく飲めた西村真実先生，親友でもある松本康史先生，お世話になった多くの方々
に心より感謝いたします．

11

Computational fluid dynamics による血流解析を用いた脳血管内治療計画

概論

　「血液」の「流れ」が血流（blood flow）である．「血液」は，血球成分（固体）と血漿成分（液体）からなる．つまり，血流は，固体と液体の混相流である．しかし，脳主幹動脈の血流を考える場合には，血球成分の大きさを無視し，血流を液相のみの「流れ」とみなして十分なことが多い．一方，微小血管における血流においては，血球成分の影響を無視できない．たとえば，頭蓋内穿通枝の血行動態を考える場合，血流を固液混相流とみなす必要があるかもしれない．

　「流れ」における速度と圧力との関係は，質量保存則と運動量保存則という2つの支配方程式（偏微分方程式）で表すことができる．Computational fluid dynamics(CFD) とは，コンピュータを用いた大規模計算によって流体の支配方程式を近似的に解き，流れの諸相を明らかにする流体力学の方法論である．CFD を用いた血流解析の試みは，1990 年代より始まった．広南病院においては，2000 年初頭より，CFD による血流解析を脳主幹動脈・脳動脈瘤へと応用する研究を開始し，現在に至る[1-3]．

　既存の医用モダリティは，現実にある血流を様々な方法論で可視化する．一方，CFD による血流解析は，実際の血流を必要としない．CFD において，血流は，支配方程式の近似解として得られるからである．つまり，CFD を用いることで，現実には存在しないが，異なる条件下では存在したかもしれない血流，あるいは，将来に存在するかもしれない血流を，計算することができる．言い換えれば，コンピュータ上の仮想空間内において，脳血管内治療の血流に対する影響を，後方視的・前方視的に検証可能である．

　本章では，椎骨脳底動脈解離に対して編み込み型ステントを留置した一手術例について，CFD 血流解析を用いた後方視的検証を行い，治療の妥当性について考察する．

〔 CASE REPORT 〕 ①

現病歴

　86 歳，男性．頭痛・めまいを主訴に医療機関受診．クモ膜下出血（Hunt & Kosnik (H&K) Grade 2）と診断されるも，出血源がわからず保存的に加療．

　発症 17 日後に再出血をきたし，頭部 CT で，橋前槽に厚いクモ膜下出血を認めた 図1 ⓐ．左椎骨動脈撮影で左椎骨動脈（V4）の壁不整および血豆状の隆起を認め，出血性左椎

骨動脈解離と診断した図1ⓑ．しかし，右椎骨動脈撮影において，右椎骨動脈が右後下小脳動脈分岐部までしか描出されなかった．そこで，左椎骨動脈の順行性血流を保持しつつ，病変部の血行力学的ストレスを減じることを目的に，ステント留置を行った．局所麻酔下，血豆状隆起を中心に，2本の編み込み型ステント（Lvis 5.5 × 33［mm］・同5.5×30［mm］）を重ねて留置した図2．治療後より，抗血小板薬（2剤）を開始し，出血性および虚血性の合併症なく経過した．

　8週間後，経過観察目的で行った脳血管撮影において，脳底動脈本幹の形状変化を認めた．

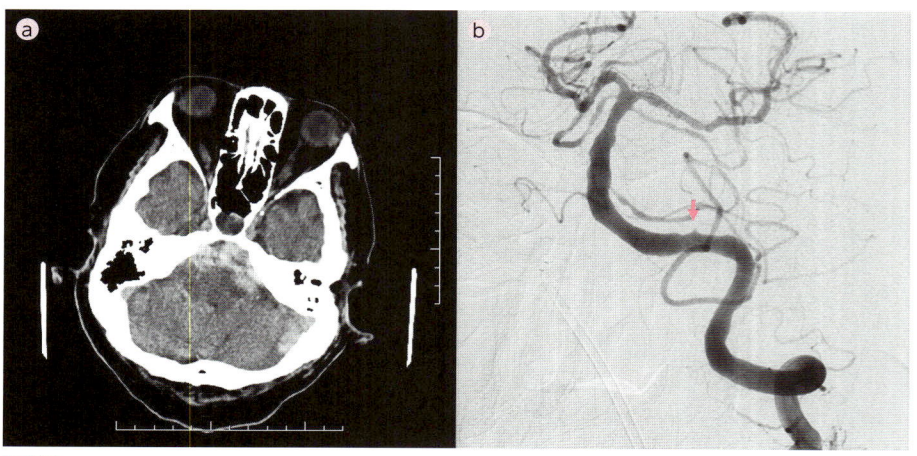

図1 再出血時画像

ⓐ 頭部単純 CT 画像：前橋槽にクモ膜下出血を認める．ⓑ 左椎骨撮影：左椎骨動脈 V4 segment から脳底動脈中部にかけて壁不整を認める．特に V4 segment には上方に突出する隆起（矢印）を認める．

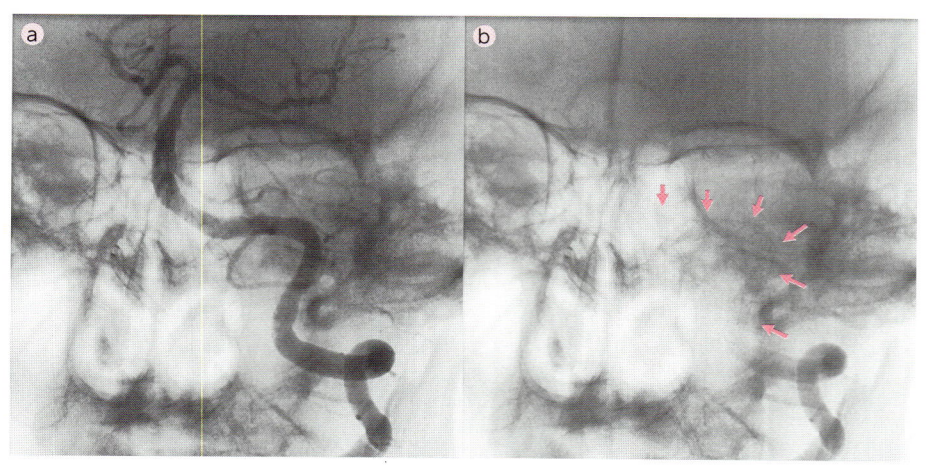

図2 初回血管内治療

ⓐ ⓑ 術後左椎骨動脈撮影．左椎骨動脈 V4 segment に 2 本の Lvis stent 5.5 mm が overlapping して留置されている（矢印）．

JCOPY 498-32826

Ⅰ．術前検査

　左椎骨動脈撮影 図3：脳底動脈本幹近位部腹側面より前方に突出する膨隆を認める．膨隆のサイズは，頭尾側方向 10.6 [mm]，左右径 10.1 [mm]，高さ 7.3 [mm]，ネック 7.2 [mm] である．造影剤は瘤内に鬱滞する．

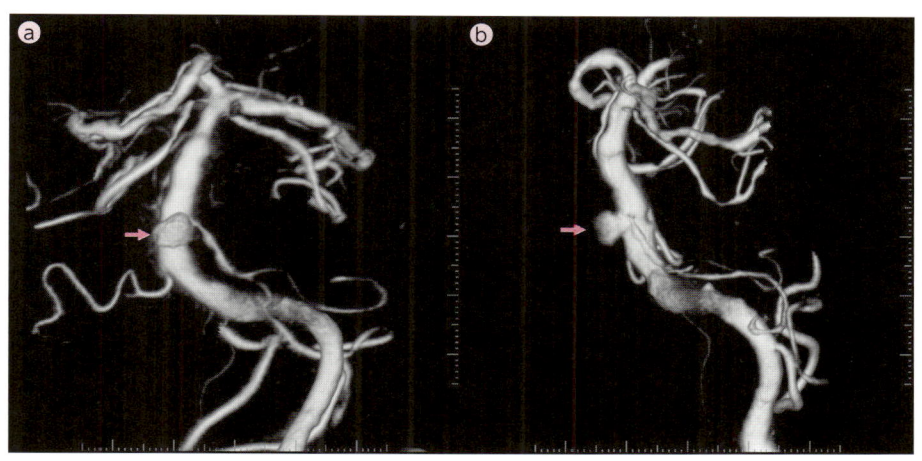

図3 初回治療から 2 カ月後の脳血管撮影 3D 画像
a 正面像．　b 側面像．
脳底動脈近位部腹側面より前方に突出する径約 1 cm の膨隆を認める．

Ⅱ．治療

治療手技

　臨床経過および術前検査から，脳底動脈解離と診断した．以前の出血部位が形状変化をきたした可能性を否定できず，再出血予防のための治療が必要と考えられた．そこで，動脈瘤様膨隆に疎な coil 充填を行い，さらに，同部位を被覆するような編み込み型ステント留置を加えることで，病変に対する血行力学的ストレスを軽減することを企図した．

　まず，バルーン支援下に 5 本の coil を充填した（① Axium Prime 3D 5 [mm] ×8 [cm]・同 4 [mm] ×8 [cm]・同 3.5 [mm] ×8 [cm]・同 3 [mm] ×8 [cm]・同 2.5 [mm] ×4 [cm]）．次に，2 本の編み込み型ステント（Lvis Blue 5.5×33 [mm]・同 5.5×30 [mm]）を重ねて留置した．留置部位は，ステント遠位側を上小脳動脈より近位部に，ステント近位端を前回治療で左椎骨動脈に留置した 2 本のステントと重なるようにした 図4．

　脳血管撮影上，膨隆部の描出が消失し，穿通枝を含めた正常血管の欠損がないことを確認して手術を終了した 図5．

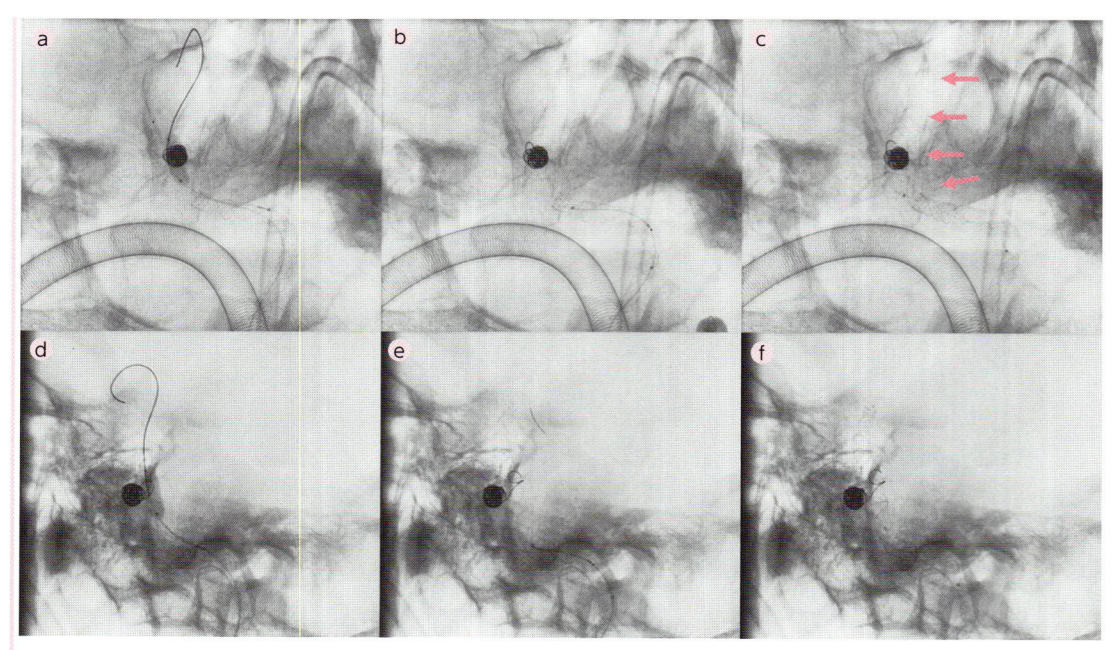

図4 再治療画像

a，b，c：正面像．d，e，f：側面像．

まずバルーン支援下瘤内塞栓術にて膨隆部に coil を充填し（a，d），脳底動脈全長に Lvis stent 5.5 mm を留置（b，e），さらに Lvis stent 5.5mm を overlapping させた（c，f，矢印）．Stent の proximal 端は既存の stent とも overlapping させた．

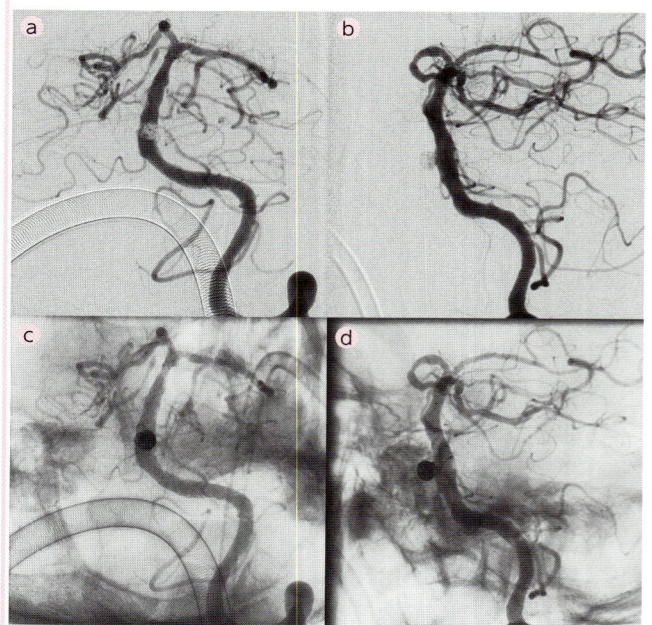

図5 再治療後画像

a，c：正面像，b，d：側面像．

膨隆部には coil が充填されており，造影されない．正常主幹動脈の描出は良好で，明らかなステント内血流不全は認められない．

JCOPY 498-32826

術後経過

　術後は抗血小板薬2剤併用を継続した．新たな神経脱落症状の出現なく経過した．再治療から2週間後の脳血管撮影にて病変の再燃がないことを確認し，リハビリテーション施設に転院した．半年後に外来受診され，再出血がないこと，明らかな新規神経脱落症状の出現がないことを確認した．現在は自宅療養中である．

III. CFD による血流解析

　ステントが血流に与える影響を評価するために，CFDを用いた以下のシミュレーションを行った．ステントのwire数を，0本（治療前）・18本（Lvis Blue×1に相当）・36本（同×2に相当）・48本（Pipeline Flex×1に相当）と変更したモデルを作成し，椎骨動脈の平均血流量を流入境界条件として与えた定常流解析を行った．なお，初回治療時に留置したステントの影響は無視している．

　定性的観察のための流線および壁面せん断応力による可視化を 図6 ・ 図7 に示す．また，

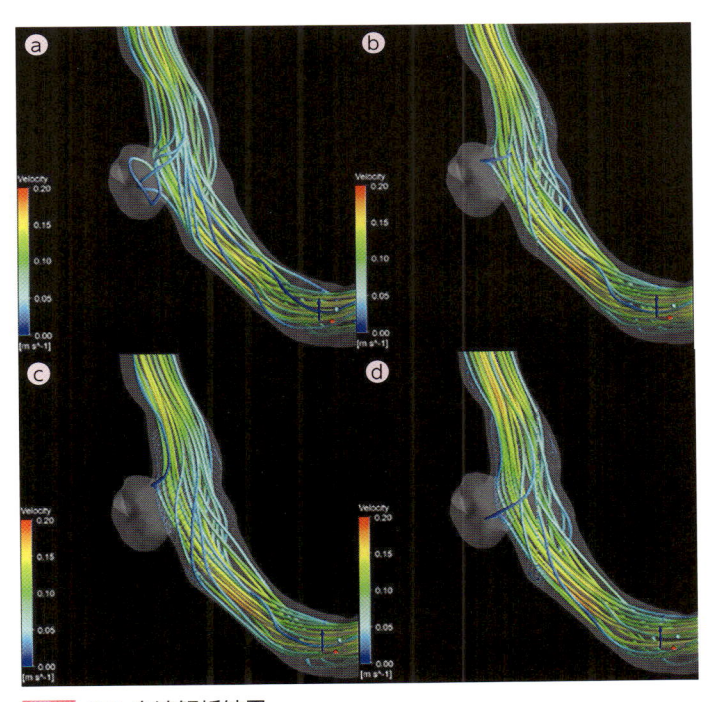

図6 CFD 血流解析結果

ⓐ ステント留置前　ⓑ–ⓓ，ステント留置後（wire数＝18本（ⓑ），36本（ⓒ），48本（ⓓ））．
流れ場を定性的に観察するため，流速で色付けした流線を表示した．ステント留置によって，動脈瘤様の膨隆病変への血流が向きを変えている．

定量的評価を **図8** に示す．整流効果の指標と考えられる血液流入率あるいはネック面の最大流速は，ステント留置によって低下した．血行力学的ストレスの指標である壁面せん断応力もまた，ステント留置によって低下した．ただし，ステントの wire 数増加に伴う各因子の減少率は，まちまちであった．

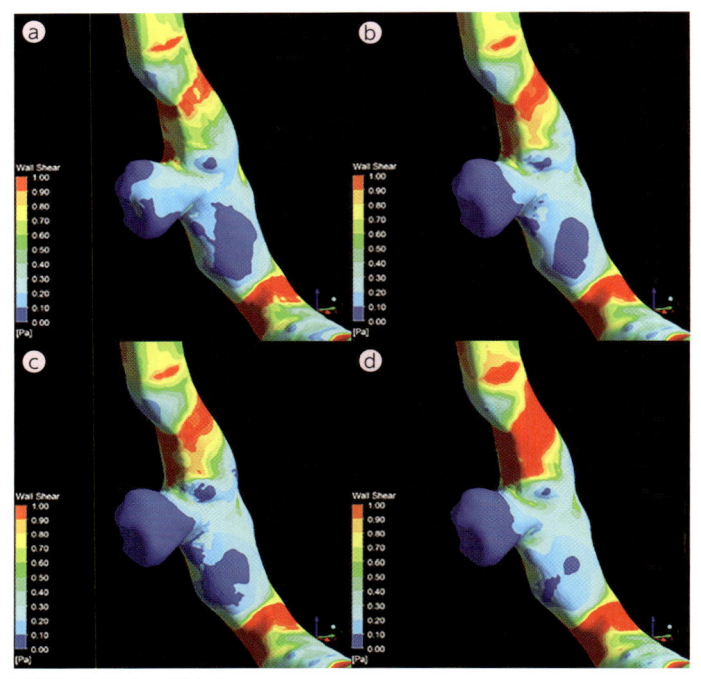

図7 壁面せん断応力

ⓐ ステント留置前，ⓑ-ⓓ，ステント留置後（wire 数＝18 本（ⓑ），36本（ⓒ），48本（ⓓ））

ステント留置によって膨隆部への流入血流が減少したことにより，壁面せん断応力が低下している．

逆に，膨隆より遠位部において壁面せん断応力が増加しているのが興味深い．

JCOPY 498-32826

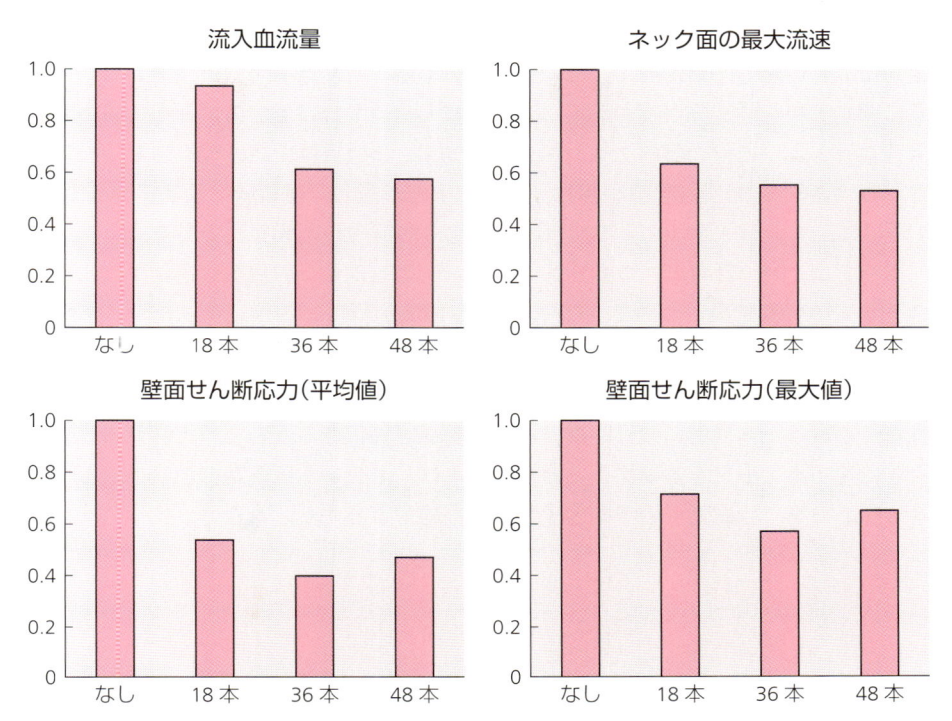

図8 ステントの wire 数が血流に及ぼす影響

動脈瘤への流入血流量・ネック面最大流速・血流がドームに及ぼす壁面せん断応力の平均値と最大値を比較した．いずれも，ステント留置なしの値を1としている．
たとえば　流入血流量について，wire 数18本よりも36本の方が，明らかに減少効果が大きい（0.93 対 0.61）．2つのステントを重ねて使用する根拠となりうる結果である．

考察

　出血をきたした椎骨動脈解離に対する標準的治療は，病変部を含む親動脈閉塞である．開頭手術・脳血管内手術のいずれも可能であるが，患者が高齢の場合には，より低侵襲な脳血管内手術が好ましいと考えられる．脳血管内治療手技を用いて親動脈閉塞を行う場合には，虚血性合併症を避けるため，短時間で手早く，血管長軸方向に短く密に coil を充填する[4]．後下小脳動脈が巻き込まれる場合には，bypass 術を併施する．

　しかし，脳底動脈解離あるいは椎骨脳底動脈解離など，解離が脳底動脈に及ぶと，治療に難渋する．前方循環からの逆行性血流を期待して脳底動脈を近位部で閉塞した場合，穿通枝梗塞のリスクが高い．そこで，脳底動脈の順行性血流を保持しつつ，解離部への血行力学的ストレスを減じることを企図して，ステント留置を行うことが考えられる．また，解離が椎骨動脈に限局していても，対側の椎骨動脈が閉塞あるいは著しく低形成である場合には，同様の治療方針が考えられる．

　椎骨脳底動脈解離に対するステント留置が安全・有効であると主張する研究は散見されるが，その根拠は，「やってみたらうまくいった」という，初期経験則である[5-7]．解離部に

対するステントの治癒効果が，いくつか考察されてはいるが，それらは想像の域を出ず，科学的とは言い難い．具体的に，椎骨脳底動脈解離に対するステント留置については，以下の点に関する科学的検証が行われることが望ましい．1つ目は，ステント・ストラットの血流阻害効果および血行力学的ストレスの軽減効果，2つ目は，穿通枝を含む分枝の血流が温存される（されない）根拠，3つ目は，ステントが解離した血管壁に及ぼす機械的なストレス，4つ目は，ステント剛性による血管の直線化の血流への影響などである．

　本章では，1つ目の点，つまり，ステント・ストラットの血流阻害効果および血行力学的ストレスの軽減効果について，CFD による血流解析による検証を試みた．本症例において脳底動脈近位部に発生した動脈瘤様の膨隆について，編み込み型ステント2本を重ねて留置することで，計算上は，膨隆部への流入血流量の低下および壁面せん断応力の低下が得られた．これは，本症例における良好な治療効果を裏付けるものと考えられる．今後，同様の治療に関するデータを蓄積することができれば，ステント留置後の流入血流量あるいは壁面せん断応力を，治療効果の予測因子として提唱できるかもしれない．

KEY POINT

☑ CFD による血流解析は，現実の血流を必要としないことから，各種脳血管内治療の検証あるいは術前シミュレーションに適している．

〈参考文献〉

1) Hassan T, Ezura M, Timofeev EV, et al. Computational simulation of therapeutic parent artery occlusion to treat giant vertebrobasilar aneurysm. AJNR Am J Neuroradiol. 2004; 25: 63-8.

2) Hassan T, Timofeev EV, Saito T, et al. A proposed parent vessel geometry-based categorization of saccular intracranial aneurysms: computational flow dynamics analysis of the risk factors for lesion rupture. J Neurosurg. 2005; 103: 662-80.

3) Sugiyama S, Niizuma K, Sato K, et al. Blood flow into basilar tip aneurysms: A predictor for recanalization after coil embolization. Stroke. 2016; 47: 2541-7. doi:10.1161/STROKEAHA.116.013555. Epub 2016 Sep 13.

4) Endo H, Matsumoto Y, Kondo R, et al. Medullary infarction as a poor prognostic factor after internal coil trapping of a ruptured vertebral artery dissection. J Neurosurg. 2013; 118: 131-9. doi:10.3171/2012.9.JNS12566. Epub 2012 Oct 5.

5) Kühn AL, Kan P, Massari F, et al. Endovascular reconstruction of unruptured intradural vertebral artery dissecting aneurysms with the Pipeline embolization device. J Neurointerv Surg. 2016; 8: 1048-51. doi: 10.1136/neurintsurg-2015-012028. Epub 2015 Nov 6.

6) Wang CC, Fang YB, Zhang P, et al. Reconstructive endovascular treatment of vertebral artery dissecting aneurysms with the Low-profile Visualized Intraluminal Support (LVIS) device. PLoS One. 2017; 12: e0180079. doi:10.1371/journal.pone.0180079. eCollection 2017.

7) Lim YC, Shin YS, Chung J. Flow diversion via LVIS Blue-within-an-Enterprise in patients with vertebral artery dissecting aneurysm. World Neurosurg. 2018. pii: S1878-8750 (18) 31244-0. doi: 10.1016/j.wneu.2018.06.029. [Epub ahead of print]

12

脳動脈瘤における wall imaging

　近年，血管壁イメージング MRI（VWI: vessel wall imaging）を用いた脳動脈瘤研究が活発に行われている．VWI の発展により動脈瘤壁の質的診断が可能となり，そのため VWI は動脈瘤診断における重要な modality となりつつある．我々は外科治療の対象となる脳動脈瘤に対し可及的に VWI を行い，特に瘤壁造影効果に注目して検討を行ってきた．本稿ではこれまで得られた知見について紹介する．

A. 破裂瘤と未破裂瘤における瘤壁造影効果の定量的比較[1]

（A）経緯

　2013 年に Matouk らが破裂瘤の特徴的所見として VWI における瘤壁造影効果を報告した[2]．以後，同様の報告が相次ぎ未破裂瘤に比べ破裂瘤で瘤壁が造影される頻度が高いことが明らかとなった[3, 4]．しかし問題点として未破裂瘤でも瘤壁が造影されることがあるため破裂瘤との区別が困難な場合があること，また造影性の評価がこれまでは専ら定性的になされていたことが挙げられる．破裂瘤と未破裂瘤では造影効果の程度に違いがある可能性があるが，定性評価ではこの造影程度の違いを検討することが困難であり，また評価の再現性にも問題がある可能性がある．そこで VWI を用いて瘤壁造影効果の定量評価を行いこれを破裂瘤と未破裂瘤で比較検討した．

（B）方法

　2013 年 12 月から 2015 年 5 月の間に当院で開頭術を施行し術前に VWI を撮像し得た 28 破裂瘤 76 未破裂瘤を対象とした．1.5T あるいは 3T の MRI 装置（Signa HDxt; GE Healthcare）を使用し，3D T1-weighted fast spin-echo 法を用いて造影剤の投与前後で撮像した．画像解析ソフト Amira 5.3（VSG, SAS, Bordeaux, France）を用いて得られた造影前後の 3D データを coregistration し造影効果を評価した．瘤壁の造影領域に関心領域を置き，同領域における輝度の平均値（SI_{wall}）を造影前後の画像から求めた 図1．

　正常脳実質と下垂体茎にもそれぞれ関心領域を置き造影前後の輝度を求めた（それぞれ SI_{brain}, SI_{stalk}）．これらを用いて以下の計算式から造影性の指標となる wall enhancement index（WEI）および contrast ratio against the stalk（CR_{stalk}）を算出し瘤壁造影効果の定量評価を行った．

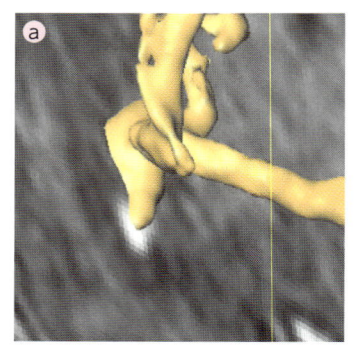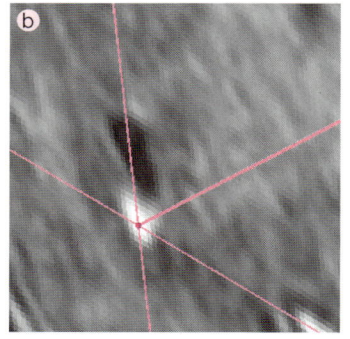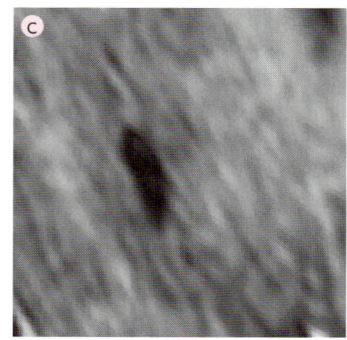

図1 瘤壁造影効果の定量評価：クモ膜下出血症例（左中大脳動脈瘤破裂）

a 造影 T1 FSE 法と MRA-TOF volume rendering 画像の重ね合わせ
b 造影 T1 FSE 法
c 非造影 T1 FSE 法
瘤の先端部に造影効果を認める．関心領域を造影部分においている．

$$\text{WEI} = ([\text{造影後 } SI_{wall} / SI_{brain}] - [\text{造影前 } SI_{wall} / SI_{brain}]) / (\text{造影前 } SI_{wall} / SI_{brain})$$

$$\text{CR}_{stalk} = \text{造影後 } SI_{wall} / SI_{stalk}$$

年齢，性別，瘤の部位，瘤径，WEI および CR_{stalk} について破裂瘤と未破裂瘤で比較した．また対象症例のうち 20 例を用いて WEI と CR_{stalk} の測定に関し検者内・検者間の再現性を級内相関係数を用いて評価した．

（C）結果

単変量解析では WEI（1.70±1.06 vs 0.89±0.88, P=0.0001）および CR_{stalk}（0.88±0.40 vs 0.45±0.23, P<0.0001）はともに未破裂瘤に比べ破裂瘤で有意に高値を示した．Receiver operating characteristic 解析で破裂瘤と未破裂瘤を識別する最良のカットオフ値は WEI 0.53（感度 0.96，特異度 0.47），CR_{stalk} 0.64（感度 0.75，特異度 0.83）であった．年齢，瘤の部位を加えた多変量解析においても WEI 高値（オッズ比 22.9; 95％信頼区間 4.6-142.1）および CR_{stalk} 高値（22.9; 7.0-94.3）はともに有意に破裂瘤と関連していた．WEI および CR_{stalk} 測定の再現性は検者内（WEI: 級内相関係数 0.94; 95％信頼区間 0.86-0.98, CR_{stalk}: 0.98; 0.94-0.99）・検者間（WEI: 0.92; 0.81-0.97, CR_{stalk}: 0.98; 0.95-0.99）ともに良好であった．

（D）まとめ

本検討では VWI を用いて瘤壁造影効果を定量評価し，破裂瘤では未破裂瘤に比べより強い造影効果を有することを示した．瘤壁造影効果のメカニズムとしては，破裂瘤では物理的な瘤壁欠損や内皮障害，壁損傷からの回復過程を反映した炎症などが，未破裂瘤では動脈硬化や炎症，vasa vasorum の発達などが考えられている[2,3]．瘤壁造影効果を定量評価することで造影効果の程度を比較することができ，さらに定性評価と比べてより高い客観性，簡便性，再現性をもって造影効果を評価できる可能性がある．VWI における瘤壁造影効果の定量評価は破裂瘤と未破裂瘤を識別しうる有用な手法と考えられた．

B. 多発性脳動脈瘤の出血源診断 [5]

（A）経緯

　クモ膜下出血における多発性脳動脈瘤合併の頻度は30％弱と比較的よく認められるが [6]，その際には出血源診断が問題となる．通常，瘤のサイズや形状といった形態因子，神経症状，血腫分布などを参考に出血源診断が行われる．特に破裂リスクとの関連が確立している瘤のサイズを参考にすることが多いが，実際には小さい動脈瘤が破裂することもよく経験されるため，サイズ以外の因子の探索が重要と考えられる．そこでクモ膜下出血発症の多発瘤症例を対象に形態因子に加え瘤壁造影効果を破裂－未破裂瘤間で比較することで出血源診断における瘤壁造影効果の有用性を検討した．

（B）方法

　2013年12月から2016年3月の間にクモ膜下出血を発症し脳血管撮影で多発性脳動脈瘤と診断した26例62動脈瘤（26破裂瘤36未破裂瘤）を対象とした．検討1と同様にVWIを術前に撮像しWEIおよびCR_{stalk}を算出した．瘤の部位，瘤径，瘤の不整形性，アスペクト比，WEIおよびCR_{stalk}について破裂瘤と未破裂瘤で比較した．

（C）結果

　瘤径（中央値5.8 vs 3.1 mm, P<0.001），アスペクト比（1.3 vs 0.8, P<0.001），WEI（1.8 vs 0.4, P<0.001），CR_{stalk}（0.9 vs 0.5, P<0.001）は未破裂瘤に比べ破裂瘤で有意に高値を示した．不整形性は破裂瘤で有意に多く認めた（92 vs 28％，P=0.003）．条件付きロジスティック回帰分析では，WEI高値およびCR_{stalk}高値の破裂瘤におけるオッズ比はそれぞれ16.7（95％信頼区間2.2-126.5），20.6（2.7-156.0），瘤径で調整した調整オッズ比はそれぞれ8.9（1.1-72.6），11.8（1.4-97.2）と有意な関連を認めた．

（D）まとめ

　VWIにおける瘤壁造影効果が多発瘤や微小動脈瘤における出血源診断に有用である可能性があるが，これまで少数例の報告にとどまっていた [2, 7]．正確な出血源診断は速やかな治療方針決定・破裂瘤の処置につながるため患者が受ける恩恵は大きい．本検討ではクモ膜下出血発症多発性脳動脈瘤例を対象にVWIにおける瘤壁造影効果を検討し，強い瘤壁造影効果が破裂瘤と強く関連していることを示した 図2．動脈瘤の出血源診断においては形態因子に瘤壁造影効果を評価に加えることで診断精度の向上が期待できるものと考えられた．

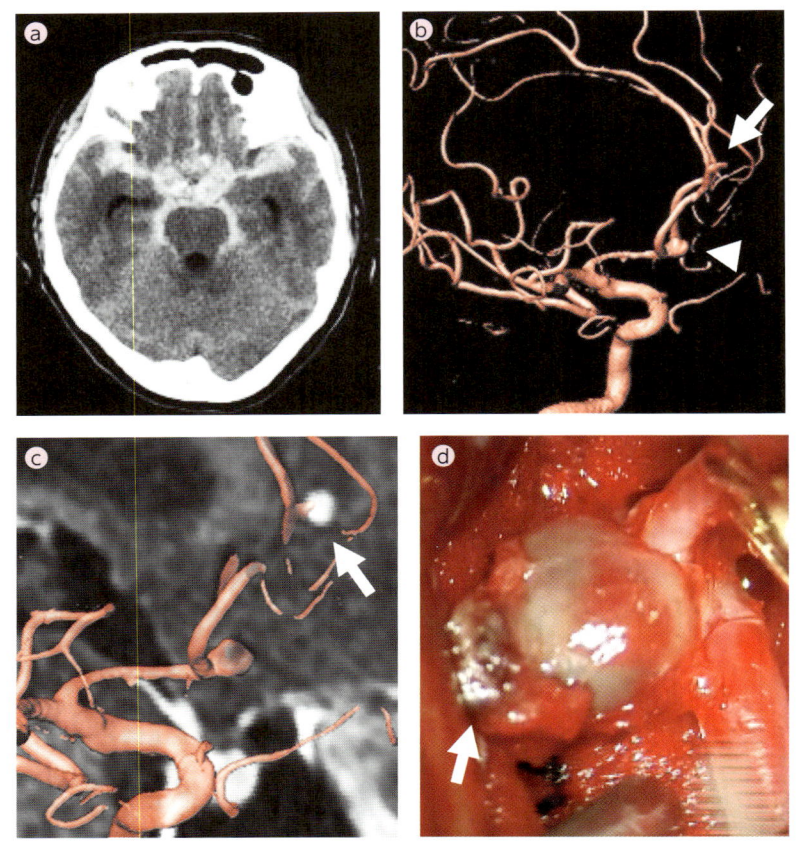

図2 多発瘤合併クモ膜下出血例（63歳女性）

ⓐ 来院時 CT：脳底槽にびまん性に厚いクモ膜下出血を認める.

ⓑ 脳血管撮影 volume rendering 画像：前交通動脈瘤（矢頭）および遠位部前大脳動脈瘤（矢印）を認める．遠位部前大脳動脈瘤は不整形だが瘤径はより小さい.

ⓒ 造影 T1 FSE 法と脳血管撮影 volume rendering 画像の重ね合わせ：遠位部前大脳動脈瘤に強い造影効果を認める（矢印）.

ⓓ 術中写真：遠位部前大脳動脈瘤が破裂瘤であることが確認される（矢印：破裂点）.

C. 増大瘤における瘤壁造影効果 [8]

（A）経緯

　未破裂脳動脈瘤の増大を認めた場合の年間破裂率は 2.4～18.5％と報告されており破裂の高リスク状態と考えられる [9, 10]．また動脈瘤増大・破裂の機序として動脈瘤壁における炎症反応が中心的役割を担っていると考えられている [11]．炎症反応は VWI における瘤壁造影効果の機序の一つとしても考えられているため，増大瘤においても造影効果を認める可能性があるがこれまで詳しく検討されていない．そこで増大瘤における瘤壁造影効果を定量評価し破裂瘤および増大を認めなかった未破裂瘤（安定瘤）とそれぞれ比較検討した.

（B）方法

2014 年 4 月から 2017 年 3 月の間に当院で治療を行った未破裂動脈瘤のうち増大瘤と判定した 25 例を対象とした．増大瘤は以下のいずれかを満たすものとした．MRA で 2 mm 以上の瘤径増大，bleb の出現，新生瘤，症候性動脈瘤．破裂瘤 67 例と増大の基準を満たさない未破裂瘤（安定瘤）69 例を対照群とした．検討 1，2 と同様に VWI を撮像し CR_{stalk} を算出した．年齢，性別，瘤の部位，瘤径および CR_{stalk} について増大瘤 – 破裂瘤，増大瘤 – 安定瘤間でそれぞれ比較した．

（C）結果

増大瘤において CR_{stalk} は破裂瘤より有意に低値を（中央値 0.54 vs 0.83，P<0.0002），安定瘤より有意に高値を示した（0.54 vs 0.34, P<0.0001, 図3）．多変量解析においても CR_{stalk} 高値は安定瘤との比較（オッズ比 12.2; 95％信頼区間 3.5–42.4），破裂瘤との比較（0.083; 0.02-0.31）ともに有意に増大瘤と関連していた．

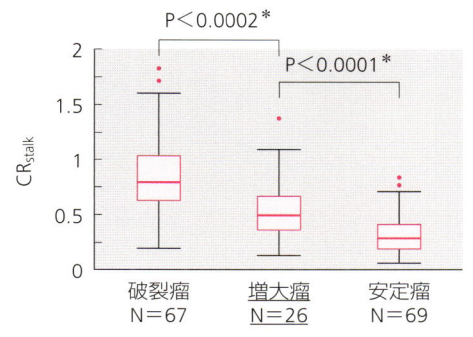

図3 増大瘤の瘤壁造影効果：破裂瘤・安定瘤との比較
増大瘤において CR_{stalk} は破裂瘤より有意に低値，安定瘤より有意に高値を示している．

（D）まとめ

未破裂脳動脈瘤に対する治療方針決定の際には破裂に至る可能性の高い高リスク状態をいかに捉えるかが重要となるが，動脈瘤の発生から破裂までの経時変化は多岐にわたり予測が難しい．動脈瘤が増大・破裂に至る機序として炎症反応が重要な役割を担っていると考えられていることから，本検討ではこの炎症を可視化する手段として VWI における瘤壁造影効果に注目した．増大瘤は破裂瘤より弱く，安定瘤より強い造影効果を有していた 図3, 4．前者は破裂に伴う造影効果増強によるものと考えられる．後者に関しては増大瘤における瘤壁の炎症反応に由来する造影効果をみている可能性があり，すなわちこれは瘤壁造影効果が破裂の高リスク状態を示すいわば警告所見となりうることを示している．既知の危険因子に VWI における瘤壁造影効果を加えることで，破裂リスクを伴う未破裂瘤をより正確に抽出しうると考えられた．

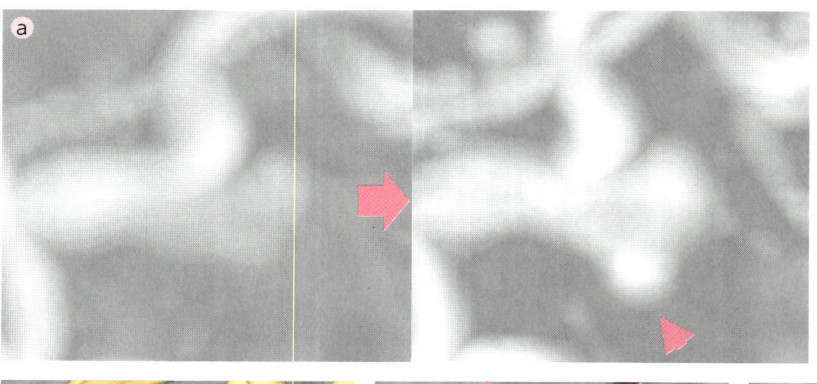
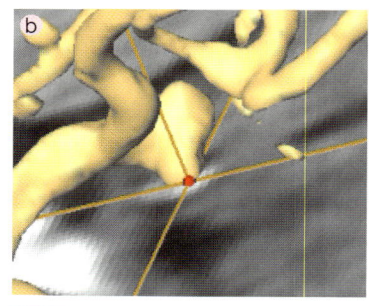
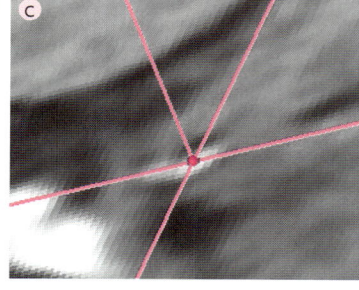
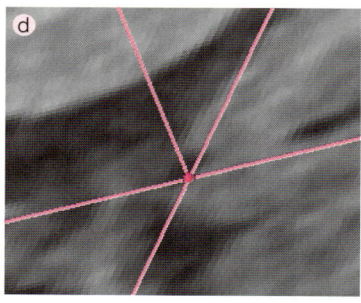

図4 増大瘤例（74 歳女性，左内頚動脈—後交通動脈分岐部動脈瘤）

ⓐ MRA-MIP 経時変化．瘤下壁に bleb（矢頭）が出現している（約 3 年の経過）．
ⓑ 造影 T1 FSE 法と MRA–TOF volume rendering 画像の重ね合わせ
ⓒ 造影 T1 FSE 法
ⓓ 非造影 T1 FSE 法
動脈瘤の増大域に造影効果を認める．

おわりに

　以上当院における VWI の実践経験について紹介した．破裂瘤は未破裂瘤と比較して高率に造影効果を有していた．また未破裂瘤における高リスク状態と造影効果の関連も示唆され，高リスク患者の抽出に有用である可能性がある．血管内治療後の再発予測に有用との報告もあり [12]，治療介入後の高リスク患者の抽出にも応用可能と考えられる．動脈瘤と炎症の密接な関連性から，炎症を可視化する方法としての VWI は今後さらに注目され詳しく検討されるであろう．

　本報告で示したように現在利用可能な VWI からも臨床的に有用な付加的情報が得られるが，一方で瘤壁造影効果の解釈には空間分解能の限界やアーチファクトの問題を考慮する必要がある [1]．さらに，動脈瘤診断におけるエビデンスが未だ乏しい現状にも十分留意するべきである．特に未破裂瘤の診断に関しては慎重を期す必要があり，現状では参考所見と捉えるのが妥当であろう．破裂瘤診断においても偽陽性・偽陰性の存在を意識しつつ，他の臨床情報と合わせて総合的に判断すべきである．検査施行にあたっては，造影剤の副作用に十分留意し，造影剤種類の選択にも注意を要する．

　破裂瘤のみならず特殊な未破裂瘤や非嚢状動脈瘤など非典型例への応用や治療介入後の評

価，近年発展している数値流体力学や幾何学的解析など他の modality と組み合わせることで新たな知見が得られるかもしれない．今後さらなるエビデンスの蓄積によって VWI がより実践的な modality となることを期待したい．

〈参考文献〉

1) Omodaka S, Endo H, Niizuma K, et al. Quantitative assessment of circumferential enhancement along the wall of cerebral aneurysms using MR imaging. AJNR Am J Neuroradiol. 2016; 37: 1262-6.

2) Matouk CC, Mandell DM, Gunel M, et al. Vessel wall magnetic resonance imaging identifies the site of rupture in patients with multiple intracranial aneurysms: proof of principle. Neurosurgery. 2013; 72: 492-6.

3) Edjali M, Gentric JC, Regent-Rodriguez C, et al. Does aneurysmal wall enhancement on vessel wall MRI help to distinguish stable from unstable intracranial aneurysms. Stroke. 2014; 45: 3704-6.

4) Nagahata S, Nagahata M, Obara M, et al. Wall enhancement of the intracranial aneurysms revealed by Magnetic resonance vessel wall imaging using three-dimensional turbo spin-echo sequence with motion-sensitized driven-equilibrium: A sign of ruptured aneurysm. Clin Neuroradiol. 2016; 26: 277-83.

5) Omodaka S, Endo H, Niizuma K, et al. Circumferential wall enhancement on magnetic resonance imaging is useful to identify rupture site in patients with multiple cerebral aneurysms. Neurosurgery. 2018; 82: 638-44.

6) Juvela S. Risk factors for multiple intracranial aneurysms. Stroke. 2000; 31: 392-7.

7) Endo H, Niizuma K, Fujimura M, et al. Ruptured cerebral microaneurysm diagnosed by 3-Dimensional fast spin-echo T1 imaging with variable flip angles. J Stroke Cerebrovasc Dis. 2015; 24: e231-5.

8) Omodaka S, Endo H, Niizuma K, et al. Circumferential wall enhancement in evolving intracranial aneurysms on magnetic resonance vessel wall imaging. J Neurosurg. In press.

9) Villablanca JP, Duckwiler GR, Jahan R, et al. Natural history of asymptomatic unruptured cerebral aneurysms evaluated at CT angiography: growth and rupture incidence and correlation with epidemiologic risk factors. Radiology. 2013; 269: 258-65.

10) Incue T, Shimizu H, Fujimura M, et al. Annual rupture risk of growing unruptured cerebral aneurysms detected by magnetic resonance angiography. J Neurosurg. 2012; 117: 20-5.

11) Etminan N, Rinkel GJ. Unruptured intracranial aneurysms: development, rupture and preventive management. Nat Rev Neurol. 2016; 12: 699-713.

12) Zhang Y, Sui B, Liu J, et al. Aneurysm wall enhancement on magnetic resonance imaging as a risk factor for progression of unruptured vertebrobasilar dissecting aneurysms after reconstructive endovascular treatment. J Neurosurg. 2018; 128: 747-55.

終 章

　広南病院では血管内専門医受験生が約 1 年周期で赴任する．当初は後ろの方で腕を組んでもじもじしていた彼や彼女も，数カ月後には各種デバイスのプレパレーションを覚え，夏にはガイディングカテーテルをトラブルなく留置することに使命感を燃やし，秋には「先生，マイクロカテーテルをあげておきました」となる．そして冬頃には「エビデンスが……」とか，「先生，コイルがはみ出てますけど……」とかちょっと口うるさくなり，専門医試験が終わると自らコイルを詰め始める．そして春には旅立ち，我々はまた新しい仲間と出会う．

　本書ではそんな彼らが，我々と共有した血管内治療経験を症例報告として執筆してくれた．共有したのは経験だけでなく，知識や考え方もであったと今回改めて認識することができ，自分達に与えられた立場に感謝の念を禁じ得ないと同時に，彼らの新任地での活躍を祈念してやまない．

　当たり前のことだが，症例一例一例に自然歴と治療適応に関するエビデンスがあり，病態にはサイエンスがある．症例ごとに自然歴と治療のリスクを照らし合わせて，治療適応があるかどうか，治療するとすればどのような方法があるか，どこまで手をつけるかについてエビデンスを元に検討する．そしてどの種類のコイルを何本で，ステントはどこからどこまで，カテーテルの種類やシェイピングなど，究極的にはそんな手技やデバイスの選択一つ一つにもサイエンスがある．施設報告や疾患ごとの治療成績はそれらの集合体であるが，まとめる際に切り捨てなければならないサイエンスもある．本書で症例報告をベースにした理由は，まさに眼前の病変・病態にどう対応するかという時に参考になるようなエッセンスを重視したいという意図があった．

　病変は一人の人間の中にあり，その人間にはそれまでとこれからの人生が続き，そしてその人間を取り巻く社会がある．広南病院では鈴木二郎先生の時代から，「臨床は結果がすべて，患者さんを悪くしない」という精神でやってきた．一例一例，病変一つ一つにはサイエンスがあり，我々はなすべきことを突き詰めて考える．何百例何千例治療をやろうと，目の前の患者さんは一人．これからも一例一例，病態と真摯に向き合っていく．そして一度の操作や一本のコイルが，その人の人生や取り巻く社会を大きく変えることがあることを忘れてはいけない，と常々自戒している．

JCOPY 498-32826

近年の脳血管内治療は日進月歩の勢いを増している．本文中でも再三言及したが，一つの新しいデバイスの登場や新しい知見により，紹介した治療や治療方針が今後否定されるかもしれない．また，デバイスの選択はもとより，当院での議論でこれがベストだと判断して施行した治療も，実はもっと優れた方法があるのかもしれない，というかあるに違いない．教科書をめざすと言いつつ主観的な記載が混在している点は，脳血管内治療同様に広南病院血管内脳神経外科も発展途上である以上，避けることができない本書の弱点であると考えている．Tomas Alva Edison は「There is always a better way」と言って生涯を研究や発明に捧げたが，読者の皆様から本書でご紹介した治療法や考え方についての忌憚ないご意見やご批判を賜れれば，そして今後とも皆様と切磋琢磨させて頂ければ，編集担当としての冥利に尽きる．侃侃諤諤の議論や臨機応変な対応は元より広南病院の得意とするところである．

　最後に，昭和の香り漂う広南病院にて我々がこれだけの貴重な経験ができるのは，藤原悟院長や冨永悌二教授をはじめとする東北大学脳神経外科教室と関連施設や広南病院のスタッフの皆様，NPO 法人日本脳神経血管内治療学会からの多大なるサポートを頂いているからこそであります．この場をお借りして心から感謝申し上げる．

2018 年 10 月

広南病院血管内脳神経外科

佐藤健一　松本康史

索 引

あ行

アスピリン	5
インフォームド・コンセント	1
塩酸パパベリン	237
塩酸ファスジル	237
延髄内側症候群	144
延髄外側梗塞	144
横静脈洞	165

か行

外頚動脈	177
開頭手術	178
海綿静脈洞部	165
下錐体静脈洞	166
下垂体腺腫	227
眼動脈	178, 213
眼動脈分岐部瘤	10
ガンマナイフ	177
顔面静脈	166
クモ膜下出血	125
クロピドグレル	8
経静脈血栓溶解療法	197
経静脈的塞栓術	178
頚動脈ステント留置術	182
経動脈的塞栓術	178, 212
頚動脈内膜剥離術	182
経皮的 rSO_2 モニタリング	131
経皮的血管形成術	231
頚部内頚動脈	182
頚部内頚動脈狭窄	182
血管芽腫	227
血管障害性浮腫	177
血管壁イメージング MRI	249
血栓回収療法	197
後下小脳動脈	85, 138
後交通動脈	18, 34, 126
後交通動脈瘤	18
後硬膜動脈	174
後大脳動脈	35
後頭動脈	169, 213
後方循環脳動脈瘤	98
硬膜動静脈瘻	165
硬膜動脈	160

さ行

細胞障害性浮腫	177
耳介動脈	169
上下垂体動脈分岐部瘤	10, 13
上行咽頭動脈	178, 213
上小脳動脈	96
静脈圧亢進	177
シロスタゾール	8
親動脈閉塞	82
髄液吸収障害	177
髄膜腫	212
ステント	18
ステント支援下瘤内塞栓術	105
正円孔動脈	165, 178
整流効果	146
前下小脳動脈	85
前交通動脈	126
前交通動脈瘤	50
前大脳動脈	67
前大脳動脈遠位部動脈瘤	67
浅側頭動脈	214
前方循環主幹動脈急性閉塞	197
前脈絡叢動脈	31, 132

た行

大動脈原性脳塞栓症	192
多発性脳動脈瘤	251
中硬膜動脈	165, 213
中大脳動脈瘤	58
超急性期脳梗塞治療	197
椎骨動脈	85, 177
椎骨動脈解離	137, 241
テント	165
動脈瘤根治術	86
動脈瘤診断	249
動脈瘤増大	252

な行

内頚動脈	18, 126, 177
内頚動脈窩瘤	10
内頚動脈遮断時	125

内頚動脈終末部動脈瘤	37, 48
脳血管撮影	2
脳血管攣縮	33, 231
脳血流 SPECT	131
脳腫瘍	212
脳底動脈解離	243
脳底動脈–上小脳動脈分岐部動脈瘤	98
脳底動脈先端部動脈瘤	109
脳動静脈奇形	149

は行

バルーン閉塞試験	82
皮質静脈逆流	177
副硬膜動脈	165
複視	125
プラスグレル	8
紡錘状動脈瘤	76
傍突起部内頚動脈瘤	10

ま行

未破裂脳動脈瘤	253

や行

薬剤局所動注療法	231, 238

ら行

瘤壁造影効果	249

欧文

Abbie syndrome	36
accessory meningeal artery: AMA	213
adjunctive technique	48
Allcock test	29
anterior choroidal artery: AchA	31, 223
anterior communicating aneurysms: Acom AN	50
anterior inferior cerebellar artery: AICA	85
ascending pharyngeal artery: APA	213

balloon assist technique
41, 48, 51, 100, 112
balloon test occlusion:
BTO 21, 92, 93
capsulothalamic artery 35
CAS 182, 183
caudal fusion type 106
CEA 182
CEA 高リスク基準 182
cerebral arteriovenous
malformation: AVM 149
cerebral flow dynamics 91
choroidal fissure 35
compliant balloon 236
cone–beam CT 46, 47
configurotion stent 47
cranial fusion type 108
crossing Y stent 53, 57, 120
cutaneous branch 170
dangerous anastomosis 212
DeFricter 224
digital subtraction
angiography: DSA 2
distal annexation 35
distal anterior cerebral
artery: DACA aneurysm 67
dolichoectasia 76
dolichoectatic aneurysm 76
double catheter technique
41, 48
drainer 150
dural arteriovenous fistula:
DAVF 165
embophere 212
feeder 150
feeder occlusion 160
flow diverter: FD
81, 85, 125, 146
flow–related 159
fusiform aneurysm 76
horizontal stenting 120

hyperpertnsizh syndrome 193
inferolateral trunk: ILT 213
informed consent: IC 1
internal carotid artery:
ICA 18, 182
internal carotid–posterior
communicating artery
aneurysm: IC–PCAN 18
internal trapping 76, 93, 140
intranidal pathological
vein 159
kissing balloon technique
111, 120
kissing Y stent technique
47, 48, 56, 114, 115, 120
lateral medullary artery 144
loading dose 120
mastoid branch 170
meningohypophyseal trunk:
MHT 165, 213
middle meningeal artery:
MMA 213
motor evoked potential:
MEP 34
N–butyl 2–cyanoacrylate:
NBCA 212
nidus 150
non–compliant balloon 236
(OA)–PICA bypass 140
occipital artery: OA 213
ophthalmic artery:
OphA 213
overlapping stenting
81, 82, 83
paraclinoid aneurysms 10, 15
parent artery occlusion:
PAO 85
percutaneous transluminal
angioplasty: PTA 231, 236
petrosquamous branch 174
petrous branch 174

plexal point 35, 224
porosity 82, 83
posterior cerebral artery:
PCA 35
posterior communicating
artery: PcomA 18, 34
posterior inferior cerebellar
artery : PICA 85, 138
premature rupture 159
pseudophlebitic pattern 174
rt–PA 静注療法 197
Sandwich 法 216
simple technique 37, 67
Spetzler & Martin grade 151
sphenoparietal sinus 166
staged angioplasty 192
stump pressure 131
stylomastoid branch 170
superficial temporal artery:
STA 214
superior cerebellar artery:
SCA 96
superior sagittal sinus 151
transarterial embolization:
TAE 212
trans–cell technique 89
uncal point 35
VA 85
varix 156
vasa vasorum 133
ventral longitudinal
artery 106
vertebral artery dissection :
VAD 137
vessel angle remodeling
effect 81, 82
vessel straightening effect 82
vessel wall imaging: VWI 249
wall shear stress 133
Y configuration stent 45

脳血管内治療ケーススタディ　　ⓒ
—— 広南流 20 の戦略

| 発　行 | 2018 年 11 月 30 日　　1 版 1 刷 |

| 編　者 | 松 本 康 史 |
| | 佐 藤 健 一 |

| 発行者 | 株式会社　中 外 医 学 社 |
| | 代表取締役　青 木　滋 |

　　　〒 162-0805　東京都新宿区矢来町 62
　　　電　話　03-3268-2701（代）
　　　振替口座　00190-1-98814 番

印刷・製本/横山印刷（株）　　　　　　　〈YK・KH〉
ISBN978-4-498-32826-6　　　　　Printed in Japan